YINSHI HUANJING CAILIAO YU JIANKANG

饮食、环境、材料

与

健康

谢德明　冯青

化学工业出版社

·北京·

内容提要

健康长寿是人类的共同愿望。健康与饮食、环境及材料密不可分。因此，了解健康与饮食、环境、材料的相关知识是十分必要的。本书以健康为主线，包括营养保健指南，水与健康，食品与健康，食品加工与健康，酒、饮料与健康，科学饮食、运动与健康，毒物基础知识，环境与健康。本书在编写方式上，集知识性、技术性、实用性、趣味性于一体，密切结合生活实际，深入浅出、通俗易懂。

本书可供对养生保健感兴趣的社会群体阅读，也可用作中学生提高化学学习兴趣的课外读物，还可作为高等院校化学专业选修课程和非化学专业公共选修课程教材，亦可用作中学化学教师知识拓展读本。

图书在版编目（CIP）数据

饮食、环境、材料与健康/谢德明等编．—北京：化学工业出版社，2018.11
ISBN 978-7-122-33070-3

Ⅰ．①饮…　Ⅱ．①谢…　Ⅲ．①营养卫生-关系-健康　Ⅳ．①R151.4

中国版本图书馆CIP数据核字（2018）第217027号

责任编辑：成荣霞	文字编辑：孙凤英
责任校对：杜杏然	装帧设计：王晓宇

出版发行：化学工业出版社（北京市东城区青年湖南街13号　邮政编码100011）
印　　装：大厂聚鑫印刷有限责任公司
710mm×1000mm　1/16　印张15　字数244千字　2020年10月北京第1版第1次印刷

购书咨询：010-64518888　　　　　　　售后服务：010-64518899
网　　址：http://www.cip.com.cn
凡购买本书，如有缺损质量问题，本社销售中心负责调换。

定　　价：49.80元

前言

健康长寿是人类的共同愿望。健康与饮食、环境及材料密不可分。因此，了解健康与饮食、环境、材料的相关知识是十分必要的。本书以健康为主线，包括绪论——营养保健指南，水与健康，食品与健康，食品加工与健康，酒、饮料与健康，科学饮食、运动与健康，毒物基础知识，环境与健康共8章。主要讨论如下3方面的内容。

（1）饮食方面的问题

① 传统饮食问题　白开水、纯净水与矿泉水有何区别？如何健康饮水？怎样喝酒才科学？绿茶为什么具有抗癌、固齿功能？各类食品的营养成分是怎样构成的？食品色香味的化学原理如何？为什么不成熟的水果又酸又涩，成熟的水果又香又甜？剩饭剩菜的优点和缺点为何？如何选择有机食品和保健食品？一日三餐如何搭配？如何通过食补和食疗预防与治疗疾病？如何减肥？如何进行老年保健？

② 饮食方面的争议话题　有人说这个食物不能吃，那个不能饮，那么，到底吃什么和不吃什么？面对众说纷纭的各种"健康指导""营养搭配"，又该相信谁？近年来，膳食中标新立异的观点和伪科学层出不穷，怎么办？

③ 食品安全问题亟待解决　民以食为天、食以安为先！当前的食品安全并不令人十分满意，怎么办？如何避免食物污染和食物中毒？

（2）环境问题

环境对人类健康和生存的影响极大，环境决定着人类的前途和命运。面对生态和环境问题，我们该怎么办？如何建立健康居室和健康的车内环境？

（3）材料问题

随着科技进步和经济发展，人们接触到越来越多的新材料，这些新材料和传统材料，尤其是直接与人体接触的材料（如食品加工方面的材料、人体疾病检测和治疗方面的材料、化妆品、纺织品等）是否会导致特殊的生物效应，是否会对人体的健康造成危害，对生物体和环境是安全的吗？什么材料的水杯和锅最安全？如何评价食品添加剂？常见的毒物特点以及如何避免中毒？如何解毒？

本书的出版荣获浙江工业大学2017年校级重点建设教材（JC1705）、2014年度浙江工业大学专著与研究生教材出版基金（2014102）、材料科学与工程浙江省一流学科、浙江工业大学2016年材料学院院级教学改革项目以及河南省重点科技攻关项目（152102210322）、华北水利水电大学高层次人才科研启动项目（003019）的资助，特在此表示衷心的感谢。在此也向有关参考文献的作者表示谢意。另外，由于水平所限，书中难免有疏漏，欢迎读者批评指正。

本书由浙江工业大学的谢德明博士、华北水利水电大学的冯霄博士、浙江工业大学的王宇光博士共同编写，浙江工业大学的李晓和周成双博士、浙江科技学院的黄琦老师做了部分工作。蒋攀、谢京平、谢富伟、谢奕涵做了文字修改。另外，感谢杭州五源科技实业有限公司王一建提供的资金支持。

如果读者朋友感觉这本书有用，希望你们向自己的亲朋好友推荐，让更多的人阅读这本书，让他们更健康地生活，这是编者最大的心愿。最后，祝福每一位读者朋友身体健康、笑口常开，同时祝愿我们伟大的祖国繁荣昌盛！

编　者

CONTENTS

目录

第3章　食品加工与健康　087

0
绪论——营养保健指南

生命对于每个人只有一次，生命安全与健康是人全面发展的基础，关系到千家万户的幸福。安全和健康是人类生活的第一需要。如果说安全和健康是1，其余一切都是1后面的0，没有了1，后面0再多也是0。那些将健康与某些人体外观（例如容貌和体型）割裂开来是错误的，健康是容貌和体型的基础。健康不仅仅是个人的事情，也是全社会所有人的事情，因此每个人都有维护自身和他人健康的责任。

本书的主题是健康，对安全问题很少涉及。因此仅在此提出几点建议。

（1）防患于未然

"凡事预则立，不预则废"，安全工作重点要放在预防上，变被动为主动，变事故后处理为事故前预防，把事故消灭在萌芽之中。事故发生主要有4方面的原因：①设备的不安全状态；②人的不安全行为；③不良的工作环境；④劳动组织管理的缺陷。因此，消除和控制事故的发生，是领导者、管理者和劳动者的共同责任。同时，必须增强全社会的危机意识、风险理念，提高全民预防、避险、自救、互救、减灾能力！

（2）培养安全意识和防灾能力

对于公民个人，可通过两种渠道培养安全意识和防灾能力：①安全教育。如果没有精力，可查阅有关安全常识的小册子。②从触目惊心的各类事故案例中吸取教训。在陆地、在水上、在天上、在工厂、在矿山、在公共场所、在休闲之地、在家中都可能发生各种人身伤害事故。包括机械伤害、物体打击、高处摔伤、触电、灼伤、爆炸、火灾、中毒、辐射、溺水、车辆伤害等。

（3）掌握一些基本知识和基本技能

例如：①掌握一些基本知识。能看懂食品、药品、化妆品、保健品的标签和说明书，会识别常见的危险标识，如高压、易燃、易爆、剧毒、放射性、生物安全等，远离危险物。了解燃烧和爆炸的基本条件。②掌握一些基本技能。会测量腋下体温和脉搏。抢救触电者时，不直接接触触电者身体，要首先切断电源。抢救中暑患者先将患者移到阴凉处，解开衣服，扇风。对落水者等呼吸停止的人会做人工呼吸。需要紧急医疗救助时拨打120急救电话。掌握防火防爆的简单技术。发生火灾时，会隔离烟雾、用湿毛巾捂住口鼻、低姿逃生；会拨打火警电话119。③了解自身在安全防护方面的责任和义务。例如，从事有毒有害工作的劳动者享有职业保护的权利。了解工作岗位存在的危害因素，遵守操作规程，注意个人防护，养成良好习惯。

0.1 健康和亚健康

健康不仅仅是没有疾病或虚弱，而是身体、心理和社会适应的完好状态。健康应体现在以下4个方面：

（1）身体健壮，无病无虚

体内既无虚证证象，又无实证症状。即无明显疾患，且无疾病的早期症状或先兆。体力充沛，能愉快地进行生活、工作和学习。眼睛明亮，反应敏锐，无炎症；肤色润泽，富有弹性；头发有光泽，无头屑或较少；牙齿清洁，无龋齿、无疼痛，牙龈颜色正常，无出血现象；食欲正常，消化吸收功能旺盛；大、小便正常，脉搏有力、舌象正；体重标准，身材匀称，站立时身体各部位协调，走路感觉轻松。善于休息，睡眠良好。

（2）有较强的抵抗致病因素侵袭的能力

先天遗传因子无缺陷，后天调养适宜的人，体内有较强的免疫力，一般情况下较少罹患疾病。对于一般性感冒和传染病有抵抗能力。

（3）有较强的适应外界环境（居住环境、工作环境及气象条件）的能力

风、火、暑、燥、寒、湿六气可以说是无处不在，无时不有。若机体不能自我调节以适应六气之变化，阴阳不能调和，或正气不足以成虚证，或病邪亢盛致成实证。

（4）有较强的心理素质

处事乐观，态度积极，乐于承担责任，严于律己，宽以待人。有较强的国家、民族和集体意识。

亚健康是身体存在种种不适，但不一定有器质性的病变，是介于健康和疾病的一种状态。亚健康表现有：身体疲劳、稍动即累、易出汗、易感冒、食欲不振、头痛、失眠、焦虑、性功能障碍、人际关系不协调、家庭关系不和谐等。

健康是由遗传、营养和环境（包括生活习惯和医疗卫生设施等）三大因素决定的，遗传和环境因素相对稳定的情况下，起关键作用的是营养。

0.2 影响健康的主要因素

0.2.1 环境、饮食和生活方式改变

0.2.1.1 环境污染

在空气污浊、废水不当排放、噪声很大的环境中生活，对人的健康不利。受污染的水见图0-1。

近年来，室内污染尤其是装修污染对人体造成损害的事件时有发生。那么，装修污染为何屡禁不止？原因有：①一些不合格的装潢材料充斥市场；"绿色""环保"并非全部真实。一些污染环境、影响人体健康的建材还在生产，例如，明令禁止生产的107胶仍是室内装修用胶的主力品种。②大约80%的业主只重视主材的选购，辅料往往由装修公司自行购买。而装修公司往往购买便宜质低的胶黏剂等不起眼的辅料。③虽然因装修造成的室内空气污染十分普遍，而鲜有受到伤害的消费者打赢与装潢公司、建材厂家的官司。

一个需要强调的现象是，专家和民众对室内环境与室外环境污染的认识赶不上污染增加的速度。也许大家会问：祖祖辈辈都这样过来了，我也活了几十岁，过去怎么没说室内空气污染？其原因有三：

一是室内装修材料及家具所造成的污染只是最近十几年才开始大幅度增加。

① 几十年前，家庭很少装修，即使装修，用的板材都是天然木材而不是人

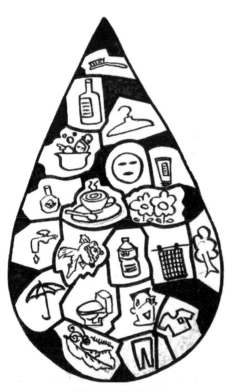

图0-1 受污染的水

造板材，用的涂料都是土漆（天然植物提取炼制）而不是化工合成漆。人造板材和化工合成漆的大量使用也就是近几年的事。②很多家具、日用品、家电、装饰品是最近十几年才开始出现或者大幅度增加。例如电脑桌、地毯、艺术品、彩电、电脑、打印机、复印机、空调等。

二是建筑材料自身产生的污染也是最近十几年突然加重，主要原因是使用假冒伪劣原料和回收原料。

三是室外大气污染也只是最近十几年才开始大幅度增加。例如汽车尾气污染只是最近几年才大幅度增加。

室内环境污染按照污染物的性质分为三大类。①化学污染：主要来自装修、家具、玩具、煤气热水器、杀虫喷雾剂、化妆品、吸烟、厨房油烟等。化学污染物按存在状态可分为可吸入颗粒物（粉尘、烟雾、花粉等）和气体污染物。②物理污染：主要来自室外及室内的电器设备产生的噪声、光和建筑装饰材料产生的放射性污染等。③生物污染：主要来自寄生于室内装饰装修材料、生活用品和空调中的螨虫及其他细菌、病毒等。

化学污染是室内的主要污染，主要有毒有害气体是甲醛、苯及苯系物等挥发性有机气体及氨气、氡气。在公共建筑中，氡气污染严重，尤以大理石装饰的大堂为突出；居室和办公室中，甲醛气体污染严重，同时由于补充新鲜空气不足而造成办公室室内二氧化碳污染严重；在局部建筑物中，因冬季施工而造成的氨气污染也十分突出。

近年来，肺癌发病率有上升趋势，其中女性肺癌增速高于男性。其原因主要有厨房油烟、空气污染、吸烟等。考虑到以前全世界都使用天然生物质燃料，而且近年来人们对厨房油烟比以前重视，很多地方燃煤改成燃气，抽油烟机发展也很快，因此肺癌高发的原因还应考虑多种因素的综合作用。

0.2.1.2　饮食不安全、饮食方式和结构不合理

（1）饮食不安全

不少人都会有这样一种感觉，近几年的西瓜不甜了，蔬菜没有味道，猪肉、鸡肉不香了，鱼肉也没有那么鲜美了，于是一些模样不怎么好看的土鸡、土猪，农民自种的农家菜等就成了城市人餐桌上的"珍品"……科技发达带来了食品的多样化，而人们对经济效益的过度追求导致各类激素、化肥的滥用，也宣告"低营养食品时代"的来临。食物中毒致病或致伤因素如表0-1所列。

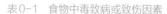

表0-1 食物中毒致病或致伤因素

性质	潜在性危害因素（与原料和加工过程有关）
生物性 （以急性危害为主）	致病性细菌、霉菌毒素、病毒、寄生虫、含有自然毒素的食品 沙门氏菌、变形杆菌、金黄色葡萄球菌 蜡样芽孢杆菌（剩余饭菜中） 副溶血性弧菌（受海产品交叉污染） 大肠埃希菌（受粪便污染） 痢疾杆菌（病人）
化学性 （以慢性危害为主）	① 农药化肥污染、添加剂使用不当、兽药残留、化工产品和药品污染 ② 有毒动植物 植物：未熟四季豆和豆浆、发芽土豆、鲜黄花菜 动物：河豚、腐败鱼类组胺中毒
物理性	玻璃、金属等异物；鱼刺、骨头、果冻、辐射（电磁辐射和核辐射）

（2）饮食方式和结构不合理

饮食结构西化，吃高蛋白、高脂肪、高能量、低纤维素食品（如西式快餐）；饮水不足、喝碳酸类饮料及咖啡过量、喝茶过多或过浓；暴饮暴食、酗酒，偏食熏烤腌炸、高脂、高糖食品（图0-2）；吃盐过少或过多；餐桌上铺劣质塑料布等。

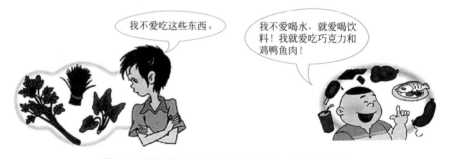

图0-2 偏食（不吃蔬菜和偏爱高能量、高蛋白食品）

0.2.1.3 生活方式和精神疾病改变

（1）不健康的生活方式

不吃早饭［图0-3（a）］、晚餐过量；晚上不睡、早晨不起、睡眠质量不高（成年人一般需要8个小时以上睡眠，并且保证高质量）、蒙头睡觉（棉被中的二氧化碳浓度高）；缺乏运动或运动过量、长期上网［图0-3（b）］、昼夜打牌、劳逸失调、胡思乱想；睡前不刷牙、睡前不洗脸（化妆品和污垢会损害皮肤健康）、药片掰开后服用（药片掰开后容易出现棱角而

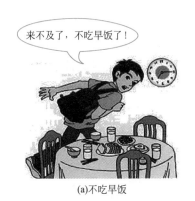

(a)不吃早饭

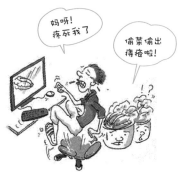

(b)久坐

图0-3 生活方式不合理（不吃早饭和久坐）

不利于吞咽，损伤食管和胃）；滥用药物、有病不治。

（2）其他日常生活方式的改变

现代穿着打扮引起的高跟鞋病、隐形眼镜角膜炎、太阳眼镜病以及各种美容整形增高和激光治疗眼睛引起的后遗症等在男女青年中较常见。由于缺乏美容化妆的卫生知识，接触性皮炎、染发剂过敏性皮炎、戴耳环引起的感染等发病率在女青年中明显增加。

在脑力劳动者中间，由于久坐［图0-3（b）］和用眼、用脑、用手过多等，造成脑眼手疲劳、颈椎和腰椎病、前列腺炎、痔疮和肛瘘等病较常见。

鸟、猫、狗等宠物的种类和数量大增导致动物传染的疾病增多，尤其是狂犬病已在许多地区呈散发性流行。

化学洗涤剂广泛用于洗头发、洗碗筷、洗衣服、洗澡。

吸毒人群扩大。

（3）精神疾病变化

由于现代生活节奏加快，竞争观念增强，失恋离婚，失独家庭，留守老人、妇女儿童及离退休职工增多，引起了一些心理情绪反应性疾病，如爱情婚姻恐惧症和生子恐惧症、临考紧张综合征、离退休生活不适应、失独综合征等。

0.2.2　普通民众对食品安全和毒物认识不足

（1）不死论

有些人错误地认为吃了只要不立即死就是安全的。

凡是食品材料中使用的原辅材料，不是仅做一个急性试验得出一个 LD₅₀（半数致死剂量）或 MTD（最大耐受剂量）数据就够了的，因为急性毒性试验只知道在短期引起急性中毒导致死亡的剂量，却无法知道长期的慢性中毒情况，无法知道潜在的致畸、致癌、致突变情况，无法知道潜在的遗传缺陷和基因变异的情况，也无法知道潜在的血液学、生化学、组织学和解剖学上的变化情况。所以，凡是食品材料中使用的原辅材料，必须按 GB 15193—2014《食品安全国家标准　食品安全性毒理学评价程序》去进行全面、严格的检测，确认为"实际无毒"或更安全的"无毒"级物质后，再用到食品药品之中为好。食品的原辅材料安全性评价的简单流程见表0-2。

表0-2　食品的原辅材料安全性评价的简单流程

阶段	测试内容
第一阶段	急性毒性试验、经口急性毒性、LD₅₀、联合急性毒性等
第二阶段	遗传毒性试验、传统致畸试验、短期喂养试验
第三阶段	亚慢性毒性试验、90天喂养试验、繁殖试验、代谢试验
第四阶段	慢性毒性试验（包括致癌试验）

在所有毒物中，最引人关注的是定时炸弹式的毒物——致死率随着时间（还不一定是剂量）增加而增加，达到突变点后突然间将所有动物杀死。二噁英可能就是"定时炸弹"。随着剂量的增加，毒物在机体内所产生的有害生物学效应增强，见图0-4。不同人群对环境因素变化的剂量-反应关系见图0-5。

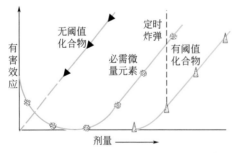

图0-4　三种类型化合物的剂量-有害生物学效应曲线

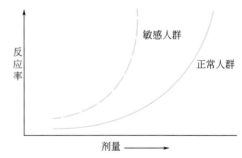

图0-5　不同人群对环境因素变化的剂量-反应关系（姚志群主编，环境卫生学，1994）

（2）适应论

适应论认为人是可以适应各种毒物的。其实人类适应毒物的能力是有限的，例如，重金属与人类及人类祖先共存了几亿年也没被适应；还有，几千年来那么多细菌病毒都没有被适应。

（3）感觉论

感觉论认为感觉不到有害即是无害。常见的说法有"没听说有什么危害""没感觉到""没那么严重吧"。如果人的感觉可靠，那么按自身的喜好饮食好了，还需要学习营养学吗？其实人类的感觉有一定局限性，下面举几个例子。

① 毒物毒性认识与毒物检测

a.毒物毒性认识　i.近100年来有很多毒性很大的物质都是开始没意识到，后来经过几十年才被发现的。很多毒物都有漫长的潜伏期，例如铅中毒的潜伏期有20年之久，人类疯牛病的潜伏期更长，长达39年！致畸和致突变更是只能在下一代中看到。ii.很多人看着塑料垃圾袋就不舒服，然而焚烧后产生的二噁英可比塑料袋可怕得多！iii."装修后晾三个月就没事"的说法是错误的。污染物的释放开始时浓度大，慢慢地浓度会变小。装修初期，污染是最厉害的，之后是一个长期的释放过程。通风、晾两三个月只是装修材料表面的有害气体得到暂时性挥发，而装修材料深层还在缓慢释放。缓慢释放由于味道较轻，容易被人们忽视。购买新房、家具和装饰新居后，一般要半年后才能入住。特别是家中有老人、孕妇、儿童和过敏性体质的家庭。

b.毒物检测　i.在有毒有害气体中，有的是有味的，如苯，芳香味；甲醛、氨，刺鼻气味。但也有无色无味的，如CO、NO。即便是有气味的有害气体，往往因为含量较少而不能凭人的直观感觉来判断，而且各种化学物质的混合气味是很难辨别的。因此仅凭气味判断什么污染是不准确的。ii.除非食物变味或者外观有明显改变，否则人类是很难察觉到食物变质的。

② 人类疾病很多具有较长的潜伏期　在医学中，一般情况下，高血压至少潜伏10年，心脏病、糖尿病潜伏15年，癌症的潜伏期则是20年。少数不严重的先天性心脏病要到35岁左右才会有明显感觉！

（4）突变论

在通常的污染毒素安全概念中，都有一个"不得超过量或者比例"的提法。也就是说，只要这些毒素和污染物质少了，就安全了。真的是这样吗?

① 毒物的作用通常不会从安全瞬间突变到不安全,而且绝大多数毒物的作用阈值是估计的,不是真正的阈值。

毒物的作用并不是从所谓安全值之前的0突变到安全值之后的可观数值。假定最高限制为1,那么摄入0.9一样有害,只不过差距很大罢了。例如0.9时是10000个人死1个人,1时可能就是10000个人死2个人。

② 有时小剂量的毒物的长期毒性作用比稍大剂量的还要大 在美洲有一种豹蛙,因为除草剂导致的变异而濒临灭绝,但是,当除草剂浓度较高时,反而不会引起变异,为什么呢? 这是因为浓度高时,豹蛙的免疫系统可以及时察觉这种毒素而进行抵抗;但是浓度低时,因为无法引起免疫系统的反应,反而给身体造成危害。

③ 毒物的作用还和毒物总量以及毒物之间的相互作用有关 例如很多毒物都是在肝脏中代谢,那么摄入的毒物种类多了以后,所有毒物的总量必然多。还有存在A微毒,B微毒,但是A+B剧毒的情况。

0.2.3 某些养生保健讲座的误导

一个一向健康的大学老师短时间变得极度消瘦,四肢无力,面带菜色——营养不良! 原因是老人突然对养生感兴趣,无论是报纸、电视还是各种健康讲座他都非常认真地收听收看,严格参照执行,他的老伴更是严格控制老师的饮食。这一事件源于某些养生保健讲座存在以下问题。

（1）言过其实,夸大一点而不及其余

常见的有过分强调酸奶的营养价值、过分夸大绿茶的防病效果、过分神化卵磷脂的功能、过分吹嘘螺旋藻等。例如,一位保健专家,在某次上万人的讲座上,竟然如此地赞誉螺旋藻:"螺旋藻是20世纪人类保健领域划时代的伟大发现,这一发现轰动了全世界。那么,这螺旋藻到底神奇到何等地步呢? 1克螺旋藻所含的营养素等于1000克各种蔬菜的总和,8克螺旋藻可以维持生命40天……"世界上哪有如此的东西! 夸大某种食物的作用可能是因为兴致所致,夸大了个人的好恶,信息资料掌握不够全面,也可能是想标新立异独树一帜。

销售人员或者专家试图把自己的产品描述成与众不同、里面富含某种营养物质的食品。久而久之,提到钙就让人想到牛奶和奶酪,铁变成了牛肉的同义词,而蛋类则以"高质量蛋白质的最佳来源"著称。突出单一营养素的丰富是一种狡猾的营销目标。它把消费者的注意力，从长期消费某些单一食品对人体健康的危害方面转移开来。

（2）数据来源不可靠

很多健康保健讲座的主讲人喜欢"旁征博引"，基本特征是："美国某某学院或某某研究所最新公布的研究结果显示……"，"日本早稻田大学的人类学家经过近20年跟踪研究发现……"，"据美国食品与药品管理局最近公布的材料证实……"，诸如此类，不一而足。可是谁知道他们是否真的看过那个材料，并对照自己的研究作过认真的思考？

0.3 政府和学者应当做好食品安全和毒物的基础工作

0.3.1 政府保护食品供应系统和避免毒物最为关键

现代农业和工业生产所应用的新技术、新物质层出不穷，公众知之甚少。因此，公众自身减少毒物摄入量的能力有限，政府保护食品供应系统和避免毒物最为关键。

（1）食品安全的基础性研究

加强食品中有害物质含量、人群暴露水平和危害风险的评估。完善各种保健食品、转基因食品和食品添加剂、其他新材料的安全性评价方法和程序。发展食品卫生检验技术，提高检测的准确性和灵敏性，并大力发展食品的快速检测技术和在线检测技术，提高食品卫生合格率。

毒物生物效应的研究领域包括：分子水平（如对蛋白质和酶的影响），细胞水平的作用和分布，动物和人体水平（如作用、分布和蓄积），以及群体和环境（如流行病学调查）等四个层面。当前应重点研究的科学问题有：

① 毒物对生物分子、细胞、动物整体和人体的结构与功能的影响；对人群的急性、亚急性、慢性毒性，三致毒性等。

② 毒物对环境的影响：a.生态毒理学（包括鱼类、水藻、植物等）；b.毒物在大气、水、土壤中的转移、迁移及相互作用；c.毒物处理和消除的方法。

③ 生物体内和环境中毒物的检测技术。

④ 毒物的各种标准，安全性/风险性，评价体系（如数据库）的建立等。

（2）加强监督检测工作以及建立行业自律机制

尽快制定符合实际且具可操作性的监测标准。加强食品卫生的监督与管理，防止食品在加工、运输、销售、储存过程中被污染。食品安全完全靠政府不现实，因此行业自律非常重要。

（3）及时发布消费警示，让老百姓知道

及时向社会公布有关食品、环境及毒物的知识和信息，增强人们的食品安全、环境保护及避免毒物的意识，使社会公众都来参与食品安全、环境保护和避免毒物的工作。

0.3.2　学者应积极配合政府工作

协助政府做好科普宣传和教育以及食品安全和环境保护的科研工作，同时以身作则，不参与制作假冒伪劣食品和破坏环境的工作，抵制不安全食物，做好环境保护工作，提高自身的健康水平。

0.4　普通民众必须掌握的营养保健常识

0.4.1　对营养保健需持理性乐观积极的态度

人的老化分为两部分：自然的不可抵挡的老化和由于犯低级错误导致的加速老化。第一种老化是很难逆转的，人类只能改善自己的饮食和生活，避免因为犯了低级错误加速老化。

现代社会资讯发达，各种营养知识满天飞，但要记住"尽信书则不如无书"。消费者选择食品，必须根据自身的健康状况和实际需求，进行科学的选择，切忌人云亦云。口味的偏爱和消费习惯可以适当满足，但不能以牺牲健康作为代价（图0-6）。同时，在选择食品时，不要盲目听信广告宣传。对于保健食品，还要认准卫生部颁发的保健食品标志。

人们唯有在失去健康时才会体会到健康的

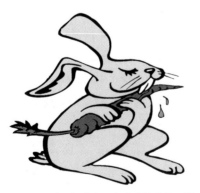

图0-6　保健包括吃自己喜欢吃的食物，做自己想做、爱做的事，但不能牺牲健康

可贵（图0-7）。因此，普通公民必须尽可能系统性地学习营养知识。对于没有精力大量学习的人，只要大致按照本书绪论所说的做就差不多了。简单地讲，科学健康文明的生活方式包括：均衡饮食、远离毒物、适当运动、乐观积极。

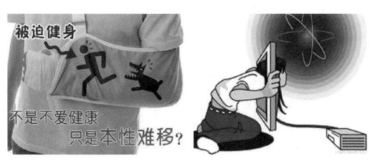

图0-7　别逼我戒"网瘾"，你就是电击也阻挡不了我"偷菜"的决心！

0.4.2　科学饮食

0.4.2.1　饮水的品质、数量、温度和方式

本书第1章在分析了日常饮用水（自来水与白开水、直饮水）、临时解渴的饮料水（纯净水和淡化海水、矿泉水、其他饮料水）与饮水机的基础上，对饮水与健康的关系做了详细分析，提出应禁止在饮水中添加任何添加剂，总结了科学饮水的若干原则。

在国际上，自来水现在和将来都是饮用水的主流。解决中国居民饮用水的问题在于提高国人的健康意识，加强环境保护和饮用水资源的保护，加强自来水厂技术改造和科学管理，改善输配管网系统，减少乃至根除自来水的二次污染。在研究给水净化工艺时要遵循既要除去有害物质，又要保留水中有益成分的原则。纯净水和淡化海水不能长期饮用，而且淡化海水还不能长期作为非饮用生活用水。本书第1章从植物和动物实验、人群调查、理论分析、哲学思考等方面论证了纯净水（含淡化海水）的不安全性。

水中有害物除了通过饮水和吃饭从口腔进入人体外，还会通过刷牙、洗菜、洗碗、洗脸、洗澡等渠道从皮肤、黏膜和呼吸道进入体内。因此，有条件的还可以考虑减少上述途径进入人体的毒物，例如使用安全桶装水或者家庭直饮机。从减少毒物角度考虑，忌洗澡时间过长。另外，长时间在热水中洗澡对心脏也不好。游泳池水尿素、余氯和浸脚消毒池水余氯

卫生学指标合格率不高，而且传染病高发，建议不要到人群密集的泳池游泳。

PVC（聚氯乙烯）管材无法取代镀锌管材和钢管。这是因为热镀铸铁锌管是经过历史检验过的，坚固耐用的好水管。热镀铸铁锌管的人体安全性和环境安全性及耐用性均高于PVC管材。

什么是健康饮水？应该喝什么水？喝多少？怎么喝？科学饮水有4条基本原则：

（1）喝"好水"、不喝"坏水"

① 喝"好水" 自然界不存在的水不是好水！饮水首选优质的白开水和矿泉水，其次是天然的果汁和蔬菜汁、纯净水和淡化海水。婴幼儿对矿泉水和纯净水特别敏感，大多数矿泉水对婴幼儿来说太"硬"了，而纯净水却又太"软"了。而且纯净水在净化过程中使用的一些工业原料，可能对婴幼儿的肝功能有不良影响。婴幼儿不能喝纯净水，但能喝矿物质含量范围狭窄的矿泉水。体质特殊以及迫切需要从矿泉水中获取矿物质的人可以在医生或者营养师指导下饮用特定矿泉水。如果是饮用自来水，可以用滤水器过滤后煮沸再喝，煮沸后，再打开壶盖子、以小火继续烧3～5分钟，这样可促使余氯及一些有害物质蒸发。需要注意的是不要烫伤人，尤其是小孩。喝桶装水要注意桶装水的二次污染问题，桶和饮水机都需要定期清洁消毒。"饮料"不宜大量饮用。饮料中大都含有甜味剂、色素、香精和防腐剂等添加剂。饮料也不能送服药物。

② 不喝"坏水" 不能喝污染水、生水、老化水、千滚水（含蒸锅水）。污染严重的地区可收集雨水用于饮食，但要注意雨水缺乏矿物质。土制过滤器（主要成分是石头和沙子）有明显除杂质作用，应对这种过滤装置进一步研究和应用。对没有条件改善水源的地方，可提倡使用净水器。医院、学校、幼托机构应尽量优先安装。有条件的家庭也应采用家用净水器。

为了减轻二次污染，早晨用水时可以放水约一脸盆后再接水使用。居室中如果长时间没有住人，应注意将水管中的水多放出一些。

（2）饮水适量，能放能收

一般人每天喝8杯水，超过1200毫升（很多专家推荐2000毫升）。

（3）温度适宜

最佳的水温为18～45℃。温开水不但利于吸收，还能更快止渴。

（4）切忌口渴才饮水，要少量多次，每天喝水的时机要合适

空腹饮水；起床一杯水，清晨可以说是一天之中补充水分的最佳时机；餐前喝水，吃饭喝少量水；餐后半小时喝水；健身前后要补水；睡前一杯水。

0.4.2.2 合理选择食品、养成正确的饮食习惯

（1）合理选择食品

① 安全　在选择饮食时应崇尚自然外观，首选有机食品。拒绝奇大奇小，少食熏、腊、腌食品，趁新鲜享用。不要直奔便宜货——便宜是有原因的。

a.管住自己的嘴，远离不安全食品、加工食品（含方便食品）和快餐食品。

购买水果和蔬菜：尽量买当地的时令水果和蔬菜。买那些颜色新鲜、纹理清楚、没有黑斑、摸上去硬度适中的水果和蔬菜。

尽量在家吃饭、吃自己做的没有或者只有很少化学添加剂的食物。少吃洋快餐，最好不要在晚上进食洋快餐。在外就餐，可以查看餐饮单位的卫生等级标牌和卫生环境、饭菜颜色、气味等。食用油可以是自己榨，也可以购买市场上压榨的山茶油或者花生油等。吃盐应当吃不加任何添加剂的盐（例如传统的粗盐）。另外，必须强调的是，盐不可能吃得过少。Cl^-和Na^+的主要作用有：两者是维持细胞内外电解质平衡的重要成分；维持血液的pH值，主要靠血液中的缓冲剂$NaHCO_3$-H_2CO_3；对细胞膜电势起决定作用的主要是K^+，其次是Na^+；胃液的主要成分是盐酸（HCl）。另外，两种离子很容易随着尿液和汗液排放出来。这些作用与维生素类的催化作用以及激素类的信使作用不同，所需要的量不可能很少。

要懂得选择原始食品和加工食品（图0-8）。购买食品的时候，不要追求漂亮的颜色、浓重的香味和迷人的口感。选择加工度低的食品。加工度越高，添加剂也就越多。养成看说明的习惯。尽量买含添加剂少的食品。如果有食品添加剂，选择那些名称比较确切的，不要那种笼统地说"食用色素""香味料"的。因为不能诚实地告知产品原料，本身即是不负责任的表现。少吃零食。

具有"简单怀疑"精神。如：为什么这种食品的颜色这么漂亮？为什么这种汉堡包会这么便宜？

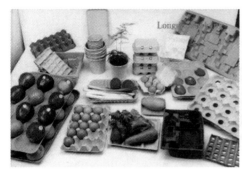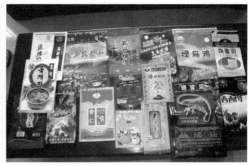

(a)原始食品（外形、色香味）　　　　　　　(b)加工食品（添加剂）

图0-8　懂得选择食品

b.注意饮食卫生，遵守食品处理三原则。

清洁：食物应彻底清洗，调理及储存场所、器具、容器均应保持清洁，灭蝇、灭蟑。平时常洗手，尤其是饭前、便后手要洗净。饭前应拭去口唇边油污、色素。手部有化脓伤口，应完全包扎好才可调理食物（伤口勿直接接触食品）。尽量减少与患者的接触，特别是不要共用餐饮用具。食物要生熟分开，避免交叉污染。尽量少食用易带致病菌的食物，如螺蛳、贝壳、螃蟹等海产品，食用时要煮熟蒸透。生吃、半生吃、酒泡、醋泡或盐腌后直接食用的方法都不可取。生食食物一定要洗净。凉拌菜可加点醋和蒜。不加工、不食用病死禽畜。不吃变质、超过保质期的食品。

加热与冷藏：饮用水煮沸后用。食品加热充分，彻底杀灭病原菌和破坏毒素。食品原料、食物应及时储存在冰箱内且储存时间不宜过长。冷藏食品食用前要充分加热。

迅速：食物要尽快处理、烹饪，做好的食物尽快食用。

c.不吃过烫、过冷的食物。

d.食物包装使用安全性高的材料。

目前一般认为玻璃的安全性最高，其次是陶瓷和金属容器，塑料制品和纸张的安全性最低。因此下列做法是错误的：ⅰ.用塑料袋包肉类等含油脂量高的食物或者将食物放在塑料袋内用微波炉加热。这两种情况都会使得有害物质的溶出大幅度增加。ⅱ.用白纸或报纸包食物或用卫生纸擦拭餐具、水果或擦脸。这是因为白纸在生产过程中加有漂白剂及带有腐蚀作用的化工原料，印刷报纸时要用油墨或其他有毒物质；许多卫生纸消毒并不好，因而含有大量细菌，即使消毒较好也易在存放过程中被污染。

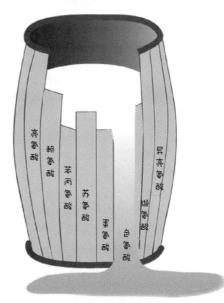

塑胶和纸类材料中的有害物质可能在高温浸泡或烹煮时溶出，应强制食品加工厂家标示耐热温度及加热时间。

盛水最好用玻璃杯以及质量优越的耐热塑料杯，纸杯和通常的塑料杯都有有害物质迁移问题，这种迁移在水温较高时非常明显。陶瓷杯最好选用本色杯，不要选用涂有五颜六色的釉的杯子。不锈钢杯和铝杯、陶瓷杯不宜长久盛放饮水，尤其是热水和酸碱性偏高的饮料。

② 经济　饮食与价格的关系有3方面：a.营养高者价格高。例如有机食品价高，很难普及。b.价高在于稀少或费工，并不与营养成正比。价格很高的燕窝价值不及大豆、鸡蛋。c.食品的价格除了与营养、成本有关外，还和市场运作有关。因此，饮食不在于"珍、精、名、贵"。

③ 平衡　平衡膳食的含义是：膳食中应该有多样化的食物。同时各种食物的比例要合适。各种营养素摄取的量与机体需要量相当，即不缺乏（图0-9），也不宜过量。为了达到膳食平衡，营养上特别讲究各种食物的相互搭配食用，例如荤素搭配，细粮粗粮搭配，动物蛋白和植物蛋白搭配，等等。古人说得好："烹龙炮凤何足贵，劝君杂食颐天年。"杂食养生的好处有：一是可以使人体均衡地得到各种营养物质；二是可以防治疾病；三是可以调剂胃口，促进食欲。膳食应以谷类为主，多吃蔬菜水果和薯类，注意荤素搭配。

在食品的加工、烹调时要注意避免营养素的破坏和流失。新鲜的蔬菜如果浸泡过久，先切后洗、开水煮烫、挤汁再炒、久煮久炒等，均会使其中的无机盐、维生素C和B族维生素损失较多；大米过多浸泡、搓、淘洗会使B族维生素大量损失。

中国人吃饭注重口味，尤其喜欢用煎、炒、炸等方式烹制食品。这可以减少食物中的毒物，同时大大增加食欲。但是，烟熏、油炸、火烤的食物相对蒸、煮等低温烹调方式来

图0-9　饮食不可出现短板，即不可有摄入特别少的营养物质

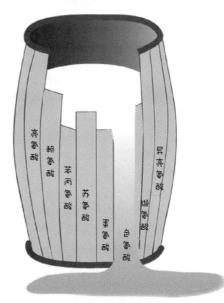

说，营养素损失较大且不容易消化。

（2）养成正确的饮食习惯

良好的饮食习惯包括：

① 吃饭有规律，定时定量，不暴饮暴食，不挑食不偏食　三餐合理的比例是早餐占总热量的30%，午餐占40%，晚餐占30%（图0-10）。记住"早吃好、午吃饱、晚吃少"。

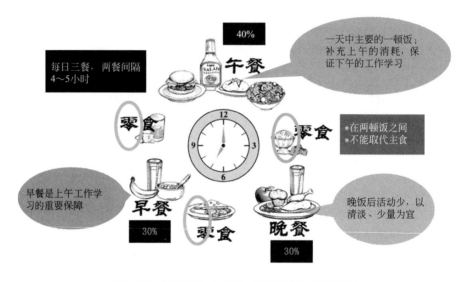

图0-10　合理安排一日三餐，每天吃早餐，吃好早餐

② 吃需要好的氛围，也需要好的心态　吃饭要细嚼慢咽，不狼吞虎咽。不谈笑打闹，不边走边吃，不蹲着吃饭。不边吃饭边看书。不闹情绪，不和家人争吵。这些不仅不利于消化，还容易使食物进入气管，导致意外事故发生。

③ 饭后漱口。

④ 饭后有五不宜　不宜吸烟，饭后血液循环加快，肺吸收香烟中的有毒物质比平时更快；不宜喝茶，茶叶中的鞣酸可与食物蛋白结合，既妨碍蛋白质吸收，又易于发生便秘；不宜洗澡和进行剧烈运动，两者都会使得四肢及体表的血流量增加，影响胃肠消化功能，饭后休息至少半小时再进行体育锻炼；进行了较长时间的剧烈运动，应该休息20～30分钟以后再吃饭；饭后不宜立即睡觉，否则易引起滞食。

0.4.2.3　美化环境、远离毒物

（1）美化居室和车内环境

好的居室应经济适用、舒适美观、光线充足、通风良好、微小气候适宜。不良的室内环境往往潮湿阴暗、空气污浊。建立卫生居室的措施有：改良房屋结构、搞好自然通风、使用卫生厕所并管理好人畜粪便、防治室内污染。使用活性炭和种植吊兰等绿色植物是净化空气的简单易行的好方法。

相比室内空气污染，汽车空气污染问题更加严重，其原因是：汽车体积小且密闭性非常高，而汽车单位体积内的装载量却远远大于居室，汽车空气污染可以导致车祸频发。应当减少汽车数量、改善城市交通结构、改进汽车燃料、安装汽车排气系统和提高汽油的质量。其中最重要的是大力发展公共汽车、地铁、城铁等公共交通。在治理车内空气污染方面，可做如下工作：制定车内空气健康、舒适和安全的标准；开发捕捉车内微颗粒悬浮物的技术；探索分解空气污染物的方法；开发车内空气质量提示系统。

（2）远离毒物

① 减少生物中毒　勤洗手、常洗澡，不共用毛巾和洗漱用具。

② 减少化学中毒　a.减少塑化剂的危害。少吃一次性或塑料包装的饮料和食品，选择距离生产日期近的产品；避免塑料接触高温，储藏食物用玻璃、陶瓷、金属容器。b.小心使用清洁用品。依照说明书使用农药和药品。妥善存放有毒物品，谨防儿童接触。c.防植物中毒。种植花草时应对有毒植物作些了解。教育并看管孩子不吃花、草、野果实。d.戒烟越早越好，但什么时候戒烟都为时不晚。适量饮酒，不酗酒。拒绝毒品。e.冬季取暖注意通风，谨防煤气中毒。

③ 误食中毒的处理原则为催吐洗胃　在家可以先喝一碗温开水，然后用筷子、勺把，或手指压舌根部引起呕吐。若中毒较深，误服超过2～4小时就必须到医院洗胃并做进一步治疗。

0.4.2.4　运动与休息适当

久视伤血，久行伤筋，久卧伤气，久坐伤肉。因此必须经常改变姿势、活动身体。每天锻炼的最好时间是早晨6～10点，下午3～6点。保持正常体重，避免超重与肥胖。劳逸结合（图0-11），每天保证7～10小时睡眠。

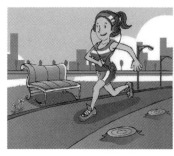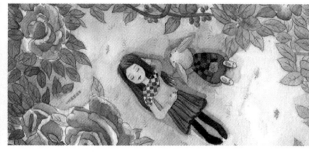

图0-11　生命在于运动和休息

0.4.3　积极预防与治疗疾病

中医认为"是药三分毒"，药补不如食补，必须用药时，更需佐加食物配合使用：一则可以固胃保肝，缓和药性；二则增进消化，促进药物更好更快地吸收利用；三则调节营养，以便更快恢复元气。

由于疾病与导致疾病的因素存在多因多果的现象（一种疾病可以由多种不良生活方式和毒物引起，一种不良的生活方式和毒物又可以导致多种慢性非传染性疾病），加上食物和毒物的变化以及环境污染的原因，现代疾病往往具有潜伏期长、特异性差、相互协同作用强、变异性较大的特点，判断和治疗疾病变得困难，因此治疗疾病必须统筹考虑，饮食和生活习惯是很重要的一环。同时，不要迷信某一种食物、保健食品或者药物。

0.4.3.1　预防疾病

年轻人每2年做1次健康体检，老年人每年做1次健康体检。婚前应体检；如果没有特殊情况，生小孩应选择顺产；孩子出生后尽量喝母乳，6个月后合理添加辅食。

艾滋病、乙肝和丙肝主要通过性接触、血液和母婴3种途径传播，饮食、日常生活和工作接触传播的概率较小。家养犬应接种狂犬病疫苗；人被犬、猫抓伤、咬伤后，应立即冲洗伤口，并尽快注射抗血清和狂犬病疫苗。

生病后要及时就诊，配合医生治疗，按照医嘱用药。避免不必要的注射和输液，注射时必须做到一人一针一管。不滥用抗生素。谨慎适当补充保健食品和保健类药物。记住，保健食品不能代替药品。

青少年应培养良好的用眼习惯，远离光污染，预防近视的发生和发展。另外，做激光手术一定要慎重。

0.4.3.2　营养不良、肥胖和其他疾病的治疗

（1）营养不良

营养不良指由于一种或一种以上营养素的缺乏或过剩，所造成的机体健康异常或疾病状态，包括营养缺乏和营养过剩。营养缺乏病治疗的一般原则为：①治疗应针对病因，继发性缺乏应注意原发病的治疗，原发性缺乏也要考虑去除影响摄入不足的因素。②补充剂量适宜，治疗时间不宜过长。不必要使用过高的治疗量或维持量，注意营养素的不良反应。③不能只考虑主要缺乏的营养素，而应从营养素的相互关系考虑治疗方案。④循序渐进。例如不宜突然用高能量蛋白质膳食治疗重度蛋白质能量营养不良，因机体长期缺乏营养后，肠胃和其他器官的功能处在萎缩和减低状态，不能适应突然的超负荷。⑤一般应充分利用食物，配制适合于疾病特点的治疗膳食。营养不良的原因及对策见表0-3。

表0-3　营养不良的原因及对策

营养不良的原因	营养不良的对策
食品不安全	关注食品安全，远离不安全食品
营养知识缺乏	学习营养知识；形成良好的饮食习惯
进食不足或进食过量	增加食量；减少食量或减少能量摄入，增加运动
膳食结构不合理（如饮食单一）	吃多种食物，注意食物搭配
疾病	学习自我监测及诊治的方法；到医院去检查

补充营养素以补充微量元素和维生素最常见。当前补充微量元素和维生素存在以下问题：

① 适用人群和使用时间往往被放大很多倍。每一种营养素的摄入量有合适的范围，超过或不足都不利于人体健康。有时元素的过量可能比缺乏更令人担忧，因为某个元素的缺乏易于补充，而过量往往难以排除，或排除过程中会产生不良反应。

② 缺乏对适用人群和不适用人群的警示。在日常生活中，人们选择比较随意。

③ 有些元素和营养素缺了是很难补的。老年人缺钙，似乎需要补钙，但是怎么补，补得了吗？这里面包括需要补的元素和营养素的量和质以及机体环境的问题。

④ 商家关于补充微量元素和维生素的理论与理由存在不足，力推补充

微量元素和维生素的某些学者存在获得商业利益的问题。

⑤ 市场上各种营养补充剂的技术水平还不成熟，离真正的生物活性太远。而且，食物添加剂存在非法添加问题。以食盐中加入营养补充剂为例：a.食盐并不是食品强化的良好载体。食盐使用范围太广，很难保证强化剂适合很多环境条件。而且，食盐中加了其他物质后工艺变得复杂，操作变得困难，容易出差错，往往带来不期望的色香味等性状改变，通常不得不再加入其他物质，这些物质往往是不标示的。b.缺乏对动物与人体的毒性与有利证据。c.很多品种的生产工艺与检测方法不完善。例如补钙铁锌硒等，只有企业标准，没有国家标准。d.通过食盐补钙铁锌硒及某些维生素的效果微乎其微。现在往食盐中加入各种所谓"营养"成分的做法，是不科学的，食盐就只应是天然食盐。例如，对于不缺碘的人，天天食碘盐，后果也是不良的。

因此，补充营养素的一般原则为：

① 是否补充营养素与否应该听取医生建议。

② 药补不如食补，同时避免混入食物中的各种毒物。

③ 计算好用量，疗程要适当。

（2）减肥

减肥方法：运动＋饮食。

减肥运动：较长时间，中低强度，坚持长久。

（3）其他疾病

近年来增速较快的疾病，如不孕不育和阳痿早泄、心血管疾病、胃病、眼睛疾病、癌症等，共同原因有：生活方式改变（如久坐、缺乏运动、熬夜），食品安全状况欠佳，环境污染，心理压力等。

解决对策：药物治疗、食疗、改变不合理的生活方式、适度运动、心理治疗、改善环境。

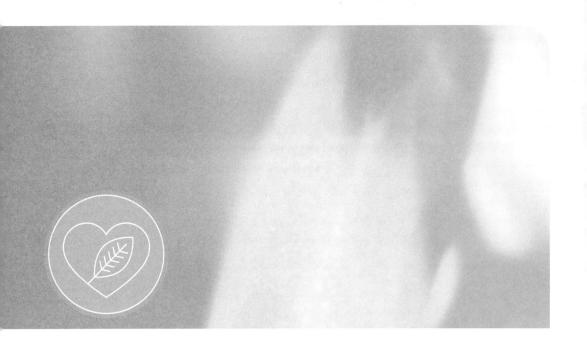

Chapter 01

第1章
水与健康

水是生命之源（图1-1）。地球表面的71%被水覆盖着。水是一切细胞和生命组织的重要成分，是构成自然界一切生命的重要物质基础。水是构成人体最主要的材料。胎儿时水在人体的含量约占90%，婴儿时占80%，青壮年占70%，老年时只占65%，一个人老化的过程也就是水分丧失的过程（图1-2）。人体的各种生理功能（如消化食物、传递养分、排除废物、促进体液循环、润滑关节和各内脏器官以及调节体温、乳化脂肪等）都是在水的参与下才能进行。人可以三日无粮，但不能一日无水。人的健康与长寿与饮用水的品质有密切关系。另外，人类摄入的食物，其含量最多的也是水。例如，萝卜含水94.5%，牛肉含水70%。

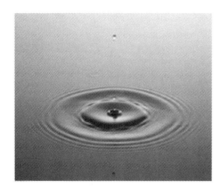

图1-1 水——生命之源

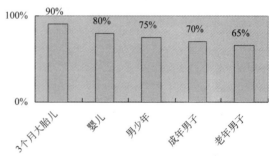

图1-2 水占人体比例图

当前，我国国民饮水存在以下问题[1~4]。

① 我国存在水污染问题，同时商品水、饮料与饮水机的种类繁多，致使人们在名称上雾里看花，无所适从。一些类别的饮用水的定义不明确，质量不同，标准不一。

② 我国居民缺乏健康饮水知识和意识，有健康饮水行为的比例很低。例如，喝水量偏少，喝水时机不合适，不懂得长期饮用纯净水会导致矿物质缺乏，饮料不能经常喝，运动后不能立即饮冷水，晨起饮水好处多，不会消除桶装水的二次污染等。尤其是农民普遍缺乏科学的取用水知识和监测保护措施。例如，村庄存在垃圾随意堆放、污水随意排放、庭院和厨房卫生干净率很低、厕所位置与卫生状况不好等情况。

③ 绝大多数健康饮水文章的内容过于简短，群众难以了解系统的健康饮水知识。

基于上述原因，迫切需要对居民开展饮水与健康教育，提高中国人民的饮水质量和健康水平。

1.1 认识不同的水

饮用水类饮料是指密封于容器中的可直接饮用的水，包括天然矿泉水、天然泉水、天然水、纯净水、其他饮用水（如矿物质水）。而生活饮用水是供人生活的饮水和生活用水、流动的水，即自来水。

早期，人类长期饮用河水、井水（不加热或加热），这种方式既不方便也不卫生。自来水的出现既保证了取水的便利，又通过过滤、消毒等程序净化了水质，堪称第一次饮水变革。桶装饮用水不仅除去病原菌及降低浊度，而且还要除去多种多样的有机和无机微量污染物（称为深度净化），改变了传统的烧开水用开水瓶储水的饮水方式，它满足了人们即取即用的需求，是现代社会生活工作节奏快的产物，是第二次饮水革命。未来，直饮水也许将全面占领市场，成为彻底的集安全与便捷于一体的饮水方式，称为第三次饮水革命。

1.1.1 饮用水的水质处理

1.1.1.1 天然水的自净作用

天然水含有许多溶解性物质和非溶解性物质。这些物质可以是固态的、液态的或者是气态的。表1-1给出了天然水中的主要成分。

表1-1 天然水中的主要成分

溶解气体	N_2、O_2、CO_2、H_2S、微量气体（CH_4、H_2、He）
主要离子	Cl^-、SO_4^{2-}、CO_3^{2-}、HCO_3^-、K^+、Na^+、Ca^{2+}、Mg^{2+}
微量元素	I、Br、F^-、BO_2^-、Fe、Cu、Ni、Ti、Pb、Zn、Mn
生源物质	NH_4^+、NO_2^-、NO_3^-、HPO_4^{2-}、$H_2PO_4^-$、PO_4^{3-}
胶体	$SiO_2 \cdot nH_2O$、$Fe(OH)_2 \cdot nH_2O$、$Al_2O_3 \cdot nH_2O$、腐殖质
悬浮物质	硅酸盐颗粒、砂粒、黏土

天然水有一定的自净能力。如果污染物大量排入天然水体并超过了水体的自净能力，就会造成水体污染。水体的自净作用按其净化机制可分为三类。a.物理净化：通过稀释、扩散、沉淀和挥发等作用，使污染物的浓度降低。b.化学净化：通过氧化还原、酸碱反应、分解、凝聚等作用，使

污染物的存在形态发生变化和浓度降低。c.生物净化：生物活动使污染物（主要是有机物）的浓度降低。水体的自净作用按其发生场所可分为四类：a.水中的自净作用，污染物在天然水中的稀释、扩散、氧化、还原或生物化学分解等；b.水与大气间的自净作用，天然水中某些有害气体的挥发释放和氧气溶入等；c.水与底质间的自净作用，天然水中悬浮物质的沉淀和污染物被底质吸附等；d.底质中的自净作用，底质中微生物使底质中有机污染物发生分解等。

1.1.1.2　自来水的水质处理

从19世纪初到20世纪60年代，饮用水的净化主要是降低原水中的浊度和杀灭水传染病原菌，其处理流程是粗滤→混凝沉淀→砂滤→投氯消毒（图1-3），它基本上消除了霍乱、痢疾、伤寒等水传染病的暴发。地下水如水质较好，仅需消毒处理。发达国家现已普遍采用在常规处理工艺前增加生物预处理、强化混凝和臭氧代替氯处理、在常规处理工艺后增加活性炭过滤或生物过滤池深度处理等措施，降低饮用水中卤化副产物的含量。

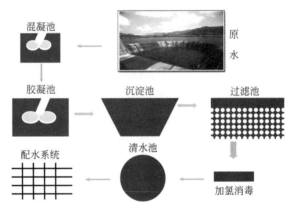

图1-3　自来水的传统处理程序

（1）净化

① 混凝沉淀　密度大于水的悬浮物质在重力作用下逐渐下沉称自然沉淀。颗粒小的物质，其自然沉淀速度极小，很难自然下沉，需要加入混凝剂，使它们互相黏附聚合成较大的颗粒，然后从水中沉淀下来，此过程称为混凝沉淀。常用的混凝剂有：a.金属盐类，如$Al_2(SO_4)_3$、明矾 $[Al_2(SO_4)_3 \cdot K_2SO_4 \cdot 24H_2O$，起作用的仍是$Al_2(SO_4)_3$成分]、$FeCl_3$、$FeSO_4$

等；b.高分子混凝剂，如聚合氯化铝、聚丙烯酰胺。为提高混凝效果，需加入助凝剂。助凝剂的作用是：a.改善混凝条件，如碱度不足，可加氢氧化钙；b.改善絮凝体结构，如铝盐产生的絮凝体小而松散，可使用聚丙烯酰胺、活化硅胶、骨胶等高分子助凝剂，使絮凝体变粗且紧密。

② 过滤　通过石英砂等滤料层的截留作用，减少悬浮物和微生物。水经过滤后，残留的细菌、病毒失去了悬浮物的保护作用，从而为消毒创造了条件。

（2）消毒

消毒的目的是除去病原微生物。

① 煮沸消毒法　煮沸消毒法是一种最古老而又最常用的消毒方法，对一般肠道传染病的病原体和寄生虫卵，经煮沸3～5分钟均可全部杀灭。

② 氯化消毒　氯化消毒是我国最常用的消毒方法。氯气或其他氯化消毒剂溶于水后，在常温下很快水解成次氯酸(HClO)，HClO是强氧化剂，可氧化细菌、病毒的蛋白质或核酸，使细菌、病毒死亡。氯气在常温下为黄绿色气体。在0.6～0.7兆帕下，可变成液态氯，体积缩小为原来的1/457。液态氯灌入钢瓶，有利于储存和运输。液氯消毒的优点是：操作简便，易于控制，有余氯，成本低。液氯消毒的缺点是：原水有机物含量高时，会产生大量氯化副产物；氯气有毒，需防止漏出。漂白粉 $[Ca(ClO)_2]$ 消毒除产生氯化副产物外，还具有以下缺点：漂白粉易受光、热、潮气作用而分解失效；漂白粉的溶解和调制不便；用量大时，设备容积过大，故只适用于小水厂。

③ 臭氧消毒法　臭氧是强氧化剂，在水中的溶解度约较O_2大13倍。臭氧消毒的优点为：用量少，接触时间短，不影响水的感官性状，不产生三卤甲烷。臭氧消毒的缺点是：投资大，消毒费用高；O_3不稳定，控制和检测O_3较为困难。

④ 紫外线消毒法　波长200～295纳米的紫外线具有杀菌作用，其中以254纳米的紫外线杀菌作用最强。紫外线消毒法的优点有：接触时间短；效率高；不影响水的味道；管理简单。紫外线消毒法的缺点则是：水的色度和浊度要低，水深不超过12米（因为紫外线的穿透力弱）；无持续杀菌作用；成本较高。

⑤ 碘消毒法　用于小规模一次性的饮水消毒和战时军用水壶消毒。优点是使用方便，一般接触10～15分钟即可饮用。缺点是价格较高，消毒

后水呈淡黄色。

（3）去离子

对天然水的净化主要以降低其硬度为主。硬度定义：1升水中含有10毫克CaO，或者相当于10毫克CaO称为1度（1°）。天然水的硬度主要决定于钙镁含量。钙和镁都是生命必需的宏量元素，长期饮用过硬和过软的水都不利于人体健康。经常喝硬水者可增加结石的患病率。高硬度水中Ca^{2+}与SO_4^{2-}结合有苦涩味，会使人的肠胃功能紊乱，出现暂时性的腹胀、排气多、腹泻等现象。久居南方的人初到北方，开始一段时间会出现"水土不服"的现象，是因为北方不少地方饮用硬度比较高的地下水，而时间长了，胃肠逐渐适应后，这种现象就会消失。我国规定：饮用水的硬度不得超过25度。

① 煮沸法　水的硬度是暂时硬度和永久硬度的总和。暂时硬度是由$Ca(HCO_3)_2$和$Mg(HCO_3)_2$引起的硬度，可以通过煮沸形成沉淀消除。Ca^{2+}、Mg^{2+}等的盐还有硫酸钙、硫酸镁、氯化钙、硝酸钙、硝酸镁，这些物质不能通过煮沸消除。由钙镁硫酸盐和氯化物引起的，不能用煮沸法消除的硬度叫作永久硬度。煮沸暂时硬水时的反应为：

$$Ca(HCO_3)_2 == CaCO_3\downarrow + H_2O + CO_2\uparrow$$

$$Mg(HCO_3)_2 == MgCO_3\downarrow + H_2O + CO_2\uparrow$$

由于$CaCO_3$不溶，$MgCO_3$微溶，$MgCO_3$进一步加热还可以与水反应生成更难溶的$Mg(OH)_2$，所以水垢的主要成分是$CaCO_3$和$Mg(OH)_2$，水垢可以用稀盐酸洗，为了防止腐蚀设备，需要加入缓蚀剂。

② 离子交换　离子交换法降低水的硬度见图1-4。

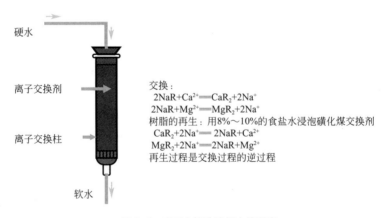

硬水

离子交换剂

离子交换柱

软水

交换：
$$2NaR + Ca^{2+} == CaR_2 + 2Na^+$$
$$2NaR + Mg^{2+} == MgR_2 + 2Na^+$$
树脂的再生：用8%～10%的食盐水浸泡磺化煤交换剂
$$CaR_2 + 2Na^+ == 2NaR + Ca^{2+}$$
$$MgR_2 + 2Na^+ == 2NaR + Mg^{2+}$$
再生过程是交换过程的逆过程

图1-4　离子交换法降低水的硬度

③ 反渗透　海鸥能喝含高浓度盐的海水生存，其原因是海鸥体内有一层非常薄的膜，饮入的海水水分子可以渗透过膜，将海水转化为淡水，海水中的盐分、杂质等不能通过膜而吐出嘴外。由于与自然渗透的方向相反，故称反渗透。反渗透又称逆渗透，是一种以压力差为推动力，从溶液中分离出溶剂的膜分离操作。对膜一侧的料液施加压力，当压力超过它的渗透压时，溶剂会逆着自然渗透的方向作反向渗透（图 1-5），从而在膜的低压侧得到透过的溶剂，即渗透液，高压侧得到浓缩的溶液，即浓缩液。若用反渗透法处理海水，在膜的低压侧得到淡水，在高压侧得到卤水。

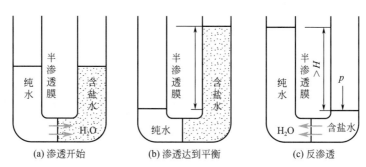

图 1-5　反渗透淡化海水的示意图

④ 电渗析　电渗析是利用离子交换膜和直流电场的作用，从水溶液和其他不带电组分中分离带电离子组分的一种电化学分离过程。

1.1.1.3　天然水的简易处理

在中国农村、老少边穷地区、水资源缺乏地区、污染严重地区，很多时候喝不到合格的自来水，这些地区需要一些简易的水处理方法和设备。

（1）沉积

部分不可溶的固体物质沉到水底，形成沉积物。沉积法不能去除悬浮在水中的细小固体物质。

（2）过滤后煮沸

水通过过滤器，可去除悬浮的固体物质。过滤不能去除可溶的杂质及微生物。

云南耿马县孟定镇居民用手压井提取的饮用水呈浑浊状，有特殊气味，直接用冷水泡茶，茶水迅速变为紫蓝色，而用开水泡茶时没有颜色变化。当地村民用塑料桶和河沙制成土制过滤器过滤饮用水，过滤后饮用水变清，特殊气味和泡茶变黑情况明显改变。过滤前水砷含量均超过国家标准（＞0.05毫克/升），过滤后水砷含量大多数已达到国家标准，下降率为84.25%。水处理的简单工艺——过滤后煮沸见图1-6。

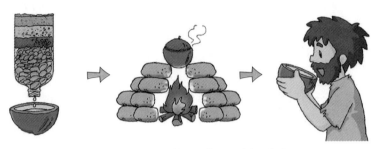

图1-6　水处理的简单工艺——过滤后煮沸

（3）蒸馏

蒸馏水（图1-7）可算作最早的人造纯净水。蒸馏水作为饮用水的缺点有三：在其吸热过程中，消耗大量能源；只能除去非挥发性物质，氨、硫化氢等挥发性物质不能除去；水性太酸，容易伤害身体。

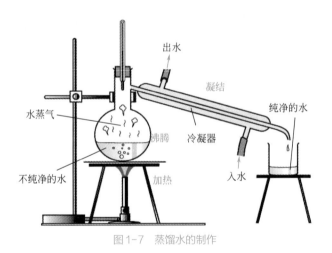

图1-7　蒸馏水的制作

1.1.2　直饮水

直饮水是对自来水进行深度净化处理，去除水中有机物、细菌、病毒等有害物质，保留对人体有益的矿物质；同时采用优质管材设立独立循环式管网，将净化后的优质水送入用户家中（或客房、办公室），供人们直接饮用。"水龙头一开，生水可饮"。直饮水按规模从大到小可分为城市直饮水、小区管道直饮水、小型净水（例如家用净水机的水）。城市直饮水是以分质供水的方式，把自来水中生活用水和直接饮用水分开，另设管网，直通住户。到目前为止，我国还没有一个城市实现直饮水建设。要大规模普及直饮水，必须跨过管网改造和后期维护两道门槛。管道直饮水以分质供水的方式，在居住小区、酒店、写字楼等内建设水处理中心。家用净水机是将一套小型化的水处理设备安装在饮水机内或厨房壁柜内，连接自来水，就能生产直饮水，既卫生又方便。

理论上，管道直饮水在最大程度上减少了二次污染。一是因为管网采用优质管材；二是管网为全密封性体系，且供水采用变频供水方式，不需要储水池；三是供水采用循环方式，饮用水每天都循环几次，不存在死水段。实际上，机器都存在出差错、维修不及时（例如过滤网未定期更换）甚至假冒伪劣的情况。还有，一些城市的分质管道直饮水用的竟然是纯净水的制造工艺[5~7]！

1.1.3 纯净水、矿泉水及其他饮料水

1.1.3.1 纯净水不宜长期饮用

纯净水是一个模棱两可的名字。纯净水应该具体分纯水和净水。纯水就是没有杂质的水，纯水在去除水中污染物的同时也去除了有益于人体的矿物质。净水去除了水中污染物的同时保留了人体必需的矿物质。市场上的纯净水实际上是纯水。纯净水的优点是最大限度地去除了原水中的细菌、病毒、重金属，特别是有机污染物。

（1）纯净水危害的植物和动物实验

北京公众健康饮用水研究所和浙江大东南公司发现，纯净水对大多数植物生长与发育带来不利。浙江桐乡实验小学的朱晟等使用纯净水、矿泉水、河水、自来水浇灌已浸泡过三天的快要发芽的黄豆，结果发现的浇纯净水的黄豆生长发育缓慢。

苏联学者曾做过不同硬度的水喂养小白鼠5个月的生长代谢试验，试验梯度分别为0（蒸馏水）、50毫克/升、100毫克/升、250毫克/升、500毫克/升、1000毫克/升的水，结果表明，效果比较差的为50毫克/升以下及500毫克/升以上组，说明水硬度过高或过低对动物生长发育及代谢均不好，其中以蒸馏水组最差。史景熙等[8]给6周龄纯种BALB/C小鼠饮用天然矿泉水、纯净水和自来水，研究表明纯净水有加速机体衰老的作用。把长期喝矿泉水和喝纯净水的两组白鼠绑上相同重量铁块游泳，结果发现，长期喝纯净水

的白鼠很快死亡，喝矿泉水的白鼠一直活蹦乱跳。汤先伟等[9]认为饮用纯净水3个月引起小鼠耐力和体力恢复能力明显下降，对肝脏功能、蛋白合成能力和脂肪代谢产生不良作用。我国海军医学研究所给水部丁南湖研究员等人，从1987年至1994年对小白鼠进行了7年试验，让其长期喝蒸馏水（纯净水），结果发现小白鼠生长较慢，体重下降，骨质疏松，肌肉萎缩，脑垂体和肾腺系统功能被破坏[10]。

国内有几篇文献提到就遗传毒性而言，纯净水较自来水、净化水、凉开水更为安全。其原因可能是水源受到污染，因此纯净水污染物浓度低的优点就显得比较突出。然而，这几篇文献的可靠性并未得到确认。例如，舒为群等[11~13]通过检测有机提取物的遗传毒性来推断各种水的遗传毒性，研究方案是比较采用Ames实验、小鼠骨髓嗜多染红细胞（PCEs）微核实验以及彗星实验，分别检测了上述4种水中OE诱导染色体的突变、DNA损伤以及基因突变的能力。这些和动物饮水实验是不同的。杨德强等[14]对三个世代的纯种昆明小鼠的试验研究表明，饮用纯净水对纯种昆明小鼠的生长、发育、繁殖既无明显的好处，也没有不利的影响。

（2）纯净水危害的人群调查

作为工业化生产的蒸馏水100年前在英国首先问世，刚问世时英国人曾把蒸馏水作为饮用水直接利用，结果造成英国人体质下降。后来许多欧洲国家规定纯净水不能直接作为饮用水。我国1998年抗洪救灾中，抗洪第一线战士在强体力劳动下，大量饮用捐赠的纯净水，结果普遍发生脱水病症（医学称为低渗脱水）。

长期饮用纯净水会导致营养不良，影响人体内的酸碱平衡，弱化神经、肌肉和多种酶的活动，降低免疫力，造成骨质变软，使人出现全身无力、虚脱、晕厥、肌肉哆嗦等病症。

1996年北京IDM生物技术研究所进行了自然回归水、纯净水、自来水、矿泉水的系统医学生物学实验。从生长发育、抗病及抗应激能力、降血脂功能及新陈代谢等各项指标比较发现，多项实验中以纯净水组最差，回归水组为最好。在和华南农业大学园艺中心联合进行的植物生长发育和衰老实验以及微生物抑菌实验、金鱼养殖等众多生物学实验，也取得了同样结论：纯净水组最差。上海市某医院门诊患者中，有些孩子不明原因地没力气或秃发，经医生查询，这些家庭都是纯净水的忠实用户。另据《中国医药报》报到，天津市儿童医院接诊了9名因大量饮用太空水、蒸馏而发生肌肉哆嗦、眼皮发抖的儿童[10]。大连某海岛驻军，曾饮用自制的蒸馏水，时间久了，官兵们患上了缺乏矿物质的各种疾病。上海市海军医学研究所也提到了两个类似的现象：a.某军舰上以蒸馏式淡化海水作为饮用水，结果战士反应均不佳，军方又及时配置了矿化设施；b.舟山海岛战士饮用雨水半年后普遍感到乏力。这是因为雨水中缺少矿物质，其水质与纯净水相似。目前，轮船上的反渗透海水淡化水主要用于锅炉等设备用水以及船员清洁用水，较少直接用于船员饮用。

中国预防医学科学院发现，河南省陕县长期饮矿泉水人群的期望寿命比附近生活条件接近但不饮用矿泉水的对照人群高3岁，平均死亡年龄大5岁。男女小学生身高分别高3厘米，体重多2.7千克和4.6千克，患病率和肿瘤死亡率则显著低于对照组。王在民等[15]对长期饮用山东郊城清泉寺矿泉水人群进行健康调查显示，在饮用矿泉水的人群中＞40岁居民总死亡率、心血管疾病死亡率以及＞45岁居民血脂、血压，6～15岁儿童少年血压均显著低于对照组。

在美国、加拿大饮用软水（硬度＜75毫克/升）的人群中，心血管病的死亡率比饮硬水的人群高15%～20%。在英国有两座城镇Scunthrope镇和Grimshy镇原来都饮用硬为444毫克/升的水，心脏病的死亡率相同，Scunthrope镇把水软化到100毫克/升，几年后心血管病发病率猛然上升，而Grimshy镇仍然维持原有百分率。有学者分析了92座城市饮水与健康的关系，发现人们喝含溶解性总固体高的水死于心脏病、癌症和慢性病的概率比喝含溶解性总固体低的水要小些。

澳大利亚科学会会长布鲁斯·诺布尔表示，孩子们牙病的增多与20世纪90年代瓶装水和运动饮料的流行有关。

（3）长期饮用纯净水危害的理论分析

① 纯净水不仅减少了有益元素的摄入，同时纯净水还可能作为一种"饥饿水"，促进体内营养素的排出。

纯净水鼓吹者以"成年人从饮水当中得到的矿物质大约占人体需要量的5%"来说明人类不必在意从水中获取矿物质。其实不然，原因如下。

a.随着工业化程度的加深，食物中的营养物质含量减少，而水中的矿物质含量却并没有减少。

有报道称，现在一个普通的苹果中铁的含量是有机苹果（几十年前的苹果）的1/2000！ 100年来，很多食物中维生素的含量减少到其祖先的几分之一甚至几十分之一。现在同样的主粮或者蔬菜水果，不同品种的营养物质含量差异极大，而且很多比野生种的营养素低很多。

　　b.特殊人群从水中摄入的矿物质比例要远高于5%　例如，某些偏食者或者由于某种原因不能从食物中摄取足够量矿物质的人（儿童、老人和孕妇、运动员等）。对儿童来讲，因儿童食物的摄入量和种类远不及成年人，而儿童活泼好动，出汗多，随汗排出的矿物质较多，所以从水中补矿物质就显得相当重要。

　　c.纯净水促进体内营养素的排出　纯净水具有极强的溶解营养素的能力，人们大量饮用纯净水后，体内原有营养素就会迅速地溶解于纯净水中，然后排出体外。另外，北京化工大学水资源研究中心金日光教授指出，纯净水的水分子极度串联和线团化结构，不易通过细胞膜，却会导致身体内有益元素向体外流失。

　　d.有些微量元素从水中吸收的比例是很高的[16～18]　美国马丁弗科斯博士在其著作《健康的水》中指出："水中的溶解性矿物质要比食物中的更容易和更好地被人体吸收。"例如，青少年儿童钙的需要量30%来自水。而且，食物中钙的吸收速度和吸收率都比水中的钙低得多，水中钙的吸收率可以到90%以上，而食物中钙受其他营养元素，包括粗纤维、植酸的影响，钙的吸收率很低，只有30%。

　　机体摄取镁约有1/3来自于饮水[17]。饮水中摄入的氟占到饮食总摄入量的1/3～2/3[18]。类似Mg、F、Ca的例子还有一些。

　　② 纯净水促进了有害元素和二氧化碳的吸收以及有机污染物的溶解　纯净水是酸性水。

　　John Sorenson博士认为："新陈代谢的主要金属元素与非主要元素的比例，受到水中主要元素数量的重大影响，如果所需主要元素得到满足，就会使得非主要元素减少吸收和不被吸收，即会被排泄掉。例如，如果水中钙、镁含量高而铅含量低，人体就会选择吸收主要元素（钙、镁），而将非主要元素铅排泄掉；但如钙、镁含量低，细胞就可能选择吸收非主要元素铅。"

　　人的体液偏弱碱性，我国生活饮用水的酸碱度标准是pH值为6.5～8.5，而纯净水的pH值约为6。这是由于纯净水有很高的溶解力，因此很容易吸收空气中的二氧化碳，迅速溶解后变成酸性，同时使得一些有机污染物很容易溶出。例如，科研人员测定了水中壬酚的浓度，发现每升自来水中含有3纳克；离子交换水含13纳克；储存在塑料容器中的超纯净水竟含180纳克。

　　③ 纯净水是自然界中不存在的水。

④ 长期饮用纯净水会使儿童机体抵抗力下降　纯净水少有细菌，小儿长期饮用得不到细菌的刺激，产生不了抗体，致使机体抵抗力下降。另外，人为使体内一部分细菌减少，造成体内菌群失调而患疾。

（4）哲学方面的思考

"水至清则无鱼"，这是因为太清澈的水含矿物质少，不利于生物生长。人喝水也是如此。据说一个令犯人招供的简单招数就是：将犯人关押在极端安静的白色小屋，不出两天，犯人就会精神崩溃。又比如，如果大气中没有尘埃，阳光就会原原本本地照射到地球上来，使得地球上一切生物都无法生存，地表又干又热，所有河流、湖泊被蒸发殆尽。另外，雨的形成也离不开尘埃。大气中的水汽就是以尘埃为核心，并在周围凝结，形成云、雾，然后越聚越大，形成雨或雪降落到地面上。所以，如果大气中没有尘埃，就不会有蔚蓝的天空、朵朵白云以及变化多端的天气，地球成为死亡之球。

1.1.3.2　淡化海水不宜作为饮用水

（1）淡化海水的工艺过程

海水淡化亦称海水脱盐，是先将海水中的杂质、青苔和细菌等过滤掉，使它变成清洁盐水，然后除去盐分并获得纯水的工艺过程。淡化海水还需经调pH值、增加矿物质后才可饮用。后续的处理主要有两种：a.投加二氧化碳、氢氧化钙和次氯酸钠，调节pH值，提高水的硬度；b.与自来水掺杂在一起。

（2）淡化海水危害健康

淡化海水除了具有纯净水的危害外，张永利等[19]还指出：①合成膜常因老化脱落、产生单体进入淡化水中；②淡化海水很难有效去除细菌、病毒和化学污染物；③淡化海水的生产和使用成本高。

嵊泗地区从1997年开始建立反渗透海水淡化系统。费军良等[20]选择在嵊泗生活5年以上的居民为对象，调查了嵊泗地区长期饮用淡化海水对人群健康的危害，结果表明心血管疾病的患病率的大小顺序为：淡化海水自来水 > 混合水 > 非淡化海水自来水。其中45岁以上的人群饮用淡化海水、混合水、其他水的血脂异常发生率分别为2.65%、5.23%和1.09%，冠心病患病率分别为10.62%、6.54%和1.18%。周密康等[21]则发现嵊泗地区45岁以上的人群中，饮用淡化海水、混合水、自来水居民的消化道疾病发生率分别为4.6%、11.5%、1.9%。

1.1.3.3 矿泉水

饮料通则（GB/T 10789—2015）中定义饮用天然矿泉水、饮用天然泉水、其他天然饮用水分别为：①从地下深处自然涌出的或经钻井采集的，未受污染的水；含有一定量的矿物盐、微量元素或其他成分；在通常情况下，其化学成分、流量、水温等动态指标在天然周期波动范围内相对稳定。②以地下自然涌出的泉水或经钻井采集的地下泉水，且未经过公共供水系统的水为水源，制成的制品。③以水井、山泉、水库、湖泊或高山冰川等，且未经过公共供水系统的水为水源，制成的制品。从上述定义可以看出：水源决定水质。好的水一定来自人迹罕至的优秀水源。

中国科学院院士陈梦雄认为："从对健康的关系而言，天然水优于纯净水，矿泉水优于天然水。"

1.1.3.4 其他饮料水

市场上的各种"理疗用饮水"或"保健用饮水"可能有一定理疗保健效果，但不宜作为生活饮水大量饮用。而且各种新型用水的功能及其理论尚需要进一步的、科学的研究实验来证实。活性水的制备方法较多，如电磁波法、机械能法、发射线法、超声波法、远红外线法、天然矿处理法。与矿泉水、纯净水不同，大多数功能水还没有以桶装或瓶装的形式进入零售终端，而是以"整水器""功能水机""电解水机"等家电形式直接进入家庭。

《食品安全国家标准　包装饮用水》（GB 19298—2014）将名目繁多的包装饮用水（不包括饮用天然矿泉水）进行了归类，分为饮用纯净水和其他类饮用水。矿物质水、蒸馏水、冰川水、负离子水等集体"告别江湖"。饮用水新国标还对包装饮用水的名称做了明确要求——包装饮用水的名称应当真实、科学，不得以水以外的一种或若干种成分来命名包装饮用水。包装饮用水的产品名称不得标注"活化水""小分子团水""功能水""能量水"以及其他不科学的内容。

（1）矿物质水和矿化水

矿物质水是在水中加入一定量的矿物质而制成的制品。在水中添加的人工矿物质主要有氯化钠、氯化钾和硫酸镁，少数水中还添加氢氧化钠、碳酸氢钾等，其添加量约为自来水矿物质含量的5%，这与人体需要的21种矿物质相差甚远。有些家用净水器在净水器内装填麦饭石、珊瑚砂、硅砂或稀有矿砂，声称可以增加人体必需的多种微量元素，去除有害重金属，释出矿物质，制备人造矿化水。

矿物质在自然界中与在饮水器中溶入水中至少有4点不同：自然界中的矿物质远比矿物质水中的种类多且复杂；空间上广大得多；时间长得多；其他如温度等条件也不同。有专家表示，天然水中的矿物质是呈"水合离子"状态，每个矿物原子外面都包含着很多的水分子，而不是以单一的形式游离存在，而人工添加的矿物质都是"非水合离子"。

（2）富氧水

这是一种在水中注入了纯氧的水。氧气会破坏细胞的正常分裂，加速衰老。

（3）脱氧水

将水烧开后立即冷却或超声脱气后，因气体空穴被水分子填补而更加紧密有序地排列，便于生物和人体细胞吸收，可用以治疗皮炎、烧伤、洁齿和预防咽喉炎，并能使皮肤光润。

（4）低重水

指重氢（氘）含量少的天然水（如雪水），能促进新陈代谢，增强动植物及人体免疫功能，有抗衰老、抗病痛，提高发芽率、产蛋率等作用。

（5）电解水

通过电解把水分解成阳离子水和阴离子水。阳离子水是医疗用水，必须在医生指导下饮用。阴离子水则常被用于消毒等方面。

1.2 我国公民饮用水的质量有待提高

1.2.1 饮用水污染

饮用水污染环节以水源污染、管网污染、自备供水污染及二次供水污染为主[22～25]。

（1）我国水资源污染现状

我国的水资源丰富，但是近年全国河流、地下水、近海海域受到不同程度的污染。相比城市，农村饮水安全问题更加突出。大部分农村饮水工程缺乏水处理设施。大多数农村居民还一直沿袭以户为单元的分散式取用水习惯。目前我国农村有3亿多人饮水安全存在问题，其中约8000多万人饮用高氟水，1500多万人饮用高砷水，3800多万人饮用苦咸水，1100多万人饮用水受到血吸虫病威胁。在农村最常遇到的是地下水含铁、含锰和硬度过高。

（2）我国的水处理技术相对落后

① 我国水处理沿用百年前技术　全国县以上4000多家自来水厂中，98%仍使用100多年前的水处理工艺，简称为"老三段"：絮凝（加聚合氯化铝）、过滤（石英砂，卵石）、消毒（加氯气或漂白粉）。这些传统工艺主要是去除原水中的悬浮物、胶体杂质和细菌，无法去除微量有机污染物和重金属离子。

② 我国城乡的自备水源问题更加严重　我国城乡的自备水源几乎不设防护，而且我国农村及大多数城镇分散式供水单位往往缺乏饮水净化与消毒环节。

③ 自来水合格率不高　20世纪80年代，我国部分城市用水明显呈恶臭味，水的色度偏高。中科院1996年发布的一份国情研究报告表明，全国有76%的自来水厂的自来水部分指标未达到国家标准。最近几年，自来水污染事件频发。2013年3月，黄浦江上漂浮几万头猪，再往前，嘉兴的死猪导致河流异味很重，鱼虾绝迹。杭州自来水也屡屡出现异味，不少居民不敢喝自来水，只好喝矿泉水或者纯净水。

（3）输水途径中的二次污染

① 饮用水二次污染的定义　中国大部分城市供水系统不像发达国家，不是一根管道直达居民家里，而是水进入小区后就蓄到水池或水箱，然后再加压，再用子管道分送给居民。生活饮用水二次污染是指饮用水出厂后经过管道输送、配水、储存、加压再处理和转送等环节，直至用户饮用前的水质污染。二次污染可以反映在感官性状、生物学和化学等方面，但用户实际反映多数集中在感官性状和生物学方面。

② 供水环节的污染原因主要包括管网问题和蓄水池污染。

a.管网方面　部分地区供水管网与排水管道并行或交叉，或穿越化粪池，同时管道陈旧破损。个别供水单位使用劣质管材。部分用水单位（包括个人）将工业循环水、空调循环水、供暖循环水甚至污水管与自来水管改接在一起。

中国城市供水管网中不符国标的灰口铸铁管占50.8%，普通水泥管占13%，镀锌管等占6%。20世纪60～80年代大量使用的连续浇铸的灰口铸铁管，其接口多数为石棉水泥。水泥接缝用的沥青中含有多种致癌的化学物质。

中国水龙头的合格率不高，举例如下：2004年10月，西安质检局公布西安热镀锌管材合格率仅为55.6%。2008年1月，北京市消协检测表明，过半淋浴水嘴质量差。2010年9月公布的水龙头产品质量国家监督专项抽查结果显示，陶瓷片密封水嘴合格率为六成。2011年12月，上海市消保委发现22%的抽检样品存在铅超标问题，部分产品铅超标达20倍。2012年7月，北京市消费者协会的调查结果表明，34%的水龙头未能达到国家标准要求，不少知名品牌也榜上有名。

水龙头存在的主要问题是水流量不符合使用和节水要求、使用低质原料、产品表面镀层耐腐蚀性能差等。一套水龙头一般包括龙头本体、阀芯、开关、手柄、软管（内为橡胶管）、喷头等，其中水龙头本体、阀芯、喷头的猫腻最多。如水龙头本体应该是用高密度和高耐水压的纯铜制作，但由于铜价较高，一些厂家就使用锌合金材料甚至掺铅的材料代替，或者用密度低、沙眼多的翻砂铜，再在内壁浇上一层胶来覆盖沙眼以防止渗漏。有的水龙头电镀质量差，使用不久表面就出现类似"铜绿"的麻点。有的则采用质次价低的阀芯和软管，从而导致水龙头出现渗漏等现象。更有甚者，对漏水采用有毒有异味的胶水封堵。只要靠近一闻，就会有较重的胶味。而且，使用时间长了，胶质会腐蚀和磨损，水龙头可能出现渗漏问题。

洗铅可以降低水龙头铅含量，但不能全部消除。因为水龙头本身会积存一定水，时间长了会吸储重金属。所以，一般来说，次日使用水龙头之前，一般要把隔夜积存在水龙头里的水先放掉，然后再使用。

b.蓄水池方面　包括蓄水池设计缺陷（溢流管位置不合理）、选址不合理（与污水管、排污渠、厕所、医院、垃圾站或废弃工矿相邻）、防水涂料不合格及蓄水池防护管理不善（无盖、无定期清理及消毒措施）。

（4）PVC水管存在的问题

① PVC管自身的问题　PVC将导致白色污染和二噁英污染。PVC结构中的氯是污染环境的主犯。

2011年10月，广东PVC管建材质量抽检合格率只有18%。建材质量不高的原因，一方面是生产企业为降低成本偷工减料，另一方面是不少建材种类缺乏强制的质量标准。

塑料老化或发生火灾产生有毒物质。PVC管经常释放出难闻的气体，到一定的年限就会烂掉。塑料管埋在地下会有很重的霉味。尤其是塑料管夏天暴晒后水会变臭。塑料管遇热变形，遇火会燃烧，燃烧会产生大量有害气体。而铸铁管就不会。

② 塑化剂和黏结剂的问题　塑化剂是一种备受关注的毒物。2011年5月，台湾发生了塑化剂风波。吃的喝的竟"无所不毒"，民众闻"塑"色变。增塑剂又称塑化剂，最常见的是邻苯二甲酸酯，在塑料加工中添加塑化剂，可以使塑料微粒分子更均匀散布，因此能增加延展性、弹性及柔韧性，容易加工。

PVC管采用黏结剂粘接管件，而黏结剂也有一定毒性，尤其是不合格的黏结剂。

1.2.2　桶装水和饮水机存在的问题及解决方案

1.2.2.1　桶装水

（1）桶装水存在的问题

目前市场上常见的桶装饮用水分为天然水、矿泉水、纯净水3种。桶装水的缺点有三[26,27]：

① 我国桶装水的合格率不高　多年来国家各有关部门的检测结果合格率为30% ～ 80%。有多篇期刊文献报道各地的水质合格率大约为50%。国外进口的矿泉水也屡屡被检查出质量问题，即便在其本国，不合格率也达到可观的数值。例如，据不完全统计，自2006年6月起，法国依云水已被曝光六次菌落数超标、亚硝酸盐超标。

2004年，嘉兴桶装水抽检合格率仅为18.2%；2005年上海抽查，四成不合格；2005年10月16日，国家质检总局公布的抽样合格率为65.2%。2007年，浙江省市场合格率不足五成，广东省抽查的合格率仅为36.1%；2009年，辽宁省近半不合格，广东省合格率仅55.8%。2011年第二季度，内蒙古自治区抽查了97家企业的98批次的产品，合格率为76.5%。2013年4月，某公司标签陷入"三重门"：a.产品标准在一些指标上宽松于自来水标准。b. 4个水源地中有3个是地表水，却没有规范标注其产品名称。c.通过不规范标注计量单位的方式，将标注的矿物特征指标成分巧妙地"放大"了100倍，让消费者误以为含有较多的营养成分。同时标注的数字涉嫌造假。

我国纯净水桶和内胆的合格率也不高。我国每年纯净水桶的需求量在2000万只以上，而市场上能够生产的合格桶只有大约1500万只。有的水桶在制作时添加非食品级PC料，有的甚至使用废旧光碟、医疗废料、塑料洋垃圾或不消毒处理就重复使用。桶盖密封不严现象也非常普遍。一般桶盖都是使用一次就报废，而一些厂家为节约成本，多次反复使用，使桶盖严重变形，密封不严漏水，致使饮用水被细菌污染。据业内人士称，中国饮水机至少半数以上使用耐腐蚀性差的不锈铁内胆而不是食品级不锈钢，这很容易导致重金属超标。2006年8月，国家质检总局在广东省、上海、浙江省等5地抽查，首次按照《不锈钢食具容器卫生标准》对饮水机内胆的卫生指标进行了检测，合格率仅65.6%。

人们有理由对瓶装水提出更高要求：一瓶550毫升的瓶装水在超市售价为1～2元，而1吨自来水的价格为4元左右，同等体积瓶装水的价格是自来水的1600倍以上。这些零售价格更高的水，本来就应该满足消费者更高的消费标准。

② 二次污染　有以下原因会造成瓶（桶）装饮用水的"二次污染"：

a.送水　桶装水行业一般都是雇自行车、三轮车送水，送水受时间、气候、环境、人员、素质影响较大。送水存在着不安全因素，同时也会造成不便。

b.水瓶（桶）的更换　许多人都是空瓶（桶）拔掉，就将瓶（桶）装饮用水插入饮水机，一不清洗饮水机落水座，二不将瓶（桶）装饮用水瓶口消毒。

c.饮水时间过长　越长污染越严重，这主要是空气与水的置换引起，空气中的污染物随着空气进入瓶（桶）内。

③ 塑料瓶溶出有害物质　塑料瓶装水放置时间越长，塑料中溶出的有毒物质就越多。据作者所查文献，重金属中毒只要不是很严重，致癌率只是千万分之几，而塑化剂等有机毒素的危害远远大于这个数量级。

（2）如何购、饮、用健康桶装水

消费者在购水和饮水时，应注意以下几点：

① 避免买到劣质桶装水，尽可能饮用近期生产的水。

a.桶身有QS标志，标签应包含厂名、厂址、执行标准、企业联系电话等信息，桶底还标有"PC""QS"等标志。

b.合格的饮用水应该无色、透明、清澈、无异味、无异臭，没有肉眼可见物。颜色发黄、浑浊、有絮状沉淀或杂质、有异味的水产品不能饮用。

　　c.优质桶透明光滑，桶身颜色为纯正的淡蓝色或天蓝色，无杂质、无斑点、无气泡。用手轻拍桶壁，声音清脆。如果是回收旧桶以及废料制作的水桶，呈暗蓝色或乳白色，透明度差，有杂质，多斑点。用手轻拍桶壁，声音沉闷，易开裂变形。

　　② 饮水机要放在室内空气最清洁的地方　饮水机应放置于避光处，避免阳光直晒，并保持周围环境整洁。不要把饮水机放在厨房和室内有"过堂风"的地方。把饮水机放在客厅角落，或放在人员活动少的书房里较为合适。不喝水时要关闭饮水机，以免热水槽中的水反复加热。

　　③ 桶装水一经打开就应该尽快用完　桶装水启封后要在一周内用完，三天后煮沸后再饮用。炎热潮湿的夏天更应该快些喝完。

　　④ 对桶装水密封盖进行定期检查，对饮水机进行定期清洗消毒　热水口、冷水口、内胆三个部位中以内胆最易受污染。一般1个月消毒一次为宜，在夏季最好每半个月清洗消毒一次。

1.2.2.2　饮水机

（1）净水器质量不够理想

　　传统热水器、桶装饮水机内冷热水胆如果超过3个月不清洗，就会产生大量细菌、沉淀残渣、重金属、亚硝酸盐，甚至滋生红虫。水垢见图1-8。

　　针对传统饮水机千滚水、易结垢的缺点，市场上推出了具有净水功能的饮水机。然而，目前市场上净水器的质量还不够理想。例如：自1979年起，为解决自来水的恶臭，上海市首先在家庭水龙头上安装活性炭净水器。1986年，对上海市16种家用净水器进行抽检，合格率仅为44%，集团用净水器的合格率仅为10%。2011年，卫生部对部分进口小型净水器抽检，其中8家企业的11个产品不合格。主要涉及的问题是砷超标、菌落总数超标和有机物去除率不合格。查出问题的8家企业中，只有3家实施了问题产品召回。

（2）如何选择家用净水器

　　净水器从功能上分为过滤、软化、纯化三大类，按进水方式分为间接式和直接式。间接式净水器进水依赖于人工将水倒到净水器中，而直接式净

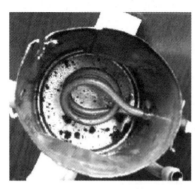

图1-8　臭名昭著的"水垢"

水器则是将净水器与自来水管道直接相连。滤材按照功能分，常见有以下几种：①以过滤为主。包括微孔过滤膜、超滤膜、反渗透膜。②以交换为主。包括软化为主的离子交换树脂和KDF。③以吸附为主的活性炭。④以消毒为主。包括紫外线、臭氧、碘。

选择家用净水器需要考虑的问题包括：①机器的滤材和工作原理。如果没有把握，就选择那种机械过滤结合活性炭过滤的。千万记住要定期更换滤芯！②选择所用材料毒性与危害性小的。③处理后水的技术指标应参照自来水的水质指标，不能过于纯净，否则就成纯净水了。作为消费者最容易从两个方面来判断水的品质，其一是水的嗅和味，其二是浊度。④实际饮用效果。饮用3个月或半年后对感官和身体的影响。有好的感觉就是好的净水器。

1.2.2.3 热水瓶里有重金属污染

某研究机构对盛了98天开水的2.2升热水瓶胆内壁的水垢进行了分析，水垢所含重金属量分别为：镉0.034毫克，铅0.12毫克，铁24毫克，砷0.21毫克，汞0.44微克。水垢的存在有使饮水中重金属浓度增加的可能。当用有水垢的热水瓶改盛其他液体，特别是酸梅汤、啤酒等酸性液体后，沉淀于水垢中的一些重金属元素就会因发生化学反应，重新溶解在水或其他液体里。建议人们定期使用食醋消除这种水垢。

1.3 水的生理健康功效及科学饮水

1.3.1 水的养生保健与治病功能

1989年，水专家林秀光提出了《疾病治愈七原则》，其中包括细胞代谢是由细胞内水所决定；疾病就是细胞内水非正常所引起的DNA到细胞再到生物体的非正常状态；治疗疾病的根本在于使细胞内水正常化，使得细胞恢复正常的生理机能。

缺水对所有器官都有影响，令其少得营养物，积攒起有害物质，细胞新陈代谢减缓。血液和肾液稠度增大，易形成血栓和结石。缺水会使肠内黏液分泌减少，引起便秘和痔疮。粪便在肠内停留过久，有害物质会被肠道吸收。有些人会经常感到疲倦、软弱无力或昏昏欲睡，尤其在夏季，除了精神紧张、血糖低等原因外，脱水也是可能的原因。早上会头痛，大多是因为身体经过一晚没有吸收水分以致体内少许脱水。所以开空调和暖气要注意，不可使室内空气湿度过低。据统计，上午9～10点是中风和心脏病发病的高峰期。分析其原因与体内缺水有关。人们夜间睡眠很少饮水，而呼吸、皮肤等处的水分蒸发并未停止，所以使血液黏稠度增加，冠状动脉形成血栓机会增多。中老年人在生理上的一个重要变化，就是体内固有水分逐渐减少，出现生理性失水现象。因此，皮肤逐渐出现皱纹。由于皮肤干燥，分泌减少，皮肤的抵抗力减弱，细菌容易滋生，引起疖肿等皮肤病。水可以让人漂亮英俊，"水灵灵"地充满生命活力；如果"干瘪瘪"的，则会未老先衰。足量饮水可以防治多种疾病，见表1-2。

表1-2　足量饮水防治多种疾病

人体主要疾病	足量饮水的作用
感冒及发烧	促使身体散发热量，补充因发烧所失去的水分
胆结石及肾结石	使结石疏松、碎裂、体积变小
痛风	防止痛风所造成的结晶体沉积，并使尿酸能容易地自肾脏排出
哮喘	维持呼吸道之分泌物呈流体状
膀胱炎	冲走体内感染之细菌，尤其是使用抗生素治疗的尿道感染症
便秘	刺激肠的蠕动并软化大便，有利于食物的消化、溶解
尿道炎或尿路结石	起"冲洗"作用
肝炎黄疸期	有利退黄疸
癌症	稀释尿中致癌物质，加速肠道蠕动，减少致癌物质在肠道停留的机会
头痛和疲倦	补充水分

饮水重要之外，水对身体外部的功能也不菲。例如温水澡能振奋神经、解除疲劳；烫脚可以使身体温暖及消除失眠；酸痛不适部位上的热敷（使用热水袋、热毛巾或海绵）对胃病、腰酸、背痛、咳嗽等症很有效。骨折或脱臼时应立即将患者放在平坦而坚硬的地方，再用冰水敷（千万不要让身体晃动），然后立即送往医院救治；外伤出血时可用随身带的饮用水冲洗伤口，然后用毛巾包扎。李俊杰等的《水与人体健康》（金盾出版社，2008年）一书以问答的形式阐述了水与健康的问题，本书限于篇幅和精力，未能对该书的内容进行评价。不过该书中"水浸浴与健康"以及"矿泉水浴与健康"等部分水与医疗保健相关的知识值得深入研究和尝试。

1.3.2　普通民众应该提高健康饮水意识

我国公民的健康饮水意识不足，至少有如下四个误区（李复兴）：

① 把作为"整体"（溶液）的饮用水分为"溶质"和"溶剂"两个部分，单纯地强调其中一个。强调溶质的把水的功能归结为溶解矿物质的作用，认为水中矿物质种类越多越好，含量越高越好。强调溶剂的则认为水越纯越好，在"纯净水"之后又推出"超净水"，然后又推出了所谓的"太空水"。

② 饮用地球上原本不存在的水。例如纯净水和医疗用水。

③ 认为饮水仅仅是为了解渴，而忽视了水的营养功能。

④ 只注意水的干净与安全，而忽略了水的生理作用。干净水、安全水、健康水其实是三种不同概念。市场上作为商品的饮用水很多不是健康水。

1.3.3　饮水的品质、数量、温度和方式

1.3.3.1　喝"好水"、不喝"坏水"

（1）喝"好水"

什么是健康饮水？健康水的标准是什么？关于健康水应满足的水质标准说法很多，现已达成共识的有以下几点[28]：

① 不含有害物质。即无有机物污染、重金属污染、细菌病毒污染和无色无异味等。

② 含有适量矿物质，pH呈弱碱性。a.硬度适中。含$CaCO_3$ 170毫克/升左右，总溶解性固体300毫克/升左右。b. pH偏弱碱性。人的血液偏弱碱性，但现代人体质酸化已经成为普遍现象，其原因是大量摄入高蛋白、高脂肪的酸性食物，缺乏运动以及酸雨、自来水加氯等因素造成饮用水酸化。弱碱性水不仅可以中和人体内的"酸毒"，而且不会将水管上的重金属（如铅、镉之类）溶解到水中。需要指出的是，通过电解或加碱来人工调节水的pH值是不合适的。

③ 口感好。世界卫生组织（WHO）从未发布过"健康水"的七条标准，我国目前也没有制定"健康水"的任何标准。人工制作所谓小分子团对人体健康有益的科学依据还不充分。所谓的"健康水"七大特征是：不

含任何对人体有毒、有害及有异味的物质；水的硬度适中；人体所需的矿物质含量适中；pH呈弱碱性；水中溶解氧和二氧化碳含量适中（溶解氧不低于7毫克/升）；水分子团小（每个小分子团含有5～7个H_2O）；水的营养生理功能（溶解力、渗透力、乳化力）强。这实际上是李复兴于1994年提出的，上述七点也可以简略归纳为下述三条：第一，没有污染的水；第二，没有退化的水；第三，符合人体生理需要的水。更简言之：自然界不存在的水不是好水！

（2）饮水应喝白开水和优质矿泉水，不能喝饮料

饮水应尽量选择优质的白开水、矿泉水、天然的果汁和蔬菜汁。如果是饮用自来水，可以用滤水器过滤后煮沸再喝，煮沸后，再打开壶盖、小火继续烧3～5分钟，这样可促使"余氯"及一些有害物质蒸发掉。需要注意的是不要烫伤人，尤其是小孩。喝桶装水，桶和饮水机都需要定期清洁消毒。盛水最好用玻璃杯以及质量优越的耐热塑料杯，纸杯和通常的塑料杯都有有害物质迁移问题，这种迁移在水温较高时非常明显。另外，塑料表面看似光滑，实际上它的微观构造有很多孔隙，其中易藏留污物。陶瓷杯也比较安全，陶瓷杯最好选用本色杯，不要选用涂有五颜六色的釉的杯子。不锈钢杯和铝杯、陶瓷杯不宜长久盛放饮水，尤其是热水或酸碱性偏高的饮料，以避免铝元素及重金属元素溶入所盛液体中。

饮料中大都含有较高的糖分、咖啡因和甜味剂、色素、香精、防腐剂等添加剂。"饮料"不宜大量饮用。饮料也不能送服药物。如运动员喝保健饮料，稍加点盐和糖。高温操作人员可喝补充钠和钾的饮料。

日本大学田村丰幸博士让白老鼠喝下维生素饮料，看能在水中游几分钟，没想到不如喝自来水的老鼠游得久。广东一名13岁儿童由于把饮料当水喝，最终导致大脑发生严重萎缩，其程度相当于一位五六十岁脑血管硬化的病人[29]。英国的诺克郡巴罗小学在实行了"只饮净水"（告别软饮料）政策以后，发现学生注意力集中，学习成绩也有所提高。

目前市场上的饮料按所含成分可分为6大类。

① 含醇饮料（包括啤酒、蒸馏酒、果酒、配制酒等）这类饮料含有乙醇，显然不宜代水饮用。

② 天然果汁和蔬菜汁饮料　问题有二：一是含有添加剂。二是吃水果不仅可以增加牙的咀嚼力和面部肌肉的活动，增加唾液的分泌等，还可获得较多的膳食纤维，而这些是果汁饮料不具备的。

③ 酸性饮料和含糖饮料　汽水和可乐就属这一类。酸性饮料和含糖饮料是侵蚀牙齿的"罪魁祸首"。而且，喝饮料后不易使人产生饥饿感，会降低食欲，影响消化和吸收。

④ 含咖啡因饮料　包括咖啡及可乐型饮料等，具有兴奋神经作用。过多饮用会使人躁动不安、呼吸加快、肌肉震颤、心动过速以及失眠、眼花、耳鸣等，同时对胃黏膜有一定刺激作用，可出现恶心、呕吐等症状。

⑤ 豆浆　豆浆和牛奶都容易变质，不注意容易出事，而且喝豆浆有很多不适应人群和禁忌。

⑥ 牛奶　中国有70%的人喝牛奶后发生腹胀、腹泻，是因为肠道缺乏乳糖酶所致，称为乳糖不耐受症。牛奶喂养婴儿的家长在孩子发生流鼻涕、哮喘、发烧、中耳炎、皮疹以及胃部不适等症状时，要有过敏意识，停用几天，观察后再作取舍。

含乳饮料，因其含奶量少，不能把这种饮料当作牛奶饮用。

（3）选水忌以偏概全

下面以低钠矿泉水为例说明。所谓低钠矿泉水是指每升水钠含量低于20毫克。尽管一些研究表明，饮用水中钠含量高将导致较高的血压，但是大部分研究并不支持这个观点。事实上，这些研究的一部分还表明，较高的钠含量会降低死亡率[30]。中国人平均每天吃盐（NaCl）12.4克，而一个人每天喝2升左右的水。因此，无论每升水中的钠含量是20毫克还是40毫克，都远远低于正常的钠摄入量（不足1.6%）。另外，人体缺钠会导致头晕、乏力，还会厌食、腹胀、心率加快、血压下降、早生白发等。

（4）不喝"坏水"

污染水：绝对不能喝被废水、废气、废渣以及大量（指相对于平时多出很多）细菌病毒等污染物污染过的水，这样的水即使经过高温煮沸，水中的有毒化学物质或者细菌病毒仍然存在。

生水：生水指没有烧开的水，如自来水、井水、湖水、河水等。

老化水：俗称"死水"，也就是长时间储存不动的水。凉白开水不能在空气中暴露太久，否则会失去生物活性。且随时间延长，细菌污染加重，并产生大量亚硝酸盐。装在保温瓶里的开水，其储存期最好不超过3天。

千滚水：千滚水就是在炉上沸腾了很长时间的水，例如大锅炉里的开水，还有电热水器中反复煮沸的水和多次反复使用的蒸锅水（蒸馒头、蒸饭或者蒸肉后的"下脚水"）。这种水因被煮过久，水中不发挥性物质，如钙、镁以及亚硝酸盐、砷等有害物质的浓度相对增加。

未煮开的水：自来水都经过氯化消毒，其中可分离出卤化烃、氯仿等物质。当水温升至90℃时，卤化烃的含量是原来的3倍，超过国家饮用水标准两倍，当水温达到100℃时，有害物质会随着蒸汽蒸发而大大减少。

1.3.3.2 饮水适量

一个健康成年人每日每千克体重大约需要40毫升水，也就是说，体重50千克的人得补充2000毫升水。这个数字也包括从汤类、水果和蔬菜等食物中获得的水分。表1-3给出了正常人的水平衡。在温和气候条件下生活的轻体力活动的成年人每日至少饮水1200毫升（约6杯），很多文章推荐2000毫升。综合考虑，成人每天需要饮水1200～2000毫升。热天体内的需水量增加，冷天减少。但是，冬季供暖季节由于气候干燥就得多喝水。有时如人体口渴、发热、腹泻、呕吐、多尿或昏迷以及炎热出汗时，就必须增加饮水量。另外，经常辛苦工作、剧烈运动和体质特殊（如结石）的人，哺乳期的妇女需要喝更多的水。老年人的结肠、直肠肌肉易于萎缩，排便能力较差，加上肠道中黏液分泌减少，因此老年人应多饮水，但老年人心肾处于衰竭期，多饮水必会加重心肾负担，老年人饮水又不能太多。一般饮水量控制在每日2升左右。2岁以下婴儿各系统还处在发育中，宜多次少量给水。

表1-3　正常人的水平衡　　　　　　　　　　单位：毫升/天

摄入	饮水　1000～1300	食物水　700～900	代谢水　300
排出	尿量　1000～1500	皮肤蒸发　500 呼吸蒸发　350	粪便水　150

有人误以为水喝得越多越好，这样体内就能排出更多的有害物质和残渣。其实，除了残渣，还有营养物质随水一同排出体外。饮水过多还会冲淡血液，使细胞的氧交换受到影响。特别是脑细胞一旦缺氧，人就会变得迟钝。血液和组织液被稀释，渗透压降低，大量水渗入细胞内，使细胞肿胀。饮水过多，会增加有关器官负担，如使胃液稀释，降低胃酸的杀菌能力，影响消化；尤其是对肾脏或心脏病患者，由于排泄困难或血液循环障碍，宜限制饮水，否则造成水肿和体温降低。1982年10月，伦敦一名40岁的家庭主妇误喝一些漂白剂，打电话至医院求救，医护人员嘱其先喝水减弱毒性以待救护车，但该女子在慌乱中拼命喝水，终于不支倒地，死因是水中毒引致脑部受损。水喝太多或太少都不健康，若有严重疾病，如心脏

病、肾病、肠胃病、青光眼等，一定要遵照医嘱^[31,32]。另外，千万不可养
成憋尿的习惯。上班一族常常会因工作关系疏忽了饮水，例如，以"常去
厕所"为由而避免喝水。长此下去，膀胱和肾都会受损害。

1.3.3.3　温度适宜

最佳的水温为18～45℃。温开水不但利于吸收，还能更快止渴。温开
水对人刺激小，而且有利于提高酶的活性。冬天以喝温热的水为宜。过烫
的水不仅会损伤牙珐琅质，还会强烈刺激咽喉、消化道和胃的黏膜。当然，
有不少人钟情凉饮料，尤其是在炎炎夏日。但是，喝了凉饮料后体内的温
度会发生骤变，由此会引起声带组织痉挛，诱发不少炎症。胃肠道局部可
发生血管收缩，容易产生腹痛、腹泻。有风湿、痛风和膀胱疾患的人更不
宜喝凉水。喝冰水的人容易感冒、咳嗽、声哑。

1.3.3.4　切忌口渴才饮水

所谓口渴是指有意识地想喝水。饮水中枢位于下丘脑的视上核前面的
视前区两侧。当体液中钠离子浓度比正常值高2毫摩尔/升时，就会刺激饮
水中枢，表示口渴。饮水的目的是使钠离子浓度恢复常态（组织液中钠离
子浓度为141毫摩尔/升）。

口渴犹如田地龟裂后才浇水一样，是缺水的结果而不是开始，是大脑
中枢发出要求补水的救援信号。有的人不太喜欢喝水，但是又怕喝少了身
体不够健康，就用突击喝的方法，口渴的时候一次喝很多，其实这是不可
取的，因为每次如果喝超过240毫升的水，身体就不能吸收，会很快地从
肾脏排出，不如每次只喝100～150毫升，身体吸收得好。要不间段饮水，
饮水应每隔2小时一次，每日8次，特别是在早起时、饭后半小时、睡前一
小时等重要时段要多饮水。

（1）一般人补水的时机

空腹饮水：空腹时饮水，水会直接从消化管道中流通，被身体吸收；
吃饱后才饮水，对身体健康所起的作用比不上空腹饮水好！

起床一杯水：清晨可以说是一天之中补充水分的最佳时机。晨起饮水
滋润机体，避免疾患，好处多多，例如：①补充水分。人体在夜晚睡眠的
时候，从尿、皮肤、呼吸中消耗了大量的水分，早晨时人体会缺水。②冲
刷肠胃、利尿通便和排除毒物。早上起来后肠胃已经排空，这时喝水可以
清洁肠胃，冲淡胃液，减轻对胃的刺激，同时刺激胃肠蠕动，利尿通便，

排除毒物。③清醒大脑和预防心血管疾病。早晨空腹饮水能迅速稀释血液，使血管扩张，加快血液循环，把局部的凝血物冲散，对清醒大脑、降低血压、防止心肌梗死和脑血管意外均有好处。④保护皮肤，美丽容颜。晨起喝水可以使机体组织细胞水分充足，肌肤细嫩滋润有光泽，同时排出毒素，因此可以减少褐斑和皱纹。饮用水、果汁和其他饮料最好是早饭前15～40分钟喝下，这是因为流体喝下去后10分钟离开胃而进入小肠，到那里后立刻被小肠黏膜吸收进入血液里。当然，首选是喝200毫升左右新鲜温开水。早晨起身，头痛作怪，如果此时喝咖啡或奶茶等含咖啡因的饮料，肯定令头痛加剧。

餐前喝水：需要减肥的人，可以在吃饭前20～30分钟喝100～150毫升的水，让胃部有一定饱胀感。吃饭前空腹饮水，水分容易吸收，并有利于消化液的分泌，帮助消化。

吃饭少量水：吃饭时该不该喝水，一般认为饮水可冲淡消化液，不利于消化，其实水是营养素良好的溶剂，也有利于消化酶的活性。吃饭时也应喝少量的汤水，以便溶解食物，使胃蠕动时把食物与胃液搅拌均匀，利于消化吸收。

三餐后喝水：饭后立刻喝水会冲走酶，或降低酶的作用。胖子更不宜大吃大喝后立马喝水，这是因为被流体稀释的食物很快会离开胃。除此之外，饭后频繁和大量饮水也是容易引起胃灼热的因素，所以有胃灼热毛病的人适宜饭后2～3小时后才饮水，而且是每间隔20～30分钟饮上3～4小口。

健身前后喝水：健身前后喝水主要是为了补充水分和矿物质，增加蒸发散热的能力，保持体温恒定。一般性健身前30分钟可以喝100～150毫升的水，如果健身时间超过1小时，中间需要补充100～120毫升。另外，运动后要按照在运动前后体重差的150%来补充丢失的水分。若运动中口渴难忍，则可在场间休息时少量补水。剧烈运动后切忌马上大量饮水。可试试下面的方法：在运动前，喝两杯水（300～400毫升）；在运动中，每15～20分钟，喝半杯水（100毫升左右）；在运动后，喝3杯水（500～600毫升）。饮料的种类应根据具体情况加以选择。冬天如训练时间拉得较长，能量消耗较大，则可适当补充含糖的水；夏天锻炼出汗量大，无机盐流失，补水应以5%淡盐水为主；一般情况下主要喝温开水或矿泉水。

睡前一杯水：在睡眠的8小时内，身体无法补充水分，早晨起床会觉得口干舌燥。睡眠时，血液浓度会增加，这就是中风和心脏病等容易在清晨发作的原因。因此在睡前半小时要预先补充水分，还可降低尿液浓度，降低结石的发生概率。所以应该在睡觉前喝一杯水，半夜起来上完厕所后，再补充一杯水即可。老年人夜间尿多，更易缺水，半夜饮水很重要。但若紧临睡前饮水过多，容易造成浮肿，并且对心脏病、前列腺炎患者不利。

（2）喝水困难的人的补水时机

对于时常在外的工作者，不能定时补充水分，要特别重视起床时和临睡前以及三餐前后的补水。

习题（选择题为单选题）

1. 收集自来水安全事故的实例，总结经验教训，讨论如何避免类似事故的发生。

2. 查阅我国3000年前的水管的材料和作用。

3. 关于每天喝水的时机，下列说法错误的是（　　）。

A. 空腹饮水

B. 起床一杯水：清晨可以说是一天之中补充水分的最佳时机

C. 餐前喝水

D. 心脏病人紧临睡前一杯水

4. 盛水最好用什么材料的杯子？（　　）

A. 玻璃杯　　　　　　　　　　B. 铝杯

C. 纸杯　　　　　　　　　　　D. 五颜六色的陶瓷杯

5. 不能喝的水是（　　）。

A. 矿泉水　　　　B. 纯净水　　　　C. 可口可乐　　　　D. "纳米"水

6. 特大洪水过后，受灾地区的水源常被严重污染。下列物质中能对被污染的饮用水起消毒杀菌作用的是（　　）。

A. 生石灰　　　　B. 漂白粉　　　　C. 明矾　　　　D. 绿矾

7. 氧化塘是将污水蓄于水塘中，利用水塘中的_____对污水进行自然净化。

8. 下列会引起水的富营养化污染的物质有（　　）。

① 生活污水；②农田废水；③含钙、镁离子的工业废水；④肥皂水；⑤含磷废水

A. ①②④⑤　　　B. ②④⑤　　　C. ②③④⑤　　　D. ①②⑤

参考文献

[1] 张亮，刘业勋，许娟，等.安徽省城市中小学生健康知识现况调查.中国学校卫生，2006，27（5）：395-398.

[2] 黄丽雯，邹宇华，庄嫚思，等.珠海市大中学生饮水知识调查.中国学校卫生，2009，30（8）：693-694，696.

[3] 鞠勇，王瑶，李晓辉，等.成都市居民饮水健康相关知识调查.预防医学情报杂志，2011，27（10）：807-809.

[4] 王翠兰.我国群众性"饮文化"建设与管理.社区护理，2006，12（30）：2938-2940.

[5] 陆梅英，张维萍，卢华，等.广西部分学校现制现售直饮水卫生状况调查.中国学校卫生，2011，32（3）：371-372.

[6] 杨桦，葛振兴，刘艳，等.上海市浦东新区现制现售水供水站卫生现况调查及分析.中国卫生监督杂志，2011，18（4）：326-330.

[7] 薄明珠，刘向阳.上海市宝山区现制现售水卫生状况抽检与监督.职业与健康，2008，24（1）：65-66.

[8] 史景熙，董文彦，李桂荣，等.天然矿泉水与纯净水抗过氧化作用的比较.中央民族大学学报：自然科学版，2004，13（3）：213-216.

[9] 汤先伟，金一和，那治洲，等.商品水对小鼠体重与耐力和生物化学指标的影响.中国公共卫生，2002，18（1）：55-56.

[10] 郭晓雷.浅谈纯净水不是绿色食品.商品储运与养护，2007，29（3）：106-108.

[11] 舒为群，赵清，曾惠，等.长期饮用纯净水对机体健康影响的实验研究.癌变·畸变·突变，2007，19（3）：171-180.

[12] 舒为群，赵清，李国平，等.长期饮用纯净水、净化水、自来水的大鼠血清矿物元素水平比较.第三军医大学学报，2001，23（11）：1267-1270.

[13] 曾惠，舒为群，赵清，等.饮用纯净水协同食物低镁对围产期仔鼠学习与记忆能力的影响.环境与健康杂志，2007，24（7）：480-483.

[14] 杨德强，刘彧.普通水与纯净水对昆明小鼠生长繁殖的影响.武汉市职工医学院学报，1999，27（4）：28.

[15] 王在民，陆瑞芳，徐达道.清泉寺矿泉水中矿物质与人群健康关系的研究.环境与健康杂志，1991，8（3）：111-114.

[16] 朱礼学，陈永富，陈斌.微量元素、饮水与健康.四川地质学报，2002，22（3）：156-158.

[17] Vormann J. Magnesium：Nutrition and metabolism. Molecula Aspects of Medicine，2003，24：27.

[18] 马蔚，李炜.桶装水氟化物含量调查.环境与健康杂志，2004，21（1）：321.

[19] 张永利，倪惠君，陈阿苟，等.海水淡化对环境及人体健康影响的研究进展.环境与职业医学，2010（5）：317-318.

[20] 费军良，楼伟，郑伟达.居民饮用海水淡化水与心血管疾病关系的比较研究.浙江预防医学，2012，24（4）：6-9.

[21] 周密康，陈阿苟，郭常义，等.淡化海水对嵊泗居民消化系统健康状况的影响.中国农村卫生事业管理，2010（4）：304-305.

[22]　马烨，王立英，赵新华，等. 2002年中国大陆饮水型地方性砷中毒防治状况与防治工作思路. 中国地方病学杂志，2002，22（4）：330-332.

[23]　秦俊法，李增禧. 中国微量元素研究二十年. 广东微量元素科学，2004，11（12）：1-20.

[24]　南国英，宴君根，何冰，等. 我国城市居民饮用水结构与发展趋势. 中国住宅设施，2005（8）：53-55.

[25]　王强，赵月朝，屈卫东，等. 1996～2006年我国饮用水污染突发公共卫生事件分析. 环境与健康杂志，2010，27（4）：328-331.

[26]　亢秉刚. 桶装水难"桶"天下. 企业标准化，2006（7）：6-11.

[27]　周晓红，徐佩华，孙明华，等. 桶装饮用水饮用周期及饮水机消毒间隔时间的探讨. 中国卫生检验杂志，2012，22（3）：573-575.

[28]　李福志，张晓健，王占生. 健康饮水的水质指标体系探讨. 环境与健康杂志，2002，19（5）：407-408.

[29]　姜莹莹. 饮料正谋杀青少年？ 13岁少年竟是老人脑. 北京科技报，2005-12-17.

[30]　马丁·福克斯. 健康的水之"钠和高血压". 罗敏，周蓉，译. 北京：中国建筑工业出版社，2001.

[31]　杨瑶华，郑浩，庄韵. 短时间内大量饮水致一过性高眼压一例. 中国疗养医学，2010，19（2）：182.

[32]　吴伯平. 中国养生在海外（六）. 养生月刊，2002（2）：83-84.

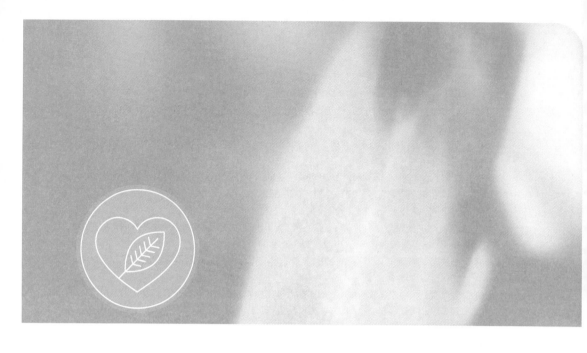

02

第 2 章
食品与健康

食品是人类赖以生存繁衍、维持健康的基础之一。随着人类的进步，科技与经济的发展，人们对食品的要求已从温饱、味觉提升到了健康长寿的更高层次。因此，了解如何从食品（物）中获取生命活动所必需的、足够的能量和营养是十分必要的。

2.1 正确认识食品

2.1.1 必须大力借鉴中国传统的饮食思想

（1）中国饮食的指导思想先进

中国先人天人合一的思想和食物多样化有利于营养均衡和最大限度利用和保护自然资源。

（2）我国的食物种类极其丰富

大约在8000多年前，我国的黄河流域就开始种植谷子，7000多年前就开始种植水稻。我们的祖先早在3000年前就把黄豆做成酱油，春秋战国时期已开始酿醋以及采用曲来治疗消化不良。在中国，公元前1000年左右就已经有了生产"饴糖"的记录，而西方直到1811年才开始淀粉制糖。西方直到18世纪才解决的坏血病，在中国早就通过喝茶和食用多种蔬菜水果以及食物保藏技术予以解决。坏血病主要是由缺乏维生素C（也称抗坏血酸）引起的，是由于缺乏新鲜蔬菜和水果引起的营养不良症。

（3）我国古代营养学和食品卫生学远远领先于世界

我国3000年前就有食医，认为食养居于术养、药养等养生之首。公元前2000年在《黄帝内经》的《素问》中，"五谷为养、五果为助、五畜为益、五菜为充"是平衡膳食的最早阐述。《素问》还记载了"脚气病"，在4世纪时已有"脚气病"的专著——《脚气病论》，到7世纪孙思邈著的《千金方》中记载用米糠治疗脚气病，比西方国家早了1200年。晋代学者嵇康的《养生论》中，"齿居晋而黄"是人类历史上最早的有关"氟斑牙"的记载。

在食物保存方面，公元前3000年到公元前2000年，我国已经使用腌制、干藏、低温储存、烟熏和罐藏等保藏技术。周朝设置"凌人"专司食品冷藏防腐。春秋时期，人们已知食物的新鲜、清洁、烹饪和食物是否成熟等与人体健康有关。《金匮要略》记载"六畜自死，皆疫死，则有毒不可食之""猪肉落水，浮者，不可食"。《唐律》规定了处理腐败食品的法律准则，如"脯肉有毒，曾经病人，有余者速焚之，违者杖九十；若故与人食，并出卖令人病者，徒一年，以故致死者，绞"。

2.1.2　认识食物必须克服的困难

2.1.2.1　传统问题

①　食品的营养价值难以量化　食品必须具备四个基本条件（属性）：安全性、营养价值、嗜好性和经济性。其中安全性和营养价值是食品的本质性所在。嗜好性和经济性可以量化。安全性本可以量化，但实际上并没有。营养价值则难以量化。

食品的成分可分为内源性成分和外源性成分。其中，内源性成分是食品本身所具有的成分，而外源性成分则是人为添加的或混入的其他成分。内源性物质分为两大类15小类成分。其中，无机物包括水和无机质（亦称矿物质）两类，有机物则包括蛋白质和氨基酸、糖类（含纤维素）、脂质、维生素、核酸、酶、激素、乙醇、生物碱、色素、香气成分、呈味成分和有毒成分等，共计13类。外源性成分包括食品添加剂（调料）和污染物质两类。

营养指人体摄入、消化、吸收和利用食物中有效成分维持生长发育、组织更新和健康状态的动态过程。营养素指食物中含有的，能维持生命，促进机体生长发育和健康的化学物质。营养素有46种，可分成蛋白质、脂类、糖类、维生素、无机盐和水6大类。食品营养价值的高低，取决于食品中营养素的种类、数量、比例以及是否容易消化吸收。由于影响营养价值的因素太多，所以食品营养价值的表示一般采用食品成分表模式进行。也就是说，分别指出能量值以及蛋白质、脂肪、糖、无机质、维生素等成分的含量。食品成分表通常是以100克食品中成分的平均值进行表示的。

应用食品成分表时应注意两点：a.食品成分随产地、品种、季节的不同而变化，在生产、加工、储藏和流通的过程中，也会有所变化。b.在食品成分中，水分含量差别很大。从几乎无水的砂糖、食用油，到似乎就是水的某些蔬菜，差值是相当大的。另外，水分和食品状态也没有必然联系。

例如，牛乳是乳状食物，而比牛乳水分更多的某些蔬菜和水果却是以固状形式存在的。

② 食物的不合理使用　食用过多、过少和食物相克。例如，茶与某些食物同服而造成人体对某些营养成分（如铁）吸收的减少，甚至导致毒害。因此，对已患有结石症的人，必须避免在饮茶同时摄入高钙食品，也不能在用餐期间或靠近用餐的前后时间内饮茶。而且，饮茶对某些药物的疗效有影响。

③ 早已存在但未发现的问题　有一些问题，虽然早已存在，但由于科技水平的限制，以前尚不曾被发现或没有引起广泛关注，如我国一些地区出现因大量饮用氟含量过高的茶叶而引起氟斑牙症或高氟骨症等。

2.1.2.2　现代化速度过快引起的新问题

随着社会经济环境、人文环境及自然环境的变化，出现了一些以前所不曾出现或并不严重的问题。具体而言就是由于全球大范围的物种交换、杂交和转基因以及其他非自然育种技术（如辐射育种）的广泛使用、激素和化肥的滥用、农药残留和环境污染等原因，当前绝大多数食物和其几十年前的祖先相比已经有了明显变化（表2-1），同一名称的食物，其组成和营养价值可能差异较大，食品加工的多样化进一步增加了食物中营养素和毒物的变化。再考虑到少数无良商人和伪学者的刻意误导和制作非法食品，传统营养学解决当前复杂多变的食物问题显得力不从心。因此，要想对食物有较为深刻的理解和认识，除了传统食品学和营养学外，还需要学习有关毒物、食品加工、化学添加剂和转基因等知识。

表2-1　内外因素导致食物营养素变少

食物本身的营养素流失	外在因素影响食物营养
1950 年 → 150 毫克 1963 年 → 100 毫克 1982 年 → 63 毫克 1994 年 → 13 毫克 日本食品标准成分表：每100克菠菜中含有的维生素C已明显下降	种子：杂交、转基因、辐射育种等 环境：土壤污染和破坏、大气和水污染、气候变化 种植：化肥和农药、激素、大棚、提前采收 加工：化学添加剂、加工方法改变

2.2　人体的化学组成

2.2.1　人体内的化学元素分类及其生理生化作用

（1）人体中化学元素的分类

存在于人体内的元素可分为必需元素、非必需元素和有毒（有害）元素三种。①必需元素主要指以下四类：生命过程的某一环节必需的元素；生物体具有主动摄入并调节其体内分布和水平的元素；存在于体内的生物活性化合物的有关元素；缺乏该元素时会引起生理生化变化，当补充后又能恢复的元素。②非必需元素是指有20～30种普遍存在于组织中，但没有时生命也可维持的元素。③有毒（有害）元素是指一些能显著毒害机体的元素，如铅、镉、汞等。

人体内大约含30多种元素，其中有11种为常量元素，如碳、氢、氧、氮、硫、磷、氯、钙、镁、钠、钾等，约占99.95%，其余0.05%为微量元素或超微量元素。活组织主要由碳、氢、氧和氮4种元素组成，这4种元素约占人体体重的96%。

（2）人体中化学元素的功能

人体内化学元素的功能有以下特点：①每一元素的生物效应与它的存在状态密切相关。②必需元素的摄入量，特别是微量元素具有明显的剂量-反应关系。每一种元素在体内都有其合适的浓度范围，超过或不足都不利于人体健康（图2-1）。有些元素的必需范围很窄，如元素硒，在认识到它是谷胱甘肽过氧化物酶的成分以前，一直被认为是一种很危险的毒素。③元素之间存在拮抗与协同作用。即一种元素促进或抑制另一种元素的生物学作用的现象。例如，铜可以促进、锌可以抑制镉的毒性和吸收。

主要元素的生理和生化作用，主要有以下几个方面：

① 结构材料　碳、氢、氧、氮、硫是构成有机大分子结构的材料，如多糖、蛋白质等。无机元素中钙、磷构成硬组织。

② 载体作用　人对某些元素和物质的吸收、输送过程往往不是简单的对流、扩散、电迁过程，而需要载体。如含有 Fe^{2+}

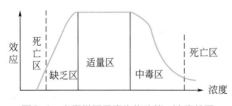

图2-1　必需微量元素生物功能-浓度关系

的血红蛋白对O_2和CO_2的运载作用等。

③ 激活作用　人体内约有1/4的酶的活性与金属离子有关。有的金属离子参与酶的固定组成，称为金属酶。有一些酶必须有金属离子存在时才能被激活，这些酶称为金属激活酶。

④ 调节作用　体液主要是由水和溶解于其中的电解质所组成。Na^+、K^+、Cl^-等离子在调节体液的水、电解质和酸碱平衡等方面发挥了重要作用。

⑤ "信使"作用　Ca^{2+}是细胞中功能最多的信使（传递信息），它的主要受体是钙媒介蛋白质。钙媒介蛋白质与Ca^{2+}结合而被激活，活化后的蛋白质可调节多种酶的活力。因此Ca^{2+}能激活多种酶，起到传递生命信息的作用。

2.2.2　五大营养素[1~4]

2.2.2.1　蛋白质、糖和脂类

（1）蛋白质

蛋白质（protein），是"头等重要"的意思。蛋白质占人体组织干重的50%。蛋白质存在于一切活细胞中。所有蛋白质都含有碳、氢、氧、氮元素，大多数蛋白质还含有铁、铜、锌等其他元素。多数蛋白质的分子量在1.2万～100万之间。含氮是蛋白质组成上的特征，且各种蛋白质的含氮量很接近，其平均值为16%。

氨基酸是组成蛋白质的基本单位，也是蛋白质降解后的最终产物。蛋白质由氨基酸以肽键（酰胺键）连接在一起，由于氨基酸的种类、数量、排列次序和空间结构的千差万别，就构成了无数种功能各异的蛋白质。蛋白质被分解时的次级结构称肽，含10个以上氨基酸的肽称多肽，含3个或2个氨基酸的肽分别称3肽和2肽。迄今从各种生物体中发现的氨基酸已有180多种，但参与蛋白质组成的氨基酸只有20种。构成人体蛋白质的20种氨基酸，根据来源分别称非必需氨基酸、必需氨基酸、半必需氨基酸。必需氨基酸是指人体本身不能合成的，必须从食物的蛋白质中得到的氨基酸。成人体内必需氨基酸有8种，即异亮氨酸、亮氨酸、蛋氨酸、赖氨酸、苯丙氨酸、色氨酸、苏氨酸、缬氨酸，儿童为9种，即上述8种加上组氨酸。根据必需氨基酸含量，蛋白质可分为完全蛋白质和不完全蛋白质。完全蛋白质是指含有全部8种氨基酸的蛋白质。动物蛋白如奶类和乳制品、牛肉、鸡蛋中的蛋白质都是完全蛋白质。不完全蛋白质是指不含有全部8种氨基酸的蛋白质。来源于谷类、豆类、硬果类、薯类、蔬菜类等食物的植物蛋白，属于不完全蛋白质。但含有丰富蛋白质的豆类、硬壳果类等植物性食品也含有较多的人体不能合成的必需氨基酸。合理搭配，可以提高各种氨基酸的吸收率和利用率。例如，加入少量鸡蛋蛋白可提高大豆蛋白质的生理价值。扁豆和大米搭配可以相互补充必需氨基酸的不足（图2-2）。

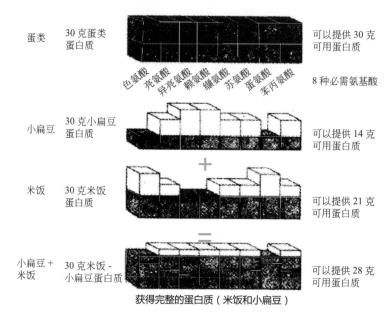

图2-2 蛋白质的互补可以提高营养价值

（2）糖类

糖类按分子结构含基本单位糖分子数的不同，可分为单糖、双糖、寡糖（低聚糖）和多糖（见表2-2）。糖类物质最重要的生理功能是供给能量，1克葡萄糖在体内完全氧化释放出17千焦耳（4千卡）的能量。糖代谢的中间产物又可以转变成其他的含碳化合物，如氨基酸、脂肪酸、核苷等。糖的磷酸衍生物可以生成DNA、RNA、ATP等。

表2-2 糖类的分类

类别	主要糖类举例
单糖	葡萄糖($C_6H_{12}O_6$)、核糖($C_5H_{10}O_6$)、脱氧核糖($C_5H_{10}O_5$)、果糖、半乳糖等
双糖	蔗糖($C_{12}H_{22}O_{11}$)、麦芽糖($C_{12}H_{22}O_{11}$)、乳糖（$C_{12}H_{22}O_{11}$)等
寡糖	水苏糖、棉籽糖
多糖	淀粉、纤维素、糖原等。通式$(C_6H_{10}O_5)_n$

糖的食物来源主要是植物性食品，如谷类、薯类、豆类等，其中含有大量的淀粉和少量的单糖、双糖。蔬菜和水果中除含少量的单糖外，还是食物纤维的主要来源。此外，动物性食品中的乳类及肝也是糖类的来源之一。糖类物质的摄取要注意：不要过量，减少精糖和甜食的摄取。

食物纤维又称膳食纤维，是指食物中不易被人体消化吸收的多糖类化合物的总称。食物纤维在体内不产生热能，营养价值也不高，因而曾经有人视它为"无用之物"。实际上，膳食纤维也有很多积极作用：a.在口腔，它耐咀嚼可以锻炼牙齿，清除牙缝污垢，增加唾液分泌，有助于食物消化。b.在胃腔，它填充"空洞"发挥"充饥填料"作用，减少饮食，有益于减肥。c.在肠道，它增强对肠壁刺激，促进胃肠蠕动和消化腺的分泌，有助于正常消化；吸水膨胀后增加粪便体积，软化粪便，从而稀释肠道内有害物质并缩短有害物质在肠道内的停留时间；维持肠道正常菌群。

西方人因为吃肉多，所以强调纤维素的正面作用，但是若过量摄取纤维素又有可能导致钙、铁、锌和维生素吸收利用率的降低以及肠胃负担加重。因此，补充纤维素最好是摄取含纤维素丰富的食物。含纤维素丰富的食物有玉米、大麦、蚕豆、糙米、红薯等粗粮，芹菜、韭菜、白菜、萝卜、南瓜、竹笋等蔬菜，各种水果。

（3）脂类

① 脂类分类　日常食用的动物油（如猪油、牛油、羊油、鱼肝油、奶油等）、植物油（如花生油、豆油、菜籽油、芝麻油、棉籽油、玉米油、葵花籽油和精加工的色拉油等）等都是油脂。在室温下，植物油脂通常呈液态叫作油；动物油脂通常呈固态，叫作脂肪。油脂不溶于水，而易溶于乙醚、氯仿、苯等非极性溶剂。脂肪的主要功能是供给能量及促进脂溶性维生素的吸收。1克脂肪在体内完全氧化释放出39千焦能量，是蛋白质或糖的2～3倍，此外脂肪还具备保温、隔热作用和保护脏器、关节等组织免受剧烈震动和摩擦等作用。

油脂主要是由一分子甘油和三分子脂肪酸形成的甘油三酯。按其脂肪酸是否含有双键可分为不饱和脂肪酸和饱和脂肪酸。动物油主要含有饱和脂肪酸，植物油则含有较多的不饱和脂肪酸。不饱和脂肪酸熔点低，更容易被人体消化与吸收。在不饱和脂肪酸中，氢原子在双键同侧的脂肪酸，被称为顺式脂肪酸；在双键异侧的则被称为反式脂肪酸。很多专家认为，反式脂肪酸对人体有一些不利影响。

$$OH\ H \qquad\qquad H\ OH$$

顺式脂肪酸

$$OH\ H \qquad\qquad H\ OH$$

反式脂肪酸

磷脂是指甘油三酯中一个或两个脂肪酸被含磷的其他基团所取代的一类脂类物质。其中最重要的磷脂是卵磷脂。磷脂的主要功能是细胞膜的构成成分，对脂肪的吸收和转运以及储存脂肪酸，特别是不饱和脂肪酸起着重要作用。含磷脂较多的食物有蛋黄、肝脏、大豆、麦胚和花生等。

胆固醇主要存在于动物性食物中，它与长链脂肪酸形成的胆固醇酯是血浆脂蛋白及细胞膜的重要组分。胆固醇是动物组织中其他固醇类化合物，如胆汁醇、性激素、肾上腺皮质激素、维生素 D_3 等的前体。胆固醇又分为高密度胆固醇（"好胆固醇"）和低密度胆固醇（"坏胆固醇"）两种。就大多数人而言，对胆固醇过于敏感是不可取的。这是因为人体内胆固醇的来源有两个：一是内源性的，即由肝脏合成的，这部分约占总胆固醇的70%；二是外源性的，即来自食物中的胆固醇，大约只占30%。

② 食用油指南　古代人在春天用牛油煎小羊、乳猪，夏天用狗油煎野鸡和鱼干，秋天用猪油煎小牛和小鹿，冬天则用羊油煎鲜鱼和大雁——那时吃的油是动物油。到了汉代以后，开始出现植物油，但并非用于食用，而是用来制绢布。直到宋代，才开始有食用植物油的记录，据记载有芝麻油、大豆油、菜籽油、茶油等。

当前，大豆油、玉米油、菜籽油、葵花籽油及调和油转基因的比例较高，山茶油和花生油转基因的比例较低。吃油可选自己榨的花生油、菜籽油、大豆油，也可以是购买市场上的山茶油和花生油等油。芝麻油一般不作为烹调油使用，而作为凉拌菜用油。猪脂是我国动物油脂中食用量最大的一种，具有独特的香味。橄榄油不应常吃，原因有：a.橄榄油是以 ω-9脂肪酸系列中单不饱和（油酸）为主的食用油。ω-9脂肪酸不是必需脂肪酸。b.橄榄油适宜于低温使用，高温易变性。

我国食用油的制作工艺有"压榨"和"浸出"两种。压榨法安全、卫生，但出油率比浸出法要低。而浸出法则采用六号溶剂汽油等有机溶剂对油料进行抽提，因此会有对人体有害的正乙烷等有机物残留。由于浸出法出油率高，在我国大豆油、玉米油等基本都采用浸出法加工制造。而花生油既有采用压榨工艺的也有采用浸出工艺的。采用压榨工艺的厂家一般会在产品标识上注明"压榨一级""压榨二级"的字样，而采用浸出工艺制作的食用油，一般不会标注。

世界卫生组织和联合国粮农组织认为，食用各种食用油采用轮换法或搭配法为好，并提出了饱和脂肪酸∶单不饱和脂肪酸∶多不饱和脂肪酸＝1∶1∶1的建议，但也有学者认为证据不足。

2.2.2.2 维生素

旧称维他命（vitamin），是一类微量低分子有机物。与蛋白质、脂肪、碳水化合物不同，维生素不能供给机体热能，也不参与人体细胞、组织的构成，其主要功能是作为酶的成分调节机体代谢。有些化合物，如类黄酮、肉碱、牛磺酸等，具有类似维生素的生物活性，被称为"类维生素"。和激素不同，除了极少数维生素（如维生素K、维生素B_6）能由肠道细菌合成一部分外，大多数则必须通过食物来供给。但只要注意平衡膳食，多吃新鲜蔬菜和水果，一般不会引起维生素缺乏症。

（1）各种维生素简介

根据溶解性，维生素可分为两大类：①脂溶性维生素。维生素A、维生素D、维生素E、维生素K。②水溶性维生素。包括B族维生素（维生素B_1、维生素B_2、维生素B_6、维生素B_{12}）、生物素和维生素C。见表2-3。

（2）维生素的缺与补

维生素缺乏的原因有：膳食中供给不足（食物单调、偏食、宗教限制）、食欲不振、加工储存损失、烹调损失；人体吸收利用出现问题，其原因有腹泻、胆道梗阻、胰脏纤维化、膳食脂肪过多、长期服用拮抗药物；人体需要量增加，例如怀孕、哺乳、大量出汗、患某些疾病。

补充维生素时的注意事项有：①机体吸收维生素A、维生素D、维生素E等需要脂类物质的参与。人体皮下存在的7-脱氢胆固醇在日光的照射下可转变成维生素D。因此青少年多在室外，尤其是阳光下活动有利于维生素D和钙缺乏的预防。但过多可能引发皮肤癌。②过量补充维生素可以引起中毒。长期过量服用可产生慢性中毒，一次性大量服用可致急性中毒，甚至死亡。③烹调方法对于食物中的B族维生素、维生素C有较大影响。如：反复多次淘米，长时间加热蔬菜、先切后洗、用铜制器皿盛放新鲜蔬菜等均会降低食品中的维生素。④了解各种维生素的作用、用途及维生素缺乏症的特点，以便做到对症下药，缺什么补什么。避免滥用和长期服用。

表2-3 维生素的功能及食物来源

名称		食物来源	功能	缺乏时症状
水溶性维生素	维生素B₁（硫胺素）	各种谷物、豆、动物的肝、脑、心、肾脏	形成与柠檬酸循环有关的酶	脚气病、心力衰竭、精神失常
	维生素B₂（核黄素）	牛奶、鸡蛋、肝、酵母、阔叶蔬菜	辅酶、抗氧化作用	皮肤皲裂、视觉失调、皮炎
	维生素B₆（吡哆醇）	各种谷物、豆、猪肉、动物内脏	氨基酸和脂肪酸代谢的辅酶	幼儿惊厥、成人皮肤病
	维生素B₁₂（氰钴胺）	动物的肝、肾、脑、由肠内细菌合成	合成核蛋白	恶性贫血
	维生素C（抗坏血酸）	柑橘属水果、绿色蔬菜	使结缔组织和糖代谢保持正常；使毛细血管壁强壮、有弹性；抗氧化	坏血病、牙龈出血、牙齿松动、关节肿大
	维生素H（生物素）	动物肝脏、蛋清、干豌豆和利马豆、由肠内细菌合成	合成蛋白、CO₂固定、氨基酸转移	皮肤病
脂溶性维生素	维生素A（维生素A₁——松香油、维生素A₂——脱氢松香油）	动物肝脏、奶类、鱼肝油、蛋类、含维生素A的前身β-胡萝卜素、深色蔬菜与水果、萝卜素	维持正常视觉，维持上皮的正常生长与分化，促进生长发育，维持机体正常免疫功能	夜盲、干眼病、皮损伤
	维生素D（维生素D₂——骨化醇、维生素D₃——骨钙化醇）	海水鱼（如沙丁鱼等）、蛋黄、奶油及鱼肝油制剂等	帮助人体内钙、磷的转化、吸收利用	佝偻病、骨质软化症、骨质疏松
	维生素E（生育酚）	植物油、麦胚、坚果、豆类、内脏、绿叶蔬菜	保持红细胞的抗溶血能力	溶血性贫血（很少发生于人类）
	维生素K₂（叶绿醌）	由肠内细菌产生	促进肝里凝血酶原的合成	凝结作用的丧失

2.2.2.3 无机盐

无机盐旧称矿物质，是存在于体内和食物中的矿物质营养素，约占人体体重的4%，主要存在于骨骼中。人体内的矿物质来源于食物、饮水和食盐。

人体内无机盐中元素的分类：①钙（Ca）、磷（P）、钾（K）、硫（S）、氯（Cl）、钠（Na）、镁（μg）7种常量元素，每日需要量在十分之几克到几克；②铁（Fe）、锌（Zn）、铜（Cu）、氟（F）、碘（I）、锰（Mn）、硒（Se）、硅（Si）、钴（Co）、铬（Cr）、钼（Mo）等14种微量元素，每日需要量在几微克到几毫克；③其他一些元素，如锂（Li）、铝（Al）、锡（Sn）可能属于超微量元素。

（1）常量元素

① 磷　磷在成人体内含量约为650克，体内90%的磷是以磷酸根（PO_4^{3-}）的形式存在的。85% ～ 90%的磷存在于骨骼和牙齿中。如牙釉质中的主要成分是羟基磷灰石$Ca_{10}(OH)_2(PO_4)_6$和少量的氟磷灰石$Ca_{10}F_2(PO_4)_6$、氯磷灰石$Ca_{10}Cl_{12}(PO_4)_6$等。磷是构成骨骼、牙齿及软组织的重要成分，也是核糖、核酸以及氨基酸、磷蛋白质的重要成分。由于磷在自然界的分布很广，因此人们日常食品中很少缺少这种元素。身体中磷的主要作用见图2-3。

② 钙和钠、钾、氯

a.钙　钙是人体内含量最高的无机元素，成年人体内钙含量达850 ～ 1200克。体内的钙99%集中在骨骼和牙齿中，1%存在于软组织、细胞外液和血液中。钙不仅是构成骨骼和牙齿的成分，还有维持神经与肌肉活动、促进体内某些酶的活性以及参与血凝过程、激素分泌、维持体液酸碱平衡等作用（图2-4）。如果血液中Ca^{2+}过多，就会造成神经传导和肌肉反应的减弱，使人对任何刺激都无反应；如果血液中Ca^{2+}太少，又会造成神经和肌肉的超常激活，即便微小的刺激，比如一个响声、咳嗽，就会使人陷入痉挛性抽搐。

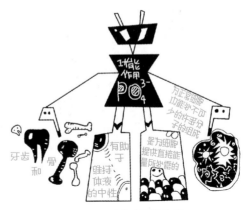

图2-3　人体内磷的作用

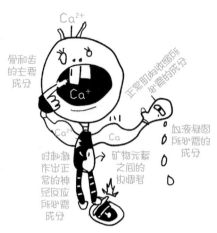

图2-4　人体内钙的作用

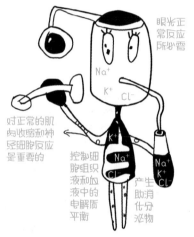

图2-5　人体内钠、钾和氯的作用

对大多数人而言，无需补钙。如补钙应以食补为主，同时注意维生素D的补充和适当运动以及避免摄入大量的碳酸饮料，且要谨慎选用补钙制剂，不要轻信如下宣传："沉积好、吸收快""颗粒比一般产品小若干倍""95%吸收率"等。另外，须防止补钙过量。含钙较高的食物有乳类与乳制品、鱼虾蟹类与海产品（尤其是可连骨吃的小鱼小虾）、豆类、硬果类、绿叶蔬菜等。硬水中也含有相当量的钙。

b.钠、钾和氯　Na^+、K^+和Cl^-在体内的作用是相互关联的。Na^+和K^+常以NaCl和KCl形式存在。Na^+、K^+和Cl^-（与Ca^{2+}和Mg^{2+}一起）控制细胞、组织液和血液内的离子浓度、渗透压和电解质平衡，使蛋白质大分子保持在溶液之中，并调节血液的黏性或稠度处于适当状态（图2-5）。过度运动或炎热天气里大量出汗，在流失水分的同时会带走Na^+和Cl^-等许多离子。因此出汗太多会导致这些离子浓度下降，破坏离子平衡，使肌肉和神经反应发生异常。因此，运动员在训练或比赛前后，需喝淡盐水，用以补充失去的盐分。重体力劳动者、经常运动者、高温工作者以及低钠血症患者、肾脏保钠能力低者、低血容量者平时应多吃盐，高血压患者则应少吃盐。

（2）微量元素

① 铁　铁是人体必需微量元素中含量最多的一种，总量为4～5克。体内铁60%～75%存在于血红蛋白中，3%在肌红蛋白，1%为含铁酶类。以上铁存在形式又称为功能性铁。其余25%为储存铁（储藏在网状内皮细胞、肝及骨髓内）。铁的主要生理作用为参与体内氧与二氧化碳的转运、交换和组织呼吸过程。人体内缺铁会导致缺铁性贫血。较大量的铁排出是月经、受伤、寄生虫等引起的过分出血，不适当的饮食（如高糖，低蛋白饮食），或肠胃消化与吸收不良等，胃溃疡或痔疮都会引起铁缺乏性贫血。因

此，妇女铁的每日摄取量应高于男人。

含铁比较多的食物有：动物肝脏、动物血、骨髓、瘦肉、鱼类、芝麻、黑木耳、麦芽、油菜、苋菜、韭菜和菠菜等，蛋黄铁因卵黄磷蛋白的影响，吸收率仅为3%，但因含铁高仍可作为婴儿的辅助食品。

② 碘、氟

a.碘　碘的主要生理作用是用于合成甲状腺分泌的含碘激素——甲状腺素。碘过量导致甲状腺弥漫型肿大，诱发甲亢，进一步发展成甲状腺癌。自查甲状腺做好两点即可：一看，对镜子伸长脖子，吞咽口水，看有无包块随吞咽动作上下移动。二摸，将右手拇指置于喉结下气管右侧，其余手指触摸气管左侧，做吞咽动作时感觉一下有无包块在手指下滑动。同样，换左手再对气管右侧进行检查。碘过量患者平时应少吃含碘丰富的海产品（如海带、紫菜、海虾、海鱼、贝类等）。

b.氟　在必需元素中，人体对氟含量最为敏感，从满足人体对氟的需要到由于氟过多而导致中毒的量之间相差不多，因此氟对人体的安全范围比其他微量元素窄得多。氟取代羟磷灰石晶体中的羟基，形成更为稳定的氟磷灰石，还可以抑制糖酵解，减少酸性物质形成——防龋。氟在人体中主要分布在骨骼、牙齿、指甲和毛发中，尤以牙釉质中含量多，氟的摄入量或多或少也最先表现在牙齿上。当人体缺氟时，会患龋齿，氟多了又会患斑釉齿。目前贵州省氟骨病患者约有65万人，氟斑牙患者达到1000余万人。这是氟含量特别高的煤燃烧后分解出来的氟污染了屋内的粮食和空气导致的。氟的主要来源是饮水，饮水含氟量以1.0～1.5毫克/升为宜，不得超过2.0毫克/升。在水中氟为0.5毫克/升以下的地区，可以通过喝茶补充。另外，儿童、氟过量者和高氟地区的人不宜使用含氟牙膏。

2.3 人体的能量化学

2.3.1 人体的能量消耗与饥饿

人体的热能消耗包括基础代谢、机体活动和食物热效应、生长发育及其他因素等。基础代谢能量是指维持生命的最低热能消耗，即人体在安静和恒温条件下，禁食12小时后，静卧、放松而又清醒时的热能消耗。单位体重在单位时间内的基础代谢，称为基础代谢率，相当于人绝对休息时的能耗。基础代谢受体格大小、性别、年龄、甲状腺素水平、环境温度和气候条件等许多因素影响。食物热效应是指由于进食而引起能量消耗增加的现象。体力活动所消耗的热能约占人体总热能消耗的15%～30%，是人体热能消耗变化最大，也是人体控制热能消耗、维持健康最重要的部分。

饥饿是指一段禁食期之后对食物的生理欲求，而食欲则是对现存食物的认识反应或习惯反应。摄入食物由食欲来自行调节。当胃中有食物时，它会不停地蠕动，而一旦空腹，胃就强烈收缩，伴有不适（即饥饿感）。对饥饿与食欲有两种解释：

① 化学静力学说　下丘脑对血液中营养成分如糖、脂肪等敏感，一旦浓度下降，下丘脑外侧的进食中枢受到刺激，就发出求食信号；浓度高时，进食中枢抑制，同时下丘脑中下区域的饱感中心受到刺激，发出拒食信号。如果进食或饱感中心受到损害，就会不知道饿，甚至饿了也拒食，最终导致饿死；相反，则使食欲不可遏制。人在清晨空腹时血糖量约为80毫克/100克，感到饿；进食后，血糖值可达140毫克/100克，几小时内都感到饱。

② 热学说　当下丘脑的温度降低时，引起饥饿感。

2.3.2　能量的转换和利用

糖、脂质、蛋白质是补给能量的成分，所以称为热量素。微量成分（维生素和无机物）则在能量的转换中发挥独特作用。

2.3.2.1　消化和吸收

食物在消化道内被分解成结构简单、可被吸收的小分子物质的过程称为消化，这些小分子物质透过消化道黏膜上皮细胞进入血液和淋巴液的过程就是吸收。对于未被吸收的残渣部分，则通过大肠以粪便形式排出体外。糖、蛋白质和脂肪的水解分别产生单糖、氨基酸和脂肪酸。

（1）糖

糖是快速能源。食物中的糖类，只有单糖能直接供能。唾液中的淀粉酶作用于淀粉或糖原，产生二糖（如麦芽糖）。进入胃后，食物被胰脏分泌的酶作用，使糖继续水解成麦芽糖，再水解成葡萄糖，最后形成一些单糖的混合物。然后这些单糖被吸收进入血液，成为血糖，其浓度受胰岛素的调节和控制。如果血糖含量过高，单糖将在肝中转化为多糖糖原，成为肝糖，在人肝中的含量约为6%。如果血糖含量太低，则肝中储藏的糖原被水解，从而提高血糖水平。单糖（如葡萄糖）被氧化（燃烧），提供人体所需的能量。

$$(C_6H_{10}O_5)_n \longrightarrow \cdots \cdots \longrightarrow C_{12}H_{22}O_{11} \longrightarrow C_6H_{12}O_6$$

淀粉　　　　　　　　　　麦芽糖　　　葡萄糖

$$C_6H_{12}O_6(s)+6O_2(g) == 6CO_2(g)+6H_2O(l)+2889\text{千焦} \qquad (2.1)$$

（2）蛋白质

蛋白质的水解从胃中开始，并且延续到小肠中（图2-6）。食物蛋白质在胃酸的协助下，由胃蛋白酶分解为朊及胨。然后在肠中经胰蛋白酶的作用分解为氨基酸，通过肠壁吸收。肉的蛋白质含量高，停留3～4小时，此时胃液酸性强；蔬菜和水果的蛋白质含量低，停留1.5～2小时，胃液酸度亦低。吃肉不容易肚子饿，就是这个原因。

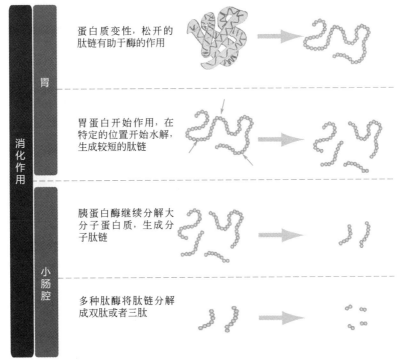

图2-6　胃和小肠消化蛋白质的过程

（3）脂肪

与糖和蛋白质不同，脂肪的消化主要在肠道中进行。这是因为脂肪分解酶的最适宜pH值为5.0，而胃液的pH值约为1～2，故其作用很弱。婴儿胃液的pH值比成人高，约为4.5～5.0，故易将乳汁中的脂肪分解消化。脂肪分解酶是水溶性的，然而脂肪又不溶于水，这个矛盾怎么解决呢？肝脏分泌的胆盐使脂肪乳化生成的小油珠，为酶提供了化学反应的表面。主要的胆盐（如甘氨胆酸钠）就具有亲油、亲水的双亲结构。

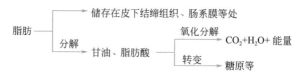

2.3.2.2 酶在能量转换中的催化作用

酶促反应：　　　　　$E+S \rightleftharpoons ES（中间产物）\longrightarrow E+P$　　　　（2.2）

催化剂的作用是降低反应活化能（图2-7），从而起到提高反应速率的作用。从初态转化为过渡态需要能量，即为活化能，活化能越大，中间产物越难形成，反应越难进行。

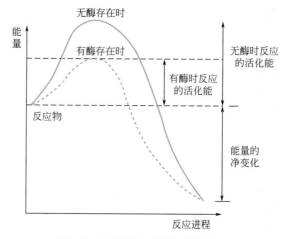

图2-7　酶降低了反应活化能的示意图

（1）酶催化的特点

① 作用条件温和　用酸作催化剂水解淀粉成葡萄糖，需耐受245～294千帕的压力和140～150℃的高温及耐酸的设备，用酶法只需在90℃、一般设备中便可完成。

② 催化效率高　在很多反应中，生物催化剂可比化学催化剂的催化速度高10^6～10^{13}倍。如果消化道中没有酶，消化一餐饭需要花费50年时间！

③ 专一性强　底物指被酶所催化的物质。酶对底物具有专一性，例如

麦芽糖酶只能分解麦芽糖而不能分解其他物质。又如人体消化液中的淀粉酶能将食物中的淀粉水解成葡萄糖，但不能催化纤维素水解。牛、羊等食草动物的消化系统中有纤维素酶，这种酶可使纤维素水解为葡萄糖。因此人不能靠吃草生活，而牛羊可以靠吃草生活。

（2）酶的命名与分类

根据作用的底物命名，如淀粉酶、蛋白酶、脂肪酶等；根据酶的来源命名，如胃蛋白酶、木瓜蛋白酶等；根据酶所催化反应的反应性质将酶分为6大类：氧化还原酶、转移酶、水解酶、裂合酶、异构酶、连接酶。

（3）酶反应的影响因素

① 温度　温度升高时，反应速率加快，但温度升高到一定程度后，酶逐渐失去活力。当人体发热时会产生厌食，就是体内的消化酶活力因体温升高而降低导致的。绝大多数酶蛋白在60℃以上就会凝固，丧失活性。因此可以通过加热使酶失活。降低温度也可以降低酶的活性。但是由于低温并没有使酶失活，所以这些酶仍可以使食品品质发生劣化。

② 酸碱度（pH）　一般酶的最适pH值在4.5～8.0。植物酶多在4～6.5，动物酶则多为6.5～8。酸性较强时，酶会部分失活。

（4）酶与食品安全

当代许多食品中都含有酶或是用酶加工处理过，那么这些酶是不是安全的呢？

① 凡从传统动、植物可食部位的组织制取的以及使用传统食品加工用菌种生产的酶制剂可作为食品对待，即认为是安全的，不需进行毒理实验。例如，来自小牛、羊的凝乳酶，来自木瓜的木瓜蛋白酶以及来自酵母、乳杆菌、黑曲霉的酶。凡由非致病微生物生产的酶需做短期毒性实验。其中由枯草杆菌得来的酶一般认为是安全的。对于由非常见微生物以及安全性未被证实的新资源食品制取的酶，需做广泛毒性实验。

② 酶的制取过程中用到的其他化学物质也必须是无毒或者低毒的。例如利用微生物生产酶制剂主要有3个步骤——菌种选育、发酵生产、分离提纯。这几个步骤都不能使用高毒性物质。

（5）最重要的辅酶——三磷酸腺苷（ATP）

在氧存在下，葡萄糖氧化的同时生成ATP；在无氧存在时，葡萄糖能在糖酵解体系中分解生成乳酸的同时生成ATP。1摩尔ATP与水反应可释出

193千焦的反应热，反应式为：

$$C_6H_{12}O_6+6O_2+34ADP+34H_3PO_4 =\!=\!= 6CO_2+34ATP+40H_2O \quad (2.3)$$

$$C_6H_{12}O_6+2ADP+2H_3PO_4 =\!=\!= 2CH_3CHOHCOOH+2ATP+H_2O \quad (2.4)$$

$$ATP+H_2O =\!=\!= ADP+H_3PO_4+193千焦 \quad (2.5)$$

式中，ADP为二磷酸腺苷。食物产生能量的反应可以归结为：

$$食物+O_2 \longrightarrow ATP(+CO_2+H_2O) \longrightarrow \triangle H(+ADP+H_3PO_4) \quad (2.6)$$

$$\triangle H=生化合成+肌肉运动+热(体温)+其他能耗 \quad (2.7)$$

所以ATP被戏称为生物体内的能量通货，相当于将难以花费的"大钞"（食物）兑换成常用的"小钞"（ATP）。

2.4 常见食物

食品（物）按其来源和性质可分为三类：动物性食品、植物性食品和各类食品的制品。按其来源可分为陆产与水产两类；按宗教习惯分为荤、素两类。根据我国的实际情况，将食物分为主食和副食两类。主食即通常的粮食，主要是谷物，湿存水含量一般在2%以下。副食可分肉、蔬菜及水果三类。

2.4.1 主食

谷物包括大米、小麦、玉米、高粱、小米、荞麦等。它们的主成分为糖质，基本上以淀粉的形式存在。淀粉是由葡萄糖为单元连接而成的大分子，结构上有直链与支链之分（直链遇碘呈蓝色，支链则呈红褐色）。通常谷物中的直链淀粉约为20%～25%，糯米则几乎全为支链。由于支链物加热后易缠结，所以糯米饭黏性比粳米饭好。谷类含一定的蛋白质，但缺少赖氨酸，有些苏氨酸、色氨酸也不高。维生素以B族维生素较多，主要是硫胺素、核黄素和尼克酸。但是，精加工后损失比较大，特别是精白米、精白面。无机质含量为1.5%～3%，主要为磷和钙。常见谷物的化学成分见表2-4。我国南方人和东北人的主食为大米，中原为小麦，西北为小麦、土豆和玉米、红薯。食用杂粮，山区多于平原，老少边穷地区则多于经济发达地区。

表2-4 常见谷物的化学成分　　　　　　单位：%

谷物名称		糖	蛋白质	脂肪	灰分
米	糙（粳）米	73.4	8.8	2.2	1.30
	糙（糯）米	71.1	8.5	3.2	0.90
	白　米	76.8	7.2	0.77	0.70
麦	小麦	72.2	13	1.9	1.5
	大麦	74.7	8.8	0.9	0.9
	荞麦	61.5	17.3	5.1	1.8
杂粮	玉米	85	10	4.3	0.1
	高粱	60	10	3.3	0.7
	小米	73	10	3	1

① 大米和小麦　米粒由糠层、胚、胚乳三大部分构成（图2-8），我们食用的是胚乳部分（占92%）。小麦一般加工成面粉，并进一步做成各种面食和糕点。小麦的蛋白质含量比大米高。在胚乳部分所含的维生素比大米要多一些，无机质是磷多钙少。大米和小麦的能量都大约为1465千焦/100克。

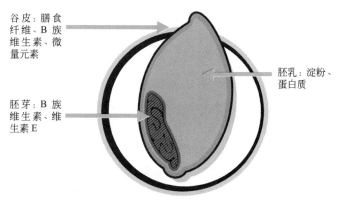

谷皮：膳食纤维、B族维生素、微量元素

胚乳：淀粉、蛋白质

胚芽：B族维生素、维生素E

图2-8　稻谷的结构

② 薯芋类　薯芋类主要包括马铃薯、甘薯、凉薯、山药、芋和慈姑等，一般都是植物块茎。薯芋类的主要成分为淀粉，因此可作为主食。但是，薯芋类的水分含量远大于谷类，因此薯芋类的能量远小于谷类，例如，马铃薯和甘薯的能量都大约为335千焦/100克。另外，两者的脂肪含量也很小。薯芋类的维生素中，维生素B_1和维生素C比较多；无机质中一般含钾与钙较多，但是含磷却比较少。薯芋类以马铃薯和甘薯最为常见。两者是我国重要的高产、稳产农作物。马铃薯俗称土豆、洋山芋、山药蛋。其

糖含量为15%～25%，蛋白质约为1%～3%。甘薯俗称红薯、白薯、番薯、红苕、甜薯、地瓜、山芋等。其糖含量为10%～30%，蛋白质约为1.5%，主要分布于表皮部位。

2.4.2 副食

2.4.2.1 肉类

（1）畜禽肉类

畜肉主要有猪肉、牛肉、羊肉等，禽肉则主要有鸡肉、鸭肉、鹅肉、鸽肉和鹌鹑肉等。禽肉的营养价值与畜肉相似，不同在于脂肪含量少（例如，一般鸡肉的脂质含量约为2%～3%）。每100克肥猪肉、瘦猪肉、鸡肉的能量分别大约是3474千焦、1381千焦、460千焦。畜禽肉的营养特点为：①水分含量约为75%。②蛋白质含量约为10%～20%。畜禽肉蛋白质营养价值高，含有较多的赖氨酸，宜与谷类食物搭配食用。③脂肪含量因动物的品种、年龄、肥瘦程度、部位等不同而有较大差异，低者为2%，高者可达89%以上。肉类脂肪以饱和脂肪为主。④糖含量约为1%～3%，主要以葡萄糖和糖原的形式存在。⑤矿物质的含量一般为0.8%～1.2%，以磷、硫、钾为多，钙比较少，一般瘦肉比肥肉中的含量高些。⑥维生素主要以B族维生素和维生素A为主。畜禽肉的肝脏含有丰富的矿物质钙、磷、铁和维生素A、维生素B_1、维生素B_2等。但是不主张吃太多，例如猪肝是猪的解毒器官，猪肝可能受到环境污染的影响。

野生动物的营养价值未必高于人工饲养的动物。不过也有少数野生动物有突出的营养优势。例如，与家猪比，杂交野猪更耐粗饲，抗病力强，肉质细嫩，醇香鲜美，瘦肉率高，脂肪含量低，营养价值高而毒性低。不过，杂交野猪凶猛，养殖需要技术。较之家猪，杂交野猪生长速度慢，其饲养成本要比家猪高。

（2）动物性水产品

动物性水产品主要包括鱼、贝、虾、蟹等，按来源分为淡水或海水产品，大多数口感细腻、味道鲜美。水产品除含高蛋白外，均以维生素及无机微量元素多为特点。水产品的糖大多含量极小。蛋白质约含10%～20%，氨基酸组成中，色氨酸偏低。由于水产类的蛋白质大多比较松软，因此更容易消化吸收。脂肪含量约为1%～10%，大多数由不饱和脂肪酸组成。维生素因品种而差别很大。鱼肝和鱼肝油含有很高的维生素A和维生素D，鱼油则富含多元不饱和脂肪酸。虾和蟹则含有较多的维生素A。无机质一般含量约为1%～2%，稍高于肉类，磷、钙、钠、钾、镁、氯、锌丰富。虾皮中含钙量很高，为991毫克/100克。食用水产品需要注意的是：a.防止腐败变质；b.防止食物中毒；c.防止海产品过敏。

（3）蛋

常见的蛋，包括鸡蛋、鸭蛋、鹅蛋、鹌鹑蛋、鸽蛋等，其中以鸡蛋最为普遍。各类禽蛋主成分均为蛋白质（约12%～17%）。蛋含的氨基酸品种最全（18种），消化率在95%以上，胃内停留时间最短。在进行各种食物蛋白质的营养质量评价时，常以全蛋蛋白质作为参考蛋白。蛋的营养丰富、价格低廉，而且又可做成煎蛋、蒸蛋、茶叶蛋、蛋糕等各式各样的美食，所以自古以来被视为营养补给的最佳来源。

蛋由蛋壳、蛋清、蛋黄三部分组成。蛋壳含有丰富的碳酸钙。蛋的食用部分为蛋清和蛋黄。蛋清除水分外（占86%）几乎全为蛋白质。蛋清是核黄素的良好来源。蛋清中含有抗生物素和抗胰蛋白酶，前者妨碍生物素的吸收，后者抑制胰蛋白酶的活力，但当蛋煮熟时，即被破坏。蛋黄则含有较多的营养成分：脂肪18.0%，卵磷脂及其他磷脂11.0%，蛋黄磷蛋白质14.5%，胆固醇（1500毫克/100克），灰分1.0%，其余为水分49.5%。蛋类脂质的不饱和脂肪酸含量比较高，约占60%。蛋黄的铁含量较多，但因有卵黄高磷蛋白的干扰，其吸收率只有3%。蛋黄还含有较多的维生素A、维生素D、维生素B_1和维生素B_2。

由于胆固醇同心血管病联系起来，所以有人只吃蛋白不吃蛋黄，这是不对的。蛋黄中含有较丰富的卵磷脂，这是一种强有力的乳化剂，能使胆固醇和脂肪颗乳化成为微细粒子，能顺利通过血管壁而被细胞充分利用，从而减少血液中的胆固醇。而且蛋黄中的卵磷脂消化后可释放出胆碱，进入血液中进而合成乙酰胆碱，这是神经递质的主要成分。所以，正确的吃法应该吃整个鸡蛋。

2.4.2.2　蔬菜、水果

蔬菜、水果主要提供维生素、无机质和纤维素。新鲜蔬菜水果是抗坏血酸、胡萝卜素、核黄素和叶酸的重要来源。蔬菜、水果中的糖类包括糖、淀粉、纤维素和果胶物质。无机盐主要是钙、磷、铁、钾、钠、镁、铜等。蔬菜、水果中常含有各种芳香物质和色素，使食品具有特殊的香味和颜色。水果中的有机酸以苹果酸、柠檬酸和酒石酸为主，此外还有乳酸、琥珀酸

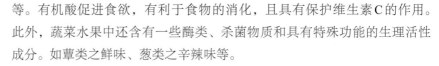

等。有机酸促进食欲，有利于食物的消化，且具有保护维生素C的作用。此外，蔬菜水果中还含有一些酶类、杀菌物质和具有特殊功能的生理活性成分。如蕈类之鲜味、葱类之辛辣味等。

（1）蔬菜

蔬菜是指含水分90%以上，可提供维生素、无机质和纤维素的植物。按外观可分叶（白菜、菠菜）、茎（芹、笋）、根（萝卜、薯）、果（茄、瓜）四类，其中也包括各种海菜以及蕈类等。因水分含量高，营养素含量相对较低，蛋白质含量为0.4%～1.3%，脂肪微量，糖类0.5%～3%，膳食纤维含量1%左右，胡萝卜素以南瓜、番茄和辣椒为最高，维生素C含量以辣椒、苦瓜较多。各类蔬菜的特点见表2-5。野菜富含胡萝卜素、维生素B_2、维生素C等，并且一般都超过通常的蔬菜。但需要注意的是，食用野菜一般必须弄清楚是否含毒性成分及如何烹调。

表2-5　各类蔬菜的特点

品名	干品的主成分	主要特点	备注
黄瓜	糖48%	富维生素C	可作水果
白菜	糖4.4%	多种必需氨基酸，维生素C尤多	成分与肉相近，供素食者用
菠菜	蛋白质25%～30%	富维生素C，多种维生素，高铁	与优良的动物蛋白相近
萝卜	粗蛋白17%	富维生素C，淀粉酶	助消化，通气，利便
胡萝卜	糖20%	富胡萝卜素	人称"小人参"
茄子	糖61%	必需氨基酸多，富维生素C	
辣椒	脂肪	维生素C在蔬菜中居第一位，富胡萝卜素	调味、驱虫和发汗
花生	油45%～55%	蛋白质33%，含8种必需氨基酸；较丰富的维生素B及烟碱酸	缺维生素C；可榨油
韭菜	糖约45%	富维生素C和维生素B以及纤维素	抗寒耐热、抗虫，多年生和割复生；润肠通便
香菇	蛋白质40%	富氨基酸，高维生素D	有特殊鲜味，可防癌
食用菌	蛋白质为35%～45%	富含必需氨基酸、维生素和矿物质	人称"健康食品""保健食品"
芦笋	蛋白质30%～35%	含多种维生素，维生素C达31毫克/100克	含二巯基异丁酸，有抗癌效果
紫菜	蛋白质36%	富含美味的酰胺类、氨基酸，富含维生素C和碘	汤的常见原料

（2）水果

水果分浆果（葡萄、草莓、凤梨）、仁果（苹果、柿、枇杷、柑橘）、核果（桃、梅、杏、李），约含90%水分，故称水果。鲜果的水分含量较高，营养素含量相对较低，蛋白质、脂肪均不超过1%，碳水化合物含量差异较大，低者为6%，高者可达28%，矿物质含量相差不大，维生素B_1和维生素B_2含量不高，胡萝卜素和维生素C含量因品种不同而异。干果由于加工的影响，维生素损失较多，尤其是维生素C。几种常见果品的特点见表2-6。

表2-6　几种常见果品的特点

品名	主要成分	主要特点	特点
苹果、梨	糖10%	酶、维生素多，维生素C（4）	助消化，耐储存
草莓	酸1%	酯达160多种，无机质多	助消化
荔枝	葡萄糖66%	维生素A、维生素B、维生素C及游离氨基酸	多吃易得低血糖
柿	糖15%	维生素多，维生素C（30～50）	储存后更甜
桃	糖9%	有机酸多，香，维生素C（10）	不耐储存
葡萄	糖15%	酸达1%，维生素C（5）	适于酿酒
香蕉	糖17%、蛋白质1.3%	酯多，香，维生素C（10）	温度不宜过25℃
柑橘（橙子、柠檬、文旦、柚子）	糖10%、柠檬酸2%～9%	维生素C（80）	有一定药用价值
西红柿	糖50%、果胶质30%	维生素C（14），西红柿红素抗癌	人称美容果

注：括号中数字的单位为毫克/100克。

坚果（硬果）是指具有坚硬外壳的一类果实，包括各种瓜子及果仁。主要品种有花生、西瓜子、南瓜子、葵花子、核桃、杏仁、松子、榛子、栗子、白果、莲子和菱角等。杏仁有甜杏仁和苦杏仁两种，两者都含有可以产生剧毒物质氰化物的苦杏仁苷，因此杏仁是不能生吃的。坚果的共同特点是低水分含量和富含蛋白质及脂肪（高能量）、富含各种矿物质和B族维生素，且多为必需氨基酸和脂肪酸。几种瓜子、果仁的主要成分见表2-7。

表2-7　几种瓜子、果仁的主要成分　　　　　　　　单位：%

品名	糖	蛋白质	脂肪	纤维素	特　点
核桃	7.7	15.4	63.0	9.5	热量2804千焦/100克，色氨酸丰富
栗子	42.2	4.2	0.7	1.7	维生素C（30毫克/100克），锰含量高；可代替谷物
葵花子	19.1	23.9	49.9	6.1	优质蛋白，富钾，维生素E及维生素B_1；容易上火

续表

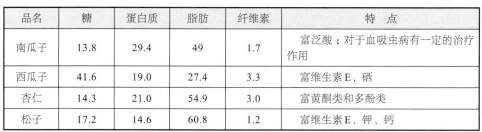

品名	糖	蛋白质	脂肪	纤维素	特　点
南瓜子	13.8	29.4	49	1.7	富泛酸；对于血吸虫病有一定的治疗作用
西瓜子	41.6	19.0	27.4	3.3	富维生素E、硒
杏仁	14.3	21.0	54.9	3.0	富黄酮类和多酚类
松子	17.2	14.6	60.8	1.2	富维生素E、钾、钙

野果含有丰富的维生素C、有机酸和生物类黄酮。

2.4.3　转基因食品

转基因食品是一种新资源食品。新资源食品系指在我国新发现、新研制（含新工艺和新技术）或新引进的无食用习惯或仅在个别地区有食用习惯的食品或食品原料。包括：新发现的无食用习惯或仅在个别地区有食用习惯的动物、植物和矿物及其提取物、微生物及其提取物或代谢产物以及在食品加工过程中使用的微生物新菌种；传统食品可食部分的提取物；新合成或改造的拟用作食品的成分；食品在生产或加工中使用了新工艺（包括生产和储存方式等），或利用现代生物技术生产或改造的动物、植物、微生物及产品，导致其原有食品特征部分或完全改变，或赋予新的特征；我国无食用习惯的进口的食品或食品原料，例如，橄榄油不应常吃的一个原因就是中国人只是最近20年来才开始有少量人群食用，存在适应性问题。

目前，种植转基因作物排名前6位的是美国、中国、巴西、阿根廷、加拿大、南非，其他有澳大利亚等国家。

2.4.3.1　转基因技术的相关概念和内容

（1）相关概念

基因（Gene）是含特定遗传信息的核苷酸序列，是遗传信息的最小功能单位。当DNA是遗传物质时，基因是有遗传效应的DNA片段。当RNA是遗传物质时，基因是有遗传效应的RNA片段。

转基因（Genetically Modified）是指将不同来源的DNA分子进行重组，克服了天然物种生殖隔离的屏障，将具有某种特性的基因分离和克隆，再转接到另外的生物细胞内，从而可以创造出自然界中原来并不存在的新的生物功能和类型。转基因和杂交是不同的，杂交只能在同物种之间发生，如水稻甲和水稻乙。而转基因则可以提取其他物种的基因，从而改变生物的遗传物质，并出现与原物种不同的性状或产物。

转基因技术（Genetically Modified Technology）又叫基因工程，是指使用基因工程或分子生物学技术（不包括传统育种、细胞及原生质体融合、杂交、诱变、体外受精、体细胞变迁及多倍体诱导等技术），将外源遗传物质导入活细胞或生物体中，产生基因重组现象，并使之表达并遗传的相关技术。

转基因生物（Genetically Modified Organisms，GMO）是指遗传物质基因被改变的生物，其基因改变的方式是通过转基因技术，而不是以自然增殖或自然重组的方式产生。

转基因食品（Genetically Modified Foods，GMF）是指用转基因生物制造、生产的食品、食品原料及食品添加物等。

（2）转基因技术的主要内容

在供体细胞中用限制性内切酶切割基因，分离出特定基因片段或人工合成目的基因并制备运载体；把获得的目的基因与制备好的运载体用DNA连接酶连接组成重组体；把重组体引入宿主细胞；筛选、鉴定出含有外源目的基因的菌体或个体。

获得转基因植株的主要程序可于相关网站上查找。

2.4.3.2　转基因技术的环境和食品安全性

基因工程技术的最大特点是打破了物种之间的遗传界限，使不同种属的物种之间进行较大规模的基因交流成为现实，而这是违背自然界的生态规律的。目前人类对基因工程中所转的外源基因的功能还不清楚，也不能精确地预测一个外源基因在新的遗传背景中会产生什么样的作用。随着目的基因和载体基因来源范围的逐步扩大，现在还不能够保证转基因食品不会对人类带来灾难。

（1）转基因技术对环境与食品的影响

① 转基因技术的环境安全性

a.外源基因的插入引起宿主体内某一基因失活或激活。

b.产生超级杂草和超级害虫的可能。带有抗除草剂和抗虫性的转基因作物可以和野生品种杂交，意外地产生难以铲除的恶性杂草。转基因作物本身也能变成杂草。种植抗虫转基因作物后可能使害虫产生免疫并遗传从而产生更加难以消灭的"超级害虫"。

c.转基因生物是否会破坏生物的多样性？例如，其他生物吃了转基因食物是否会产生畸变或灭绝？如果转基因不育品种的不育基因在种植地大肆传播，会导致当地农业崩溃。导入毒蛋白基因的植物，如果毒蛋白能在花蜜中表达，则可能引起蜂蜜等传粉昆虫和植物群落的崩溃。

d.抗病毒基因问题。抗病毒基因可能会在环境中构建出新的病毒，还可能会对其他靶生物有危险。例如，当Bt毒素进入昆虫的食物链，可能威胁到有益昆虫等。

② 转基因技术的食品安全性

a.直接影响　包括改变营养成分、毒性、抗营养因子或增加食物过敏性物质的可能。

b.间接影响　插入基因的产物可能与宿主代谢途径中的一些酶相互作用，干扰代谢途径，使某些代谢产物在宿主中积累或消失。例如重组酵母菌和马铃薯中就有关于代谢调节引发有害化合物积累的报道。

（2）其他有争议的问题

① 食品标签问题　对未知物的恐惧使得许多消费者对美国食品和药品监督管理局（FDA）反对转基因食品使用标签感到不满，他们认为转基因食品中有些是自然界过去从来没有的，在未经预先试用和不用标签说明就去消费，等于将消费者降为生物学试验中的试验品。

② 宗教、文化和伦理学问题　有些人是因宗教的原因，或个人的、伦理学、文化和美学的理由反对生物工程食品。例如，犹太人和穆斯林民族可能厌恶含有猪基因的谷物，素食者可能反对含有动物基因的蔬菜和水果。

③ 植物种子专利权和作物遗传多样性的问题　有些人认为，专利法允许公司垄断遗传特性改变的植物或动物的控制权，是对生命尊严的侵犯。批评者还反对将一些本来是大众商品的种子，由于遗传修饰而变成专利产品。另一些反对者认为，转基因作物商业化垄断，会进一步威胁到作物遗传的多样性。

④ 动物权利团体和有机农业集团关心的问题　动物权利团体反对任何形式转基因，包括动物的克隆或遗传工程。有机农业集团担心转基因食品不用标签，使消费者难以区分有机食品和转基因食品。他们还担心有机农作物可能通过抗除草剂植物与其相关的野生品种杂交，或由邻近农场转基因作物的杂交授粉而受到污染。

2.5 食物中毒

食物中毒可分成4大类：①细菌性食物中毒；②有毒动植物中毒；③霉变食物中毒；④有毒化学物质中毒。传统上的食物中毒一般是指急性中毒，现代则以慢性中毒为主。急性食物中毒主要以细菌中毒为主，慢性食物中毒主要以化学性毒物为主。急性食物中毒的一般症状为呕吐、腹泻，重者昏厥、致命。

2.5.1 传统食物中毒

（1）细菌毒素

① 黄曲霉毒素　黄曲霉毒素是黄曲霉中产毒菌株的代谢产物。最易受到黄曲霉菌污染的食品是花生、玉米，其次是小麦、薯干、大米等。防霉主要是降低湿度和水分。当温度为20～32℃、湿度为85%以上时，产生黄曲霉毒素最多，而当水分含量、环境湿度、温度分别低于14%、70%、10℃时，就可以防止霉菌的生长。因此，粮食作物在收获以后应避免长时间堆放在田间，并应及时运到场地散开通风。另外，保持粮粒和花生外壳的完整以及捡除霉坏、变色的花生粒，可以有效地防止黄曲霉菌的侵染。

② 丹毒　指存在于麦角中的紫花麦角菌中毒。该毒素分布于各种黑麦、小麦、大麦中，预防办法是谷物加工前应筛去麦角。

（2）动植物中毒

① 动物

a.肉毒　毒素为肉毒梭菌，广泛存在于土壤中。食用未充分煮熟的家制罐装肉和菜豆、玉米等会引起此类中毒。预防办法是充分烹煮，不食用产生气体、变色、变稠的食物，扔掉变凸的罐头。

b.尸毒　肉类腐败后生成的生物碱或病毒。应禁食各种腐肉和变质的鱼。另外，在清理大量尸体时，可戴用活性炭过滤的防毒口罩。接触尸体的手要戴手套，特别要注意防止手部外伤，以免沾有细菌毒素引起中毒（如破伤风、气性坏疽等）。进行清理尸体操作后及饭前必须认真洗手。

c.动物肝脏中的毒素　主要是胆酸、牛磺胆酸和脱氧胆酸。它们是中枢神经系统的抑制剂，其中牛磺胆酸的毒性最强，脱氧胆酸次之。

d.毒鱼类中毒　我国鱼类资源丰富，有2200余种，其中海产鱼1500

种，淡水鱼700多种。绝大部分的鱼可供食用，但有的鱼类的肌肉或内脏含有毒素，如花斑鱼、棕点石斑鱼、河豚等。其中河豚毒素的毒性极强。血毒鱼类指血液中含有鱼血毒素的鱼（如黄鳝），鱼血毒素能被热和胃液破坏，煮熟后不会中毒。另外胆毒类，如青鱼、草鱼、鲤鱼、鳙鱼等，这些鱼胆汁有毒，烹调时一定要除去。

e.螺类毒素和贝类中毒　绝大多数螺和贝的食用安全性较高，但少数种类有毒。贝类中毒的发生与水域中甲藻类大量繁殖有关，有毒藻类产生的毒素被贝类富集。

② 蔬菜及水果　简易有毒植物辨别法：先采一小片置于舌尖，如有麻辣或强烈辛味者，最好不要食用。野鼠、松鼠、鼯鼠，鸟类或其他哺乳动物食用的野生蔬菜水果，通常人类也可以食用。

a.蔬菜

（a）菜豆病。芸豆、扁豆、四季豆和黄豆等一些豆类中，含有皂素、植物血球凝集素和抗胰蛋白酶因子。为了避免中毒，生豆浆烧煮时将上涌泡沫除净，煮沸后再以文火维持煮沸5分钟左右。对于四季豆，烹调时先将四季豆放入开水中烫煮10分钟以上再炒。家庭和餐馆加工扁豆，因锅小、量少，容易烧熟煮透，所以较少发生中毒事件。但集体食堂烹调扁豆时，因为量多，所以不易均匀地烧熟煮透。

（b）发芽土豆中毒。变绿或变紫及发芽马铃薯（土豆）食之麻嘴，其毒成分为龙葵素。如遇发芽土豆，应挖去芽和芽周围的部分，再煮透食用。

（c）鲜黄花中毒。鲜黄花含有秋水仙碱，此碱本身无毒，但在体内可被氧化成强毒的氧化二秋水仙碱。食用鲜黄花需先用开水烫鲜菜，再放入清水中浸泡2～3小时，即可去碱，且每次食用不要超过100克。干黄花菜无害，因为通过蒸煮晒制，秋水仙碱已被破坏。

（d）青菜病。也叫"肠源性紫绀"，是因为芥菜、青菜、菠菜、小白菜等绿叶菜含硝酸盐较多，不新鲜的菜或发黄的菜叶中含量更高，人如果吃了变质的青菜，或在一个时期集中吃这类蔬菜或吃菜的量一次太多（例如，用这些菜做菜粥或菜团子作主食），焖煮的时间太长，放置时间太久，都会使人血液中的亚硝酸盐大大增多。

（e）毒菌中毒。主要是误食杂菌中的野生毒菌所引起。毒蘑菇主要特点有：蘑冠色泽艳丽或呈黏土色，表面黏脆，蘑柄上有环，菌体多数柔软多汁，是牛奶状，弄破变色。多生长于腐物或粪土上，碎后变色明显，煮时可使银器、大蒜或米饭变黑。食用时味多辛酸苦辣。蕈类的毒性成分主要有毒蕈碱、毒蕈溶血素、毒肽等毒素，有的毒素毒性极强。毒蘑菇的主要毒素按毒作用分为原浆毒（使人体大部分器官发生细胞变性）、神经毒（痉挛、昏厥）、胃肠毒（胃肠剧痛）和溶血毒（溶血性贫血）四类。蘑菇中毒多次导致大规模人群死亡，例如，1997年6月底至7月上旬，云南思茅地区发生群众自行采食蘑菇中毒事件，共有255人中毒，死亡73人。预防措施是不采集和不吃没有把握的蕈类。

b.水果　果仁和木薯的氰化物中毒。苦杏仁、桃仁、李子仁、枇杷仁、苹果仁、杨梅仁、樱桃仁、亚麻仁等果仁内含苦杏仁苷和苦杏仁苷酶，水解后产生氢氰酸。预防措施是不生吃各种核仁（特别是苦杏仁、苦桃仁）。用杏仁加工食品时，应反复用水浸泡、加热煮熟或炒透。炒熟后可以少量食用。木薯在食用前去皮，水洗薯肉。禁止生食木薯。不能喝煮木薯的汤，不得空腹吃木薯，一次不宜吃得太多。

荔枝。过食会出现乏力、昏迷等症。因其中含 α- 次甲基环丙基甘氨酸，有降低血糖的作用。

柿子。因柿中含鞣质较多，有强收敛性，刺激胃壁造成胃液分泌减少。空腹过量食用或与酸性食物及白酒等同食，易得"柿石"，又称"胃柿石"，妨碍消化，致胃痛。柿子不宜与蛋白质等同食。

c.野菜和树叶中毒　中毒原因是部分野菜，如灰菜、苋菜、刺菜、马齿苋、荠菜等及部分树叶，如杨树叶、榆树叶、槐树叶等植物中含有较多紫质和紫质衍生物。预防措施：食用前用开水煮一下，或者水泡并勤换水后再烹调食用，不要生食。

d.含毒的花蜜和有毒蜂蜜中毒　含毒的花蜜，如杜鹃红、山月桂、夹竹桃等的花蜜中含有化学结构与毛地黄相似的物质，会引起心律不齐、食欲不振和呕吐，应充分蒸煮去毒。

有毒蜂蜜的中毒原因是食用了有毒植物雷公藤和昆明山海棠等花粉酿造的蜂蜜，毒性物质是生物碱。

（3）食油

① 原油

a.菜籽油　含有芥子苷。在芥子酶作用下生成噁唑烷硫酮，具有令人恶心的臭味。因该毒物挥发性较大，在烹调时将油热至冒烟即可除去。

b.棉籽油　内常含棉酚、棉酚紫、棉酚绿等毒物。中毒主症状为头晕、乏力、心慌等，影响生育（棉酚为男性避孕药）。榨油不可生榨，要先将棉籽蒸炒，然后将油碱洗、中和，再水洗。

c.蓖麻子或蓖麻油　毒性物质是蓖麻碱和蓖麻毒素。儿童食入3～5颗蓖麻子即可致死。

d.大麻子油（小麻子油）　大麻子油与芝麻油不同，大麻子油呈棕褐色带浅绿，其毒性物质是四氢大麻酚、大麻二酚、大麻酚。最好将大麻子油作工业用油。如食用，量宜小。

② 长期存放的油　植物油和动物油久存后降解成小分子化合物，产生臭味和毒性，通称"变哈"或酸败。为延缓酸败，油脂储存前应除水，密封于容器（最好是深棕色瓶）内，放置在温度低、光线暗、干燥的环境中，存放时间不宜过长。

2.5.2　现代食物中毒

（1）兽药和植物药剂中毒

兽药有抗生素类、磺胺类、呋喃类、抗寄生虫类、激素类（例如瘦肉精）药等。我国畜禽产品的年总产值超过万亿元，但只有不足1%的产品可供出口。我国每年因残留超标而致进口国拒收、退货、索赔、终止合同的事时有发生。

现在有越来越多的蔬菜和水果提早上市，上市销售前用大量的膨大剂、增红剂和催熟剂等化学激素，在将其催熟的同时又令其外观变得更好看，像长着长尖的西红柿、个头较大切开后却有空腔的草莓或西瓜、白籽红瓤的西瓜、大的吓人的甜瓜和猕猴桃等，还有一些看起来已经熟透、吃起来却没有什么味道的香蕉或菠萝等。由于使用了化学激素，不仅有害物质超标，还由于生长时间不够导致营养不足。例如，大棚蔬菜所含的叶绿素、维生素C、糖分、矿物质、钙、铁等营养成分都比大田中正常生长的蔬菜要低，而有害物质亚硝酸盐、砷的含量则比大田蔬菜高。与"催熟"的水果相比，"早熟"畜禽更令人生畏。以肉鸡为例，现在很多养殖场一只鸡从出壳到"成年"一般只需45天（甚至是40天），这比自然生长的鸡要快很多倍。

（2）农药中毒

农药是指用于消灭、控制危害农作物的害虫、病菌、鼠类、杂草及其他有害动植物和调节植物生长的药物。食品中常见的农药有有机磷农药、氨基甲酸酯农药、拟除虫菊酯农药、有机氯农药等。

① 农药的危害　农药在生产和使用的各个环节都可能对环境造成危害。

a.印度博帕尔中毒事件　1984年12月，美国联合碳化物公司设在印度博帕尔市的农药厂，由于沸点只有37.4℃的异氰酸甲酯（N-甲基氨基甲酸酯类杀虫剂的原料）大量泄漏，沿街流淌，成为一条杀人河流，剧毒物使睡梦中的居民20多万人中毒，10万人重伤，5000人死亡，成为20世纪十大环境公害中伤亡人数最多的灾难。

b.橙剂后遗症　除草剂的种类很多，我国常用的就有100种，其中最令人关注的是2,4,5-T，它是含氯的苯氧乙酸类除草剂，它虽然能促进植物迅速生长，但由于营养物质跟不上生长的需要，反而导致枯萎。生产2,4,5-T的副产物是少量毒性特别强的二噁英。20世纪60年代的越南战场上，美军为了寻找丛林中的越南战士，投下大量枯叶剂。所用的枯叶剂有几种，为了加以区别在包装上涂以不同颜色，其中使用最多的是涂橙色的"橙剂"，其主要成分就是2,4,5-T。越南战争结束后，美国复员军人中出现大量以二噁英中毒为主要症状的"橙剂后遗症"，其中369000人接受治疗，9600人住院。橙剂对越南人民则造成了几百万的残疾。1999年比利时食品污染导致政府辞职的事件，也是由于饲料厂加工混有有机氯化物的饲料时产生的二噁英所致，它使大量鸡肉、鸡蛋、牛肉、牛奶和猪肉等受到污染，危害整个欧洲。

② 农药中毒的预防措施

a.大力发展有机农业，避免使用农药　用其他方法代替化学毒剂。例如，使用瓢虫控制介壳虫，使用"牛奶病"控制金龟子。

b.发展高效、低残留农药，限制农药在食品中的残留量　严格遵守并执行有关农药的安全使用规定；严禁使用高毒农药（甲胺磷、对硫磷等）；限制农药的使用剂量。

c.加强农药管理，合理使用农药　加强农业技术员以及农民的职业技能培训。喷洒过农药的食物不到安全期前不得采收、销售和食用；器具专用，单独储存，专人保管；农药和毒种不得与食物和生活用品混放在一起；装过农药的瓶子或其他包装物应销毁，不用装过农药的空瓶装酱油、酒、食用油等；拌过农药的粮种，即使用水洗后也不能再食用，包括作为饲料使用；喷过农药和播过毒种的农田，要树立标志提示群众；配药拌种要远离畜圈、饮水源和瓜果地；喷洒药作业必须注意个人防护，喷药后用肥皂水洗手、脸。

d.加强农药检测技术的开发，推广一些快速检测技术。

e.食用蔬菜、水果应用水充分清洗。不吃毒死的禽、畜肉。

习题

1.什么叫营养素？人体必须从体外摄取哪些营养素？它们各有什么作用？

2.铁与人类健康有什么关系？（提示：铁在人体中的作用；缺铁有哪些危害；防止贫血的措施）

3.人为什么会饥饿或口渴？

4.知道怎样简易地制取硝化甘油吗？告诉你个秘方——把甘油吃了，它在肚子里会被消化，成为硝化（消化）甘油，一般人我不告诉他⋯⋯请你点评这一说法。

5.请查看转基因食品的有关视频。转基因食品的安全性怎样？

6.大豆中含有哪些有毒物质？如何通过加工除去？食用苦杏仁和木薯引起食物中毒的原因是什么？黄花菜为何最好食用干制品？食用发生"赤潮"海域的贝类会导致食物中毒，为什么？

7.请你谈谈对速生鸡的认识。

参考文献

[1] 杨金田. 生活化学. 杭州：浙江科技出版社，2004.

[2] 冯凤琴，叶立杨. 食品化学. 北京：化学工业出版社，2005.

[3] 江元汝. 化学与健康. 北京：科学出版社，2009.

[4] 孟凡德. 生活化学与健康. 北京：化学工业出版社，2013.

第3章
食品加工与健康

烹饪化学是研究烹饪原料的化学成分和烹饪过程中相互反应和变化的科学。简单地讲，烹饪就是指烧饭做菜。科学烹调要做到避免营养素损失和防止食品污染。食品加工的范围比烹饪广泛得多。食品加工是指直接以农、林、牧、渔业产品为原料进行的谷物磨制、饲料加工、植物油和制糖加工、屠宰及肉类加工、水产品加工以及蔬菜、水果和坚果等食品的加工活动。

中国的食品科学和烹饪科学极为发达，其原因有：

（1）我国地大物博，有丰富的食物资源

我国具有发展食品科学和烹饪科学得天独厚的条件。

（2）我国人民十分重视烹饪和食品加工

中国人的饮食历来以食谱广泛、烹调技术精致而闻名于世。南北朝时，梁武帝萧衍的厨师，一个瓜能变出十种式样，一个菜能做出几十种味道。

（3）中国的食品科学和烹饪科学历史悠久，远远领先于世界

① 中国首先发现了众多与烹饪相关的重大生活原料和自然现象 北京周口店的北京人遗址是迄今为止人类最早用火的遗迹。我国还是最早发现和使用煤、天然气、石油的国家。公元前200年左右的西汉，已用煤炭作燃料来冶炼铁。公元前1世纪就已打出了4800尺深的钻井，并用竹管把天然气从井里引到锅灶里，用来蒸煮食物和熬制食盐，比欧洲人早1900多年。

西晋时期张华（公元232—300年）所著《博物志》一书中，已有"自燃"和烧白石做白灰有气体发生的记载。白石就是白石灰石，白灰就是石灰，所产生的气体就是碳酸气，即二氧化碳（CO_2）。17世纪后，才有比利时人研究碳酸气。

② 中国首先开发了众多重大食品加工技术 中国在远古时代就有在食品中使用天然色素的记载，《神农本草》《本草图经》中即有用栀子染色的记载。我国是世界上产盐最早的国家，相传在夏朝（公元前2140～公元前1711年），我们的祖先就会用海水煮盐。我国在公元前11世纪就开始使用盐渍法加工食品。在周朝时开始使用肉桂增香。公元前770～公元前476年，中国发明了制酱和造醋。战国时期，中国出现豆豉。公元1世纪后期，中国已掌握蔗浆炼糖的技术。公元3世纪，中国已会提取植物油。北魏的《食经》《齐民要术》有使用盐卤、石膏凝固豆浆等的记载。

3.1 厨房用品与厨房安全

3.1.1 厨房用品

3.1.1.1 锅

随着社会的发展，锅的种类越来越多：煮饭锅、炒菜锅、蒸锅、高压锅、平底锅等。从制造的原料来看，有铁锅、铝锅、不锈钢锅、陶瓷锅、砂锅、不粘锅等。

由于人类发现和使用铜比铁早得多，所以古代人用铜锅烧水做饭。铜有光泽，比铁美观，传热能力强。但是，用铜做炊具，易产生有毒的锈——铜绿，还会破坏食物中的维生素C，且价格较贵。后来，铁锅取代了铜锅。铁锅具有价格便宜、可预防缺铁性贫血、保温效果比较好、耐用等优点，但也有笨重、易锈、传热性差、外观不佳等缺点。一般认为铁锅是目前最安全的锅。

无烟、无废气、无明火的电磁炉虽然简单实用，其本身存有的辐射却让人们在使用的时候怀有几分忌惮。电磁炉专用锅具是以铁和钢制品为主，因为这一类铁磁性材料会使加热过程中加热负载与感应涡流相匹配，能量转换率高，相对来说磁场外泄较少。

不锈钢的优点是：耐用，耐腐蚀，耐高温，续热保温性好。在不锈钢餐具上常有"13-0""18-0""18-8"三种代号，代号前后的数字分别表示铬含量和镍含量。

和铁、不锈钢相比，铝的传热本领强，既轻盈又美观。有人以为铝不生锈，其实，铝是活泼的金属，它很容易氧化生成一层透明的、薄薄的铝锈——三氧化二铝（Al_2O_3）。不过，这层铝锈和疏松的铁锈不同，它十分致密，可保护内部不被锈蚀。电化铝制品是铝经过电化学阳极氧化，加厚了表面保护层，表面层的外层疏松多孔，可以牢牢地吸附住染料。因此，这种铝制的饭盒、饭锅、水壶等不与水和食物接触的表面可以染上鲜艳的色彩。

由于有些瓷器餐具的漂亮外衣（釉）中含有铅，所以，应尽量避免使用内壁表层有彩釉的陶瓷锅。新买的砂锅，最好先用食醋水浸泡煮沸，这样可去掉大部分包括铅在内的有害物质。另外，陶瓷锅和砂锅不宜盛装酸性食物。陶瓷锅和砂锅（由黏土制成）是煲汤和熬粥的最佳选择，其保温性好，水分蒸发量小。但是陶瓷锅和砂锅的孔隙和纹理多，易吸附药物成分而串味。

不粘锅的优点有：炒食物不粘底，易清洗。其缺点则是：对人体有害且不宜高温煎炸。不粘锅之所以不粘，全在于锅表面的那一层叫"特富龙"（teflon）的氟碳树脂涂料。特富龙的主要原料全氟辛酸铵（PFOA）在动物实验中被证实有致癌作用和其他不良后果。虽然此物质在成品中已无痕迹，但是温度达到260℃时仍可能出现，超过340℃特富龙会有明显分解，释放出PFOA和十几种有害气体。通常炒菜时，温度不会达到260℃；若是煎炸食品，锅的温度可能超过260℃。水的沸点为100℃，如果用不粘锅煮饭、烧汤，温度不会超过100℃。在使用不粘锅时，应用低火至中火，严禁干烧。

很多消费者对有机涂料的健康问题存在疑问，特别是特富龙事件以后。仿生不粘锅是在模仿生物（荷叶、蜣螂等）体表结构和不粘行为的基础上，对锅表面进行改形和改性，建立复合非光滑界面，降低表面张力，提高表面疏水性，实现不粘性能。然而，由于难度较大，目前还没有实用的报道。现在普遍采用的纳米陶瓷不粘涂料是将纳米颗粒分散于聚合物中。

3.1.1.2　点火用具

厨房中点火，以前常用火柴，现在多用打火机或电子点火装置。

在火柴盒外侧涂上红磷，火柴头上有氯酸钾和三硫化二锑这两种引火药。借助火柴头与红磷的摩擦生热，先使擦下的红磷粉末着火，引燃三硫化二锑，再由氯酸钾受热分解放出氧气使燃烧更旺。火柴杆用松木或白杨木做成，前端又浸透了石蜡和松香，使火柴头擦着后能及时烧到火柴杆而延长发火时间。

打火机打火时，手指按下按钮，带动齿轮摩擦火石（主要是电石或称碳化钙，还有着火点较低的金属镧和铈），迸射出火花，引燃易燃气体（主要是丁烷）。

3.1.1.3　燃料

家庭使用的燃料有多种，有固体的、液体的或是气体的，共同点是它们都是碳或碳氢化合物或者一氧化碳。

（1）生物质燃料

生物质主要指稻草、秸秆、谷壳、劈柴、速生林和林业加工废弃物等。生物质能源的优点是可再生和环境友好。生物质是人类最早使用的燃料，在广大农村仍是主要能源。然而直接燃烧薪柴，能源利用率太低，仅10%左右，现用节柴灶能量利用率也只能达到25%左右。生物质的利用分为两个方面：①从含糖类较多的作物中提取酒精或甲醇。例如，巴西的香胶树（亦称石油树），每株年产50千克左右与石油成分相似的胶质。美国西海岸的巨型海藻，可用以生产类似于柴油的燃料油。②制造沼气。沼气是农作物秸秆、杂草、淤泥、人畜粪便等经微生物发酵而产生的一种可燃性气体。它含有60%～70%甲烷。沼气作为燃料不仅热值高、干净、能量利用率高，沼渣、沼液还是优质速效肥料，同时又处理了各种有机垃圾。

（2）煤和燃气

1千克无烟煤燃烧可以获得30000多千焦的热量，是1千克木柴发热量的2倍多。不过，由于煤是重要的化工原料，所以用煤做燃料是很大的浪费。况且，烧煤做饭，热量四散，燃料的有效利用率很低。将煤"干馏"可得到煤气、焦炭、煤焦油和氨气。煤气的主要成分是一氧化碳和甲烷。

燃气主要有人工煤气、天然气和液化石油气。这些气体都具有易燃、易爆的特点，而且人工煤气含有有毒的CO。液化石油气是炼油厂的副产品——丙烷和丁烷的混合气。为了便于运输，人们把气体压缩成液体，储存在钢罐里。一旦流出会汽化成比液体大约250倍的气体。近些年来，管道天然气发展最快。管道天然气的主要成分是甲烷。天然气是最好的气体燃料，热值高，燃烧完全，杂质含量少，燃烧后产生的污染物极少。

（3）其他烹饪能源

当前使用电作烹饪能源的家用电器也越来越多，例如电饭煲、电砂锅、微波炉、电磁炉等。加热食物的3种常见方法见图3-1。

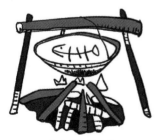
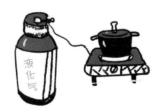

(a) 烧木材加热食物　　　　(b) 烧燃气加热食物　　　　(c) 用电烹煮食物

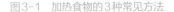

图3-1　加热食物的3种常见方法

3.1.1.4　其他厨房用品

塑料菜板虽然重量较轻，携带方便，但容易变形。而且，塑料菜板以聚丙烯、聚乙烯等为主要原料，有时为了降低成本，会加入一些化学助剂，如含有毒重金属铅、镉等的工业级滑石粉、碳酸钙。而且，质地粗糙的塑料菜板，容易切出渣沫，随食物进入人体。一些颜色发深的塑料菜板多用废旧塑料所制，有害物质更多。

清洗时少用洗洁剂和塑料洗碗布，多用丝瓜刷、钢丝球、热水和危害小的化学药剂（如碱水、苏打和漂白粉等）。

3.1.2　火灾与煤气中毒

3.1.2.1　燃烧原理

燃烧是燃料中的碳或者碳的化合物与空气里的氧气之间发生了剧烈的、放热发光的链式反应。链式反应是在引发可燃物生成自由基后产生并得以维持的。例如天然气中的甲烷和空气中的氧混合并点火（即引火），可产生自由基 H、O、OH 等。自由基是含有未成对电子的电中性实体，其特点是有很高的反应活性，在与别的分子反应时会产生新的自由基，即形成自由基转移——燃烧链。产生自由基的方法有光照（光化学反应）、电子转移（常温氧化还原反应，如塑料老化、油脂酸败）及热裂等，其中热裂（即点火）用得最多。这类物质都是着火点（或称燃点）低的物质，如白磷（40℃）、硫化磷（100℃）、打火石（一种含铈、镧的合金，150℃）、三硫化锑（195℃）等，它们是构成火柴的主要材料，在轻微摩擦下即能着火。大多数的有机物燃点都较低，容易燃烧。常见的易燃物有乙醚（30℃）、纸张（130℃）、棉花（150℃）、草（200℃）、松木（250℃）、木材（190～266℃）、涤纶（390℃）、泡沫塑料（400℃）等。燃着的香烟蒂表面温度达300℃、中心温度达700～800℃，是构成火灾的重大隐患。

当空气供给不当时，煤气燃烧会发生飘火、脱火及回火现象。"飘火"指火焰的上部出现黄色亮光的无力飘焰，这样的燃烧不充分，应加大通入空气量。"脱火"指煤气火焰悬空，而且发出吼声，原因是空气量太大，煤气压力太高或火口周围风太大。"回火"指火焰缩进火眼，其原因是煤气压力太低，燃烧器内的油污太多或燃烧管道内温度太高。

燃料不完全燃烧会生成炭的小颗粒和 CO。气体燃料和空气容易混合。相比之下，固体燃料更容易发生不完全燃烧。为了使煤充分燃烧，工业燃煤的炉子一般都要用鼓风机。农村的柴灶烟囱里有时会冒出火苗，这是由于炉膛里柴太多，而空气不足，不完全燃烧产生的CO从烟囱逸出，接触空气而燃烧起来。有时烟囱口还会出现火星飞溅，这是逸出的小炭粒燃烧时的闪光。

3.1.2.2 化学灭火

如果用火不当或不慎会造成火灾。发生小火灾时，可以自己用灭火器灭火。发生大火灾时，应打"119"电话报警，请消防队扑救。

发生燃烧反应，必须满足3个条件：存在可燃物，可燃物跟空气或氧气等密切接触，温度达到可燃物的着火点。这3个条件中缺少任何一个，燃烧都不能发生。灭火的原理就在于破坏燃烧的条件，使燃烧反应停止。

灭火器有多种，如清水灭火器、泡沫灭火器、二氧化碳灭火器、1211灭火器、四氯化碳灭火弹等。清水灭火器主要依靠水的冷却和窒息作用灭火。冷却是利用水有很强的吸收显热和潜热的能力。窒息是水汽化产生的水蒸气占据燃烧区域的空间、降低燃烧区域内的氧浓度（图3-2）。当水呈喷淋雾状时，形成的水滴和雾滴的比表面积将大大增加，增强了水与火之间的热交换作用，从而强化了其冷却和窒息作用。另外，对一些易溶于水的可燃液体还可起稀释作用；采用强射流产生的水雾可使可燃液体产生乳化作用，使液体表面迅速冷却。油类着火一般不能用水来扑灭，金属钠着火也不能用水来扑救，因为金属钠跟水反应产生可以燃烧的氢气，反而会使火势扩大。

泡沫灭火器的钢筒里分装着碳酸氢钠、硫酸铝和发泡剂等，使用时把灭火器倒立过来使里面的反应物充分混合而发生化学反应，产生大量CO_2气体和泡沫。CO_2气体比空气密度大，它既不能燃烧又不助燃，可以降低可燃物周围的氧浓度，产生窒息作用而灭火。CO_2灭火器钢瓶内装着液体CO_2，救火时一开阀门，CO_2会由液体迅速汽化成气体，而从周围吸收部分热量，起到冷却的作用。

灭火弹里装的是四氯化碳

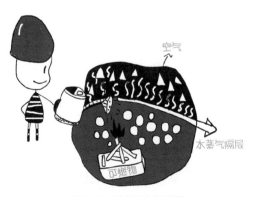

图3-2 用水灭火原理图

（CCl₄），常温下的CCl₄是液体，一旦靠近火焰很容易变成气体。它比同体积的空气重得多，能紧紧地包围住火焰而隔断氧气。因CCl₄不导电和不污损室内陈设，故适用于电线、电器着火时的扑救。

干粉灭火器内填充一种干燥的、易于流动的极细固体粉末——混有少量滑石粉、云母粉等的碳酸氢钠，以压缩的氮气或CO_2为动力，把干粉压出喷向火焰。干粉灭火器的灭火原理是：a.无机盐的挥发性分解物与燃烧过程中燃料所产生的自由基或活性基团发生化学抑制和负催化作用，使燃烧的链反应中断。b.粉末落在可燃物表面，发生化学反应，并在高温作用下形成一层玻璃状覆盖层，从而隔绝氧。c.有部分稀释氧和冷却作用。1211灭火器内装有二氟一氯一溴甲烷（CF_2ClBr），代号为"1211"。它是一种无色气体，稍加压力就会液化。如果从灭火器的喷嘴喷出，立即发生汽化。1211在高温下能分解产生自由基，参与燃烧反应而中止燃烧。这两种灭火器特别适用于扑灭气体和油类火灾。一般使用液化气的家庭都应备一只干粉灭火器。"1211"自动灭火系统则广泛应用于远洋油轮。

3.1.2.3　煤气和二氧化碳中毒

引起煤气中毒的主要成分是一氧化碳（CO）。CO主要来自含CO的燃料以及燃料的不完全燃烧。CO无色、无味，可使人不知不觉地中毒。CO可以抢先和负责输送氧气的血红蛋白牢牢结合，使血红蛋白丧失了和氧结合的能力，从而使人断绝了氧气的供应。空气中CO的含量达到万分之几的时候，人就会中毒。煤气中毒，轻者头晕心慌、四肢无力；重者昏迷不醒，呼吸微弱，抢救不及时甚至可能死亡。

有的人在屋里放一盆水或在炉上坐一壶水，认为可以吸收CO，这种做法是错误的。因为CO是难溶于水的。要防止煤气中毒，必须给炉子装上烟囱，让煤气经过烟囱通到室外。另外就是最好在窗户上方安一个风斗，保持室内空气流通。

因为煤气或者液化石油气都没有臭味［煤气里的主要成分——CO、甲烷（CH_4）或者氢气（H_2）都是无色无臭的气体。液化石油气的主要成分丙烷、丁烷、丙烯、丁烯虽有点汽油味，但并不臭］，所以人们就特意在燃料气里掺进一点臭得出奇的、对人的嗅觉非常敏感的硫醇，充当"臭味报警员"，以便及时发现漏气。

燃料燃烧后会产生大量的CO_2气体，如长时间在使用燃气的密闭空间中逗留，会造成人员窒息死亡。

3.2 食物的色香味

讲究食物的色香味，可以愉悦心情、增进食欲、提高生活质量。通常认为香由鼻反映，味由舌反映。不同动物对香和味的感受不同。例如人对大粪的感觉是臭的，狗却感觉是香的。每个人对香和味的感受程度也是不同的。

3.2.1 香和味的相互作用及色香味的鉴别

（1）香和味的相互作用

① 对比作用　如含杂质的糖（如红糖）比纯净的白砂糖甜；尝过食盐或奎宁后，饮无味的清水，有甜感（称为变调现象）。

② 协同作用　如味精与食盐共存，或味精与核苷酸混合使用时，鲜味大增。麦芽醇与糖混合物用于果汁、巧克力，可提高其甜度，省糖且风味醇厚。15%的砂糖与0.017%食盐混合物的甜度较同量的砂糖大，且不显咸味。再如往汤中加酒，则甜味、苦味增强，而咸味与酸味减弱。

③ 拮抗或阻塞作用　如单吃橙子有酸味，但如和草莓同吃，则其酸味消失而增加甜感。

（2）色香味的鉴别

目前，只有颜色的鉴定定量化，香和味的鉴别仍然主要依靠感官评价。如把恶臭分级，用直接嗅觉法；酒的品尝，也凭经验。香和味的鉴别仅可对单个或一组组分进行分析，例如：

① 家庭煤气报警器　利用一氧化碳、巯基（—SH）化合物的反应性能制成。

② 酒味检测器　把呈黄色的酸化的三氧化铬负载在硅胶上。乙醇（酒精）将三氧化铬还原为绿色的硫酸铬。颜色变化可用于检测酒精蒸气。

$$2CrO_3(黄色)+3C_2H_5OH+3H_2SO_4 \Longrightarrow Cr_2(SO_4)_3(绿色)+3CH_3CHO+6H_2O \quad (3.1)$$

③ 对某些有机化合物，可用气相色谱法和液相色谱法测定。

3.2.2 食用色素

食用色素按来源分为天然和人工合成两类。天然色素多是从植物中提取的。天然色素可分为植物色素（叶绿素、胡萝卜素、花青素）、动物色素

（血红素、类胡萝卜素）、微生物色素（红曲色素）。另外，硝酸盐和亚硝酸盐等食品添加剂也具有着色作用。腌色就是火腿、香肠等肉类腌制品的肌红蛋白及血红蛋白与亚硝基作用而显示的艳丽的红色。

截至2014年底，国家批准允许使用的天然色素和合成色素分别有54种和22种。常用的天然着色剂有焦糖色素、辣椒红、栀子蓝、胭脂虫红、姜黄、栀子黄、核黄素、红曲红、叶绿素铜钠、胡萝卜素、甜菜红。常用的合成色素有柠檬黄、亮蓝、胭脂红、诱惑红、苋菜红、靛蓝、日落黄。

下面介绍3种天然食用色素。

① 红曲色素　酮类衍生物，有3种红曲色素（橙、黄、紫）。系用乙醇浸泡红曲米所得到的液体红色素，或者从红曲霉的深层培养液中通过结晶而得的晶体。

② 焦糖色素　也称为酱色。用蔗糖或葡萄糖经高温焦化而得的赤褐色色素。包含了100多种化合物。工业上常用淀粉为原料制备。

③ 叶绿素铜钠　也称金属盐发色。将硫酸铜溶液喷洒于蔬菜、水果、粽叶上，铜离子将植物叶绿素中的镁离子自卟啉环中心替换出，形成蓝色或绿色的铜叶绿素，其纯品色基艳丽。铜离子有一定毒性，使用时不宜过量。

3.2.3　香和臭、食用香料

人的鼻腔内有一个嗅觉敏感区，其面积仅5厘米^2，约有1×10^7个细胞。当感冒而鼻塞时，食物无味，是因为在咀嚼食物时挥发出的化学物质由于鼻孔通道阻塞而不能触及嗅觉细胞。被嗅物质必须具备下列条件才可以被嗅到：

① 挥发性　如洋葱与铁，洋葱有挥发性油，可以蒸发到空气中被嗅到，但铁则不能。

② 水溶性　如果完全不溶于水，那么它将被包在嗅觉敏感区表面的水膜阻挡，而达不到神经末端。

③ 脂溶性　由脂肪层穿透神经末梢（脂肪层构成每个细胞部分的表面膜）。

心理作用也影响人体对香味的感受。以调香为例，主要有两种类型：①花香型，如玫瑰、茉莉、兰花、桂花、麝香型等，模仿自然界各种名花的香；②想象型，如清香、水果、芳芳（兰花型）、东方、菲菲（青草香型）、科隆（柑橘香型）以及美加净等，即用合适的美名强化心理效果。

3.2.3.1 生活中的香与臭

（1）酯化反应和美拉德反应产生香味

食物和/或调料中的酸和醇发生酯化反应，生成具有芳香味的酯。

咖啡及烤肉特别是烤牛羊肉具有特有香味，是因为葡萄糖与氨基酸加热生成吡嗪，有坚果味及烤香。甘油三酸酯及蛋白质在加热时相互作用，生成巯基及羟基噻吩、二氢及四氢呋喃，这些化合物有烤羊肉及烤牛肉的特征香味。

（2）各种分解引起异味

将大蒜、洋葱切片时，保护膜被破坏，氨基酸亚砜遇氧而分解，散发出如硫化氢、硫醇、二硫化物等一系列有臭味的化合物。家庭生活中的臭味主要来自粪便和垃圾。粪便中有刺激性气体氨气和具有恶臭的吲哚类化合物。烂白菜和坏蛋的臭味主要来自于硫化氢气体等。还有油类物质的酸败臭，鱼、肉的腐臭和人的汗臭等，主要由二甲胺、三甲胺及各种低级脂肪胺、酚、醛或硫化氢、二硫化碳等所引起。

3.2.3.2 食用香料

（1）天然香料

常用的有八角、茴香、花椒、姜、胡椒、薄荷、橙皮、丁香、桂花、玫瑰、肉豆蔻和桂皮等。它们既可直接用于烹调，也可从中提取精油。这类精油有甜橙油、橘子油、柠檬油、留兰香油、薄荷油、辣椒油以及桂花浸膏。

（2）人工香料

主要有以下几种：香兰素，具有香荚兰豆特有的香气；苯甲醛，又称人造苦杏仁油，有苦杏仁的特殊香气；柠檬醛，呈浓郁柠檬香气；α-戊基桂醛，类似茉莉花香；乙酸异戊酯，人称香蕉水；乙酸苄酯，为茉莉花香；丙酸乙酯，凤梨香气；异戊酸异戊酯，苹果香气；麦芽酚，又称麦芽醇，系微黄色针晶或粉末，有焦甜香气，虽然本身香气并不浓，但具有缓和及改善其他香料香气的功能，常用作增香剂或定香剂。

（3）食用香精

一般指用水、乙醇或某些植物油从天然香料中提取的香物，也可以用人工合成的香物制成溶液。其中以香猫酮、香叶醇、甲酸香叶酯为基体的香精最为重要。香精分水溶性和油溶性两种。前者用水或乙醇调制，多用于冷饮制品、酒料的调香，不适宜于高温赋香；后者用精炼植物油、甘油调制，耐热性较好，适于饼干、糕点食品的加香。

3.2.4 食物的味道

所谓的五味就是酸、甜、苦、辣、咸。真正的味感只有4种，即酸、甜、苦、咸，附带伴随鲜、涩、暖、凉、辣、淡等各种味感。

3.2.4.1 影响味感的因素

（1）敏感区域

酸味在舌的边缘，苦味在舌根，甜味在舌前端，咸味则在自舌尖以至边缘（图3-3）。对于一些复合味的物质（如硫酸钠），在舌尖有咸味，在舌根则呈苦味。

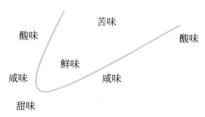

图3-3 舌头的味觉分布

（2）温度

一般在10～40℃较易感受，尤以30℃最敏锐。随着温度降低，味觉减弱，尤以苦味为最。甜味在50℃以上味感迟钝。

3.2.4.2 简述各种味

（1）酸味

酸味来源于溶解的氢离子（H^+）。酸有无机酸和有机酸之分，又有强酸和弱酸之别。盐酸、硫酸、硝酸都是无机强酸，乙酸、乳酸、柠檬酸等为有机弱酸。酸味料除用作调料外，兼有防腐、防霉、杀菌之功效。常用的酸味料主要有食醋、乳酸、柠檬酸、酒石酸、苹果酸、葡萄糖酸。若干食品及体液的pH值见表3-1。大多数食品是微酸性的，pH值为5～6.5，一般感觉不到酸味。但pH＜3.0时，就会觉得太酸而难以适口。

表3-1　若干食品及体液的pH值

品名	pH值	品名	pH值	品名	pH值
胃液	1	橘汁	3～4	葡萄	3.5～4.5
柠檬汁	2.2～2.4	草莓	3.2～3.6	番茄汁	4.0
食醋	2.4～3.4	樱桃	3.2～4.1	啤酒	4～5
苹果汁	2.9～3.3	果酱	3.5～4.0	汽水	4.5～5（CO_2）

品名	pH值	品名	pH值	品名	pH值
马铃薯汁	4.1～4.4	包心菜	5.2～5.4	米饭汤	6.7
黑咖啡	4.8	甘薯汁	5.3～5.6	唾液	6.7～6.9
南瓜汁	4.8～5.2	鱼汁	6.0	雨水	6.5
胡萝卜	4.9～5.2	面粉	6.0～6.5	血液	7.2
酱油	4.5～5.0	山羊奶	6.5	尿	5～6
豆	5～6	牛奶	6.4～6.8	蛋黄	6.3
白面包	5.5～6.0	母乳	6.93～7.18	蛋青	7～8
菠菜	5.1～5.7	马奶	6.89～7.46	海水	8.0～8.4

（2）甜味

甜料可分为天然甜料和合成甜料。主要天然甜料有白糖、红糖、冰糖（三种纯度不同的蔗糖）及蜂蜜、甘草，一般由各种糖类、糖的衍生物以及一些氨基酸、蛋白质组成。常见合成甜味剂有糖精、甜蜜素、甜味素、异性化糖浆（也称高果糖浆）、二氢查耳酮、甜叶菊、山梨糖醇、双胜。甜味剂产生甜的效果用甜度表示，它是以蔗糖为基准的一种相对标度。常见甜料的甜度见表3-2。从表中可见，果糖是最甜的糖。

表3-2 常见甜料的甜度

物质名称	甜度	物质名称	甜度
蔗糖	1.00	乳糖	0.16～0.28
果糖	1.07～1.73	半乳糖	0.27～0.52
转化糖	0.78～1.27	甜蜜素	50
葡萄糖	0.49～0.74	双胜（双缩胺酸）	150
木糖	0.40～0.60	二氢查耳酮	200
鼠李糖	0.33～0.6	甜叶菊	300
麦芽糖	0.33～0.60	糖精	450～700

（3）苦味

"苦"主要来自分子量大于150的盐、胺、生物碱、尿素、内酯等物质，主要有各种生物碱（包括有机叔胺）和含—SH、—S—S—基团的化合物。此外，橘皮中的苦味来源于黄烷酮，啤酒苦味来源于啤酒花中的葎草酮，花生仁中的皂素也有苦涩味。

（4）辣味

辣感不同于其他味感，不局限在舌上，咽喉和鼻腔内的辣感也很强。常见的辣味剂有辣椒碱类、胡椒类、大蒜素、花椒碱类、生姜素、芥子油等。将30%的辣椒涂于人皮肤上，5分钟可感到发烧，继以充血，局部升温2℃左右。因此，可用红糖姜汤发汗治感冒。产生辣味的物质主要是两亲（亲水、亲油）分子，如辣椒中的辣椒素，肉豆蔻中的丁香酚，生姜中的姜酮、姜酚、姜醇及大蒜中的蒜苷、蒜素等。

（5）咸味

"咸味"主要来自氯化钠，此外还有氯化钾、氯化铵及硝酸钠等。咸味一般是由阴离子（主要是氯离子）决定的，阳离子则呈附加味道，如钠离子有微苦味，钾及铵离子有弱苦味，钙离子有不愉快的涩味，镁离子的苦味最强。

（6）鲜味

"鲜"是一种类似肉的味道，它表示"美味"或"好吃"。鲜是表明荤素菜营养信息的主要味征，可有效地抑制苦味。鲜味剂的主要代表性物质有味精、核苷酸等。鸡、鸭、鱼、肉等类食物烹调煮熟后，其中的蛋白质分解为各种氨基酸，不少氨基酸味道很鲜。蔬菜中蛋白质含量少，菜汤自然不如肉、鱼汤鲜。蟹、螺、蛤汤鲜是含有琥珀酸钠（丁二酸钠$C_4H_4Na_2O_4$）的缘故。

（7）涩味

明矾或不熟的柿子、香蕉、苹果等那种使舌头感到麻木干燥的味道，称为涩味。水果中的涩味物质是涩单宁。

3.3 食物的储存和保鲜

3.3.1 食物储存中的氧化、酶和细菌作用

食物腐败主要是氧化作用和酶、微生物作用引起变质和分泌毒素。食物保存和防腐的主要原则有：①阻止腐蚀剂的作用。这类腐蚀剂通常是大气、灰尘、水分、盐及各种化学药品。②防止细菌作用。杀灭细菌；抑制细菌繁殖；降低细菌内酶的活性。

（1）氧化作用

包括大气氧化和呼吸作用。

① 大气氧化　大气氧化是破坏脂肪、糖、蛋白质、维生素的主要因素。如氧与脂肪作用生成过氧化物，还使油脂降解成脂肪酸、醛及烃类化合物（如丙烯醛、甲基戊酮、正丙烷等）而呈各种异味。

② 呼吸作用　植物类食物如谷物、蔬菜、水果等在存放期间继续其呼吸作用（吸收氧气呼出二氧化碳）而熟化。

a.调节作用　减少空气中的氧气与增加二氧化碳的浓度，可抑制蔬菜及果体的呼吸，降低其氧化分解，称为充气储藏法。

b.催熟作用　水果在自然成熟过程中会释放出少量乙烯使香蕉、柿子、苹果等成熟。因此，可以人为添加乙烯对很多水果催熟。乙烯易逃逸且不安全，故常用能被水果吸收而释出乙烯的"乙烯利"（2-氯乙基磷酸胺，溶于水）。由于目前对其使用没有进行限量，因此存在滥用乙烯利等催熟剂的情况。

（2）酶和细菌作用

① 酵解　指食物在酶作用下的分解现象。生物体中本来含有多种酶（蔬菜中尤多），如氧化酶、过氧化酶、酚酶等，特别是维生素C氧化酶分布甚广，易使维生素C氧化失效，导致物质腐败。

a.动物酶　动物酶的适宜温度为40℃。但脂解酶在–30～–15℃仍有活性，故肉、油脂即使冷藏还可变质。大米中亦含此酶，久存后其脂肪酸分解，出现陈米特有之味。

b.植物酶　在50～60℃下，糖酵解通常生成酸，称为酸败。蛋白质酵解时氨基酸分解成胺类、酮酸、硫化氢等，气味难闻且有毒。

② 细菌作用　在合适的湿度（10%～70%）和温度（25～40℃或10～60℃）以及pH条件下，细菌迅速繁殖。危害食物的细菌主要有各种霉菌，它们附着于受主上，长成绒毛状物，并且分泌各种酶，可溶解蛋白质、纤维素等。

3.3.2　储存方法

3.3.2.1　物理方法

① 温度控制　每种微生物的生长都有其最低、最适、最高温度。高温下，蛋白质凝固，因此，一旦温度高于最适温度，微生物生长曲线迅速下

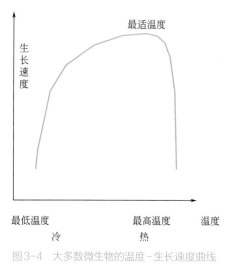

图3-4　大多数微生物的温度-生长速度曲线

降，如图3-4所示。

a.低温冷藏　大多数病菌和腐败菌属嗜中温（10～60℃）类，10℃以下繁殖速度和活性均降低，0℃以下一般已无力分解蛋白质和脂肪。急速冷冻效果更好，如速冻至-30℃，啤酒酵母存活率0.0017%，而缓冻至相同温度则为46.4%。

b.高温杀菌　通称巴氏灭菌法，即在60～70℃处理20分钟或80～90℃热1分钟，杀菌率均达99.9%。

② 脱水或干燥　对于细菌、酵母、霉菌，食物中水含量应分别控制在10%、20%、30%以下。用盐腌、糖渍提高渗透压，可使微生物脱水而亡，如各种腌肉，蜜饯的桃、杏等。利用石灰的吸湿性和杀菌作用储存也是价廉物美的传统方法。

③ 密封罐装　在加热杀菌后再密封罐装，防止再与腐蚀介质以及细菌接触。

④ 超高压处理　将食品放入液体介质（通常是水）中，在100～1000兆帕的压力下作用一段时间后，使食品中的酶、淀粉、蛋白质等失去活性、糊化和变性，同时杀死微生物。

⑤ 磁场杀菌　将含有细菌的酒放入磁场强度为6000～7000高斯（1高斯=10^{-4}特斯拉，余同）的磁场中，经12～24小时，80%的细菌被杀死，并且磁场强度越强，杀菌率越高。

⑥ 微波技术和辐射杀菌　微波技术能在短时间内，对物料内外同时杀菌，但可能会破坏食物的营养成分、生成有毒物质以及对操作工人产生危害。食品杀菌常用的射线有X射线、γ射线和电子射线。该方法的问题是辐射的安全性存在争议。

3.3.2.2 化学方法

用加入化学药品或通过化学加工来达到保鲜或储存的方法。如前所述的盐腌、糖渍以及酸渍和烟熏、窖藏都可算是化学保藏方法，因为它们实际上就是利用盐、糖、酸以及熏烟、CO_2等化学物质来保藏食品的。化学保藏方法主要有：

（1）防腐剂

亦称保存剂、抗微生物剂、抗菌剂。通常微生物在pH=5.5～8.0时最易繁殖，故加入酸使pH值低于5。防腐剂可分为氧化型和还原型两类。氧化型杀菌剂包括过氧化物和氯制剂两类，常用的有过氧化氢、过氧乙酸、臭氧、氯、漂白粉、漂白精等。还原型主要是亚硫酸及其盐类，常用的有二氧化硫、无水亚硫酸钠、亚硫酸钠、保险粉和焦亚硫酸钠等。被"不当使用"的防腐剂有双氧水（氧化）、硼砂（粽子、虾类）、甲醛（同时具防腐、漂白作用）等。例如，用氧化漂白剂掩盖动物性食品，如肉类、海产的腐败变质外观；在制造椰果时，加入大量双氧水，使椰果看起来异常晶莹透亮；加工米粉时加入吊白块，使其看上去光洁白净。

① 无机防腐剂

a.漂白剂　可去掉食物的杂色并有杀菌作用，主要有：还原性的亚硫酸盐和氧化性的过氧化氢（0.3%溶液）。例如常用亚硫酸盐来处理易褐变之干物，如莲子、淮山、百合、白木耳、香菇、金针菜干、水果干（葡萄干等）。

b.二氧化碳（CO_2）　高浓度的CO_2能阻止微生物的生长。高压下CO_2的溶解度比常压下大，生产饮料时常用CO_2作为防腐剂。

c.保色剂　保色剂以硝酸盐（—NO_3）及亚硝酸盐（—NO_2）为代表，包括硝酸钾、硝酸钠和亚硝酸钾、亚硝酸钠。除作护色剂外兼有防腐作用。二者皆能使肉制品呈现鲜红色泽。过量摄取易在体内形成亚硝胺（致癌物），亚硝酸盐还易与血红蛋白结合，降低红细胞携氧能力。另外，蔬菜因使用大量氮肥，使叶菜类积蓄之硝酸盐问题亦值得注意。

② 有机防腐剂

a.苯甲酸及其盐类　苯甲酸（C_6H_5COOH）又称安息香酸，因其在水中的溶解度低，而不直接使用，实际生产中大多数使用苯甲酸钠、苯甲酸钾两种盐。苯甲酸进入机体后，大部分在9～15小时内，可与甘氨酸作用生成马尿酸，从尿中排出，剩余部分与葡萄糖化合而解毒。因上述解毒作用是在肝脏内进行的，故含苯甲酸的食品对肝功能衰弱的人群不宜使用。国外已不用苯甲酸。

b.山梨酸和山梨酸钾　山梨酸（2,4-己二烯酸）易被分解为CO_2和H_2O而排出体外。市售山梨酸的主要问题是违规添加碳酸钾和苯甲酸钾。

c.丙酸之钠盐及钙盐[($CH_3CH_2COO)_2Ca$]　是食品、酿造、饲料、中药制剂诸多方面的一种高效、广谱防霉剂。

d.醇类 包括乙醇、乙二醇、丙二醇等。其中乙醇较为常用，因乙醇可渗入微生物细胞膜内而使其死亡。

e.其他有机类防腐剂 例如对羟基苯甲酸乙酯和丙酯（对羟基苯甲酸酯类的酸性和腐蚀性较强，胃酸过多的病人和儿童不宜食用），脱水乙酸及其钠盐（用于糖类食物），己二烯酸（用于果酱、酱菜、豆制品），去水乙酸及丙酸（面包糕饼所常用），脱氢乙酸及其钠盐，双乙酸钠。

山梨酸钾、苯甲酸钠和丙酸钙为世界三大常用防腐剂，其中山梨酸钾被认为是最安全的防腐剂。

③ 生物提取物

a.抗生素 如乳酸链球菌素、纳他霉素等。

b.酶类 例如溶菌酶。

c.蛋白质类 这类蛋白质属碱性蛋白质，主要包括精蛋白和组蛋白等。

d.植物提取物 包括植物抗毒素类、酚类、有机酸类和精油类。

（2）食品抗氧化剂

抗氧化剂能够阻止或延迟食品氧化。加入柠檬酸、磷酸、酒石酸、EDTA等配合剂可抑制微量金属对氧化作用的催化性能。但这类添加剂同样也会和人体内的微量元素结合，因此仍需寻找毒性更小的配合剂。动植物原体中常含天然抗氧化剂，如没食子酸、抗坏血酸、黄色素类以及小麦胚芽中的维生素E，芝麻油中的芝麻油酚、丁香酚等。常用的人工抗氧化剂有：

a.脂溶性抗氧化剂 常用的有丁基羟基茴香醚、二丁基羟基甲苯、叔丁基对苯二酚、没食子酸酯类及生育酚（维生素E）等。

b.水溶性抗氧化剂 常用的有抗坏血酸类抗氧化剂。此外，还有异抗坏血酸及其钠盐、植酸、茶多酚及氨基酸类、肽类、香辛料和糖苷、糖醇类抗氧化剂等。

（3）脱氧剂

又称为游离氧吸收剂或游离氧驱除剂。脱氧剂不同于作为食品添加剂的抗氧化剂，它不直接加入食品中，而是随食品密封在同一包装容器中，能通过化学反应吸除容器内的游离氧及溶存于食品的氧。脱氧剂主要有3类：特制铁粉、连二亚硫酸钠和碱性糖制剂。特制铁粉由铸铁粉及结晶碳酸钠、金属卤化物和填充剂混合组成。脱氧作用机理是铁粉与水、氧等腐蚀介质发生电化学和化学反应，生成铁的氧化物和氢氧化物的同时消耗了水和氧气。

（4）食品保鲜剂

保鲜剂是为了防止生鲜食品脱水、氧化、变色、腐败变质等而在其表面进行喷涂、喷淋、浸泡或涂膜的物质，其作用机理和防腐剂有所不同。

① 蛋白质　植物来源的蛋白质包括玉米醇溶蛋白、小麦谷蛋白、大豆蛋白、花生蛋白和棉籽蛋白等；动物来源的蛋白有角蛋白、胶原蛋白、明胶、酪蛋白和乳清蛋白等。

② 脂类化合物　包括石蜡油、蜂蜡、矿物油、蓖麻油、菜油、花生油、乙酰单甘酯及其乳胶体等。

③ 多糖　由多糖形成的亲水性膜对气体的阻隔性好，但隔水能力差。常见的有羧甲基纤维素（CMC）、淀粉类、糊精、果胶、阿拉伯树胶、海藻中的角叉菜胶、褐藻酸盐、琼脂和海藻酸钠等。

④ 甲壳质类　甲壳素有很多种，其中壳聚糖因具有极好的生物相容性、安全性、微生物降解性而被各行各业广泛关注。

⑤ 树脂　紫胶由紫胶桐酸和紫胶酸组成，与蜡共生，可赋予涂膜食品以明亮的光泽。紫胶在果蔬和糖果中应用广泛。紫胶和其他树脂对气体的阻隔性较好，对水蒸气一般。松脂可用于柑橘类水果的涂膜保鲜剂。苯并呋喃-茚树脂也可用于柑橘类水果。

3.3.3　某些食品和药品的储存办法

（1）谷类

① 稻米　脂解酶分解米中脂肪而释出酸，该酸包藏于直链淀粉中，阻碍米吸水，蒸饭时淀粉粒细胞膜不易破裂，故陈米粗硬。粗米在10℃以下的干燥处密封储存，可数年不变，但精制白米则难以久存。在西安曾发现隋炀帝时代的谷仓，其中的谷粒仍完好。

② 小麦　小麦的蛋白质主要为麸蛋白（主成分为麸胺酸），结构中含—SH键，在湿润时柔韧而黏着力强（结合成—S—S—桥），放置适当时间后因氧化而成团，是为发面。但捏和太久，其分子间的—S—S—结合转化为分子内的结合，则黏性降低，成为碎块，失去加工性能。故小麦储存切忌受潮。

（2）肉、乳、蛋类

其特点是蛋白质及脂肪含量高，储存时易发生细菌作用和酵解。动物的储存应先去除内脏（因为这些最易腐坏），然后尽快冷冻。通用的方法是酸化、排除空气（或充二氧化碳、氮气包装，以防氧化）、干燥（烘干、风干、速冻以降低水分）、腌制（盐、糖渍）、辐射等。还有用芥末油、大蒜汁（大蒜素有抑菌作用）涂抹鲜肉。鲜鱼在 0～1℃ 可保存 1～2 个月，肉类为 10～20 日，深度冷冻（-9～-18℃）可达数个月至半年。

① 奶及乳制品　避光密封，鲜奶 1～2℃ 可保存 1～2 日，酸奶 0～1℃ 可保存 3～5 日。奶粉打开后应保持干燥、凉爽并迅速密封，如因吸湿而结块，则不能直接冲服，而应煮沸。

② 蛋　在低温（0℃，湿度 75%～80%）下冷藏可达 1 年，但出库后易腐，应在 1 周内用完。涂凡士林或石蜡等盖住气孔。用草木灰、稻壳等覆盖，置于通风良好的阴凉处，亦可保存 1 个月。浸入 3% 硅酸钠溶液或石灰乳中，可保存 5～8 个月。于二氧化碳或氮气气氛下冷藏，可长期存放。鲜蛋放在石灰水中，蛋内呼出二氧化碳，空气中的二氧化碳能与氢氧化钙反应：

$$Ca(OH)_2 + CO_2 = CaCO_3 \downarrow + H_2O \tag{3.2}$$

生成的难溶性碳酸钙微粒沉积在蛋壳的表面，堵塞了蛋壳表面的气孔，阻止了外界微生物的入侵，而且气孔堵塞，二氧化碳便在蛋内积存。

（3）蔬菜、水果类

通用的存放办法是在 10℃ 以下保存。

① 马铃薯　储存的适宜温度为 7～8℃，湿度 85%～90%，两者过低、过高均易发芽而毒变。碰伤后易变色，那是因为所含的酪氨酸、绿原酸等受氧化酶作用，或与 Fe^{3+} 作用之故。还可导致"空心""黑心""内部黑斑"，是收获期过早或日光暴晒所致。

② 甘薯　储存中的最大问题是黑斑病。克服办法是保温 32～35℃ 及湿度 90% 经 4～6 日，使伤口及表皮干燥收缩，然后在 10～15℃ 正常储藏于地窖。久浸于水中的甘薯会硬化，这是细胞死后钙质通过细胞膜在膜上形成果胶酸钙所致。再经水煮亦不能软化，故烹制前不应沾水。

③ 香蕉　11～14℃ 可较久存放（2 周）。超过 25℃，果肉软黑。温度过低，亦易变质。但剥皮后深度冷冻（-10℃）存放可达数周。

④ 柿　可冰冻或在 10～15℃ 时窖藏脱涩。其涩味来自以无色花青素为基本结构的配糖物，易溶于水。成熟后汽化或聚合成为不溶于水的物

质而失去涩味。其他脱涩法还有温水浸（40℃水浸10～15小时）、酒浸（40%乙醇喷洒，密封置于暖处5～10日）、干燥（剥皮后悬置，徐徐阴干）等法，旨在使花青素挥发或溶解。还有气体法，如将生柿置于含50%二氧化碳的容器内数日可去涩。

（4）茶及中草药

① 茶　干燥后分装于铁盒中。如已发霉，可干炒后复原。亦可置于底部放有石灰的坛内，用布或铁丝网等与石灰隔开。

② 名贵药材　人参、西洋参、当归、枸杞等名贵药材，由于含糖、蛋白质较高，易受潮、发霉、虫蛀，通常先阴干，再装入广口瓶内密封于4℃时保存。亦可在小坛内装入2/5的生石灰，然后将药材用纸或布包严捆绑后吊在瓶中。

③ 枣子、桂圆等　可置于缸中，在其底部已放一层食盐的布上散开，再隔布放盐，如此交替存放，耗盐量约为药材的10%。在远红外干燥箱内于30～40℃烘烤40～48小时，取出后存放于冰箱内；或在阴凉处晾干后，喷约3%～5%的乙醇密封。

3.4 食品加工基础知识

3.4.1 熟食与烹饪方法

3.4.1.1 熟食的作用

所谓"熟"，是凭经验判定的，指没有"生"感，达到可以食用的程度。熟食的作用主要有分解、解毒、杀菌和提味四点。

① 分解　把食物烧熟，主要是将食物大分子转化为较小的分子，使消化吸收容易进行。

② 解毒　加热可分解某些食物中的有害物质，如大豆和鸡蛋中的抗胰蛋白酶（它妨碍人体内胰蛋白酶的活动）、杏仁中的氰化物等。

③ 杀菌　一般食物中带有大量病原体、寄生虫卵及各类细菌，虽经洗涤也未能除净，而加热煮沸3～5分钟，均可全部杀灭。

④ 提味　通过加热改善色、香、味。

安全第一，因此为了所谓营养而生吃未必合理。例如，有的家长喜欢用开水冲鸡蛋加糖给孩子吃，由于鸡蛋中的细菌和寄生虫卵不能完全被烫死，因而容易引起腹泻和寄生虫病。因此，生吃时必须先洗净，如果消毒后再加些醋、蒜、姜等效果会更好。

3.4.1.2 干法、湿法和微波炉加热法

（1）湿法烹饪

指煮、蒸、闷、炖、煨及余等的总称。湿法加热的特点是火小、水多、时间长。比较有特色的有：

① 文火缓烧　先把食物（如肉）浸没在放好调料的冷水中徐徐加热，肉汁、脂肪和蛋白质从肉的表面逐渐渗出，得到的肉较烂，汤里的营养比较丰富，如武汉的八卦汤（以甲鱼或乌龟为主要原料）。

② 余、焯、涮　先把汤烧开，再投入食物。这样可使食物表面的蛋白质凝固，将大部分脂肪、蛋白质保存在内部。余的特点是原料下锅时间短、汤汁清淡、食品脆嫩、味道爽香。焯相对于余而言，加热时间较长，一般达到八九成熟，多用于蔬菜。用于肉食时称为涮，要求切得薄，如北京的涮羊肉。

③ 红烧　在烧制肉、鱼等食品时，为适当增加汤的稠度，将水分用小火（85℃左右）加热慢慢蒸发收汁，使汤汁浓稠、色泽红棕、味道醇美。

（2）干法烹饪

包括烤、烧、熏、煎、炒等。其特点是火大（称为武火）、水少、时间短。炒即先用油和调料炸锅后，放入菜肴迅速翻动。蛋白质、脂肪和无机盐大部留在菜内，只有小部分进汤汁，但维生素有些损失。需要注意的是，烧焦的菜肴不宜吃。烧烤食品最著名的是美味的羊肉串。煎炸食品中的挂炉烤鸭、烧烤乳猪也是脍炙人口，中外驰名。

食用油脂的沸点比水高得多。食油在加热过程中，既能带着被溶解的香味、鲜味物质向菜肴内部渗透，又可加快烹饪原料的化学反应和物理反应，使菜肴增色增香，同时杀菌作用也强得多。

（3）微波炉加热法

由磁控管发出的微波能量场不断转换方向，在食物分子的周围形成交替的正、负电场，使其正、负极以及食物内所含的正、负离子随之换向，即引起剧烈快速的振动或振荡。这种振荡可达每秒25亿次，从而使食物内部产生大量的摩擦热。最高可达200℃，4～5分钟内可使水沸腾。微波作用深度为2～3.5厘米，食物大小一般不宜超过5厘米。陶、瓷、硬纸、塑

料薄膜、玻璃等容器均可作为微波加热器皿，它们本身不受热。铁、铝、不锈钢等金属及某些含有一层金属膜的非金属容器，反射微波，引起火花飞溅而使器皿变热，所以不能用以加热食物。

即热饭盒没有微波炉可能破坏食物营养成分、生成有毒物质以及对操作人员产生危害的缺点，但是使用者很少。饭盒底部有两层，一层存放水，另一层存放镁和铁的混合物（图3-5）。使用时打开隔离层，即发生以下反应：$Mg+2H_2O \xrightarrow{\hspace{1cm}} Mg(OH)_2+H_2\uparrow$（放出热量）。

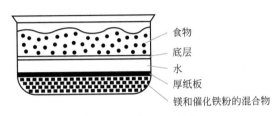

图3-5　即热饭盒的结构

3.4.1.3　影响烹饪效果的因素

熟练的厨师操刀，把整块的瘦肉飞快地切成丝，多长、多宽、多厚，都有一定的分寸，均匀、整齐。不同的菜，块是块，丝是丝，片是片，斜刀，连花，都有讲究。在炉灶上，厨师掌握火候，争分夺秒，几翻、几颠、几铲，都恰到好处。烧、煮、爆、炒，各是各味。该"嫩"的要嫩，该"酥"的酥透，该"脆"的松脆。"不到火候不揭锅。"在烹调过程中根据原料性质、加工形状、环境条件、烹调方法、菜肴质量要求以及饮食习俗，确定火力大小及成熟时间长短的方法叫火候的掌握（表3-3）。

表3-3　常用火候与效果

名称	形态	颜色	亮度	温度	应　用
旺火（急火）	火焰全部升起	黄白色	光度耀眼	热度逼人	急速烹制菜肴，能使菜肴脆嫩爽口，如爆、炒、烹、氽、蒸
中火（武火）	火焰高而稳定	黄色	光度明亮	有焦灼感	快速烹制菜肴，使菜肴鲜脆软嫩，如炸、熘、蒸
小火（文火）	时而上下跳动	黄红色	光度发亮	热度较高	速度稍慢的烹制菜肴，使菜肴酥软入味，如煎、贴
微火（慢火）	小而时起时落	蓝紫色	光度发暗	热度较小	速度最慢，适合煨、炖

化学反应速率与反应物质比表面积、温度、反应时间以及催化剂都有很大关系。

① 比表面积越大、温度越高，溶解和化学反应速率越快。

a.一块冰糖在水里溶解的速率比一匙绵白糖慢得多。炒菜时用粉盐，炖煮时则用粗盐。炒肉片比炒大块的猪肉快。又比如，块姜出味慢，但"经熬"；指甲片姜味道溢出快，但"不经熬"。

b.同样一匙白糖，在凉水里不如在开水里溶解得快。烧水时，在一个大气压（101325帕）下水开的温度是100℃。炖肉时，烧开后改用文火，维持沸腾。性急用猛火，并不能使肉提前炖熟。若采用高压锅，水的沸腾温度可以升高到120℃以上，这样可以大大缩短炖肉所需时间，此外，还可以将常压下难炖的筋、骨等炖烂。油炒、油炸的温度约200～300℃。油炒比油炸的温度略低一点，但比炖煮的温度要高许多。所以，把肉煮熟焖烂所花的时间要比炒、炸花的时间要多几倍。在油锅里炒肉丝，速率要快，否则会烧焦。在青藏高原的高山上烧开水，温度升到80～90℃时水就沸腾了。这种条件下，炸油饼、做烙饼是可以的，而做米饭需要用高压锅。锅中的温度与炒拌也有关系。炒拌可以使食物受热均匀，但过分炒拌会使锅中的温度降低，而且炒拌多了，食物与空气中的氧接触的机会也多，食物中的维生素C易被氧化而遭到破坏。所以炒拌一下后加锅盖是必要的。

② 反应时间　煮鸡蛋一般以开锅7～8分钟（大个的可煮9分钟）为宜。若煮得太生，蛋白质没有凝固，若煮得太老，蛋白质由松懈变得紧密，两者都影响消化吸收。另外，煲汤时间太长容易破坏食物中的氨基酸类物质，使嘌呤含量增高，营养成分流失。鱼汤的最佳熬制时间在1小时左右，鸡汤、排骨汤一般在1～2小时左右。

3.4.2　避免营养素损失和食物中毒的方法

3.4.2.1　避免营养素损失的措施

（1）菜要先洗后切，洗切得当

菜黏附着泥沙、粪便、病菌等污物。水对污染物有机械冲刷作用和溶解作用。蔬菜先切后洗，水溶性维生素和无机质可通过切口溶解到洗菜水里而损失，而且污物沾染到切口上，更难洗干净。菜切得越碎，冲洗次数越多，浸泡时间越长，水温越高，则水溶性维生素和无机质损失也越多。

同样，对未被霉菌污染的粮食，应尽量减少淘米次数，不要超过三次。

（2）切好即炒，炒好即吃

一般菜要现吃现买，吃新鲜的。洗好即切，切好即炒，菜熟即食，可避免放置过久，营养素遭受损失。

（3）烹法得当

① 不要挤出菜汁　炒菜前先用开水将菜稍煮一下，捞出来挤去菜汁，然后再炒可损失菜中大部分的维生素和无机质。另外炒菜时加水过多，又不吃汤汁时，溶解在菜汤里的维生素和无机质就会损失掉。

② 急火快炒　炒就是在锅内放少量油，用葱、姜、蒜等炸锅，放入主料炒至半熟，再放入辅料和调料炒熟。加热的温度越高，时间越长，维生素损失就越多，特别是维生素C。因此，炒菜时要急火快炒，即用高温、短时间炒。

干炒法对营养素损失较大，除维生素外，蛋白质因受干热而变性，影响消化，降低吸收率，如干炒黄豆等。

③ 与空气隔离　熬粥时盖上锅盖，开锅后改用小火；煮菜时等水开后再把菜下锅，然后盖上锅盖；在汤中加蔬菜应随放随吃，且水面要没过蔬菜。这些措施可以减少营养素随水蒸气挥发以及营养素的氧化。

（4）采取保护营养素的措施

炒菜时加少量醋对维生素B、维生素C都有保护作用。在烹调时加入适量淀粉，如挂糊上浆、勾芡浇汁。

3.4.2.2　预防细菌性食物中毒的基本原则和关键点

基本原则是防止食品受到细菌污染、控制细菌的繁殖和杀灭病原菌三项，其关键点主要有：

① 避免污染　某些传染性疾病患者不应接触炊事操作。不买和不吃冻伤、发霉、酸馊变质（如胖听的罐头）及未成熟的食品。避免生熟食品接触、经常性洗手、保持食品加工场所清洁，避免昆虫、鼠类等动物接触食品。隔餐过夜的饭菜，食前要回锅加工。有异味、变质的剩米饭不能再吃，也不能掺入面粉中发面食用。

② 清洗和消毒　对接触食品的所有物品应清洗干净，凡是接触直接入口食品的物品，还应在清洗的基础上进行消毒；尽量少生吃，尤其是不生

吃水产品，一些生吃的蔬菜水果也应进行清洗消毒。

③ 控制温度和时间

a.如加热食品应使中心温度达到70℃以上。食品要烧熟煮透，肉块要小，防止外熟里生。储存熟食品，要及时热藏，使食品温度保持在60℃以上，或者及时冷藏，把温度控制在10℃以下。

b.尽量缩短食品存放时间，禽蛋在食用前必须彻底煮沸8分钟以上，才能杀死内部沙门氏菌。熟食品应尽快吃掉，食品原料应尽快使用完。

④ 控制加工量　食品加工量超过加工场所和设备的承受能力时，难以做到按卫生要求加工，极易造成食品污染。

3.4.2.3　清除残留农药等有害物质的简易方法

（1）浸泡水洗法

水洗主要用于叶类蔬菜，如菠菜、金针菜、韭菜花、生菜、小白菜等。一般先用水冲洗掉表面污物，然后用清水浸泡，浸泡不少于10分钟，浸泡后要用流水冲洗2～3遍。污染蔬菜的农药主要为难溶于水的有机磷类杀虫剂，因此水洗仅能除去部分农药。由于果蔬清洗剂的安全性没有保障，因此建议使用纯碱（大苏打，Na_2CO_3，用量大约1克/升）。纯碱常用于脱脂和去污，特别是热的纯碱溶液。纯碱为强碱弱酸盐，其水溶液由于水解呈较强的碱性（$CO_3^{2-}+H_2O \longrightarrow HCO_3^-+OH^-$），这可中和含有部分酸性基团的农药。小苏打（$NaHCO_3$）的碱性弱得多，不能快速去除农药。

（2）去皮法

可用于苹果、梨、猕猴桃、黄瓜、胡萝卜、冬瓜、南瓜、西葫芦、茄子、萝卜等。这是因为蔬菜瓜果表面农药量相对较多。

（3）储存法

农药在环境中随时间能够缓慢地分解为对人体无害的物质。适用于苹果、猕猴桃、冬瓜等不易腐烂的蔬菜水果。同时不要立即食用新采摘的未削皮的水果。因为冰箱内的温度会抑制果菜酶的活动，无法分解残毒，所以水果蔬菜放入冰箱冷藏后并不能去除残留农药。

（4）加热法

氨基甲酸酯类杀虫剂随着温度升高，分解加快，常用于芹菜、菠菜、小白菜、圆白菜、青椒、菜花、豆角等。先用清水将表面污物洗净，放入沸水中2～5分钟捞出，然后用清水冲洗1～2遍。

3.4.3　食品污染的分类和来源

食品污染的分类和来源见表3-4。食品在生产加工、储运和销售过程中使用的各种工具、设备、容器、包装材料及内壁涂料与食品接触时有可能将有害成分转移到食品中。食品包装容器、材料存在的安全、卫生问题见表3-5。

表3-4　食品污染的分类和来源

分类	有意污染	无意污染
生物性污染	食品工业使用的酵母、霉菌等	致病细菌、霉菌及其毒素；寄生虫（卵）（污染源是病人、病畜及水生物）、病毒；昆虫（粮食中的甲虫、螨虫和蛾类）等
化学性污染	食品添加剂、微波、超高压、各种造假	食物中的有毒成分（加工烹调方法不当）；农药，有害金属，亚硝酸盐；来源于容器、包装材料及环境中的各种污染物
放射性污染	食品辐照处理	环境放射性污染

表3-5　食品包装容器、材料存在的安全、卫生问题

食品容器、包装材料	存在的安全、卫生问题
塑料（PVC、PE、PP、PS、PC、PET、PVDC等）	塑料中未聚合的游离单体及塑料的降解产物；油墨、印染及加工助剂（如增塑剂）；回收材料（有色塑料大多是由回收塑料制成，黑色塑料最差）
橡胶（天然橡胶、合成橡胶）	助剂，如促进剂、防老剂、填充剂等
金属（铝、不锈钢、铁）	杂质，尤其是回收金属的杂质
玻璃	无机盐（主要是二氧化硅）和离子
陶瓷和搪瓷	坯体上涂覆的釉料含有铅、锌、锑、钡、钛、铜、铬、钴等多种金属，当盛装酸性食品（醋、果汁）和酒时，这些物质容易溶出
纸	使用转基因速生树原料和回收原料，工业增白剂和蜡，油墨和颜料，霉菌
复合包装袋	几种原料中毒物的综合

3.4.4　烹饪助剂与食品添加剂

烹饪助剂包括添加剂和佐料。佐料包括烹调时的调料和食用时的辅料。食品添加剂是指为改善食品的外观、色香味以及防腐和加工工艺的需要而加入食品中的少量非营养物质。

3.4.4.1 调料和辅料

调料分油溶性和水溶性两类。前者适于温度较高时炸锅，即放在油中加热释出香味或其他味素，宜先加；后者分子量较小，易挥发，宜后加。调味料的形态则有液体与固体之分，液体调味料主要有酒、醋、酱油等。固体调料有盐、辣椒、葱、姜、蒜、胡椒、花椒、八角、糖、味精等，包括干粉调料姜粉、洋葱泥、胡椒粉等。其中有些调料不仅呈味、赋香，而且有杀菌功能（如醋、蒜）。除上述调味品外，还有一些特殊用途的调味品，如草果、丁香及部分滋补中药。需要注意的是调味品加工过程不同，对人体健康的影响也不同，例如食用醋和酱油可分为酿造和勾兑两种。一般认为按传统酿造工艺制作的更有利于健康。

辅料一般指不直接单独食用，而可用于就餐提味的固体或液体成品，通常熟制。主要有花椒盐、花椒油、辣椒油、葱姜油、清汤、奶汤、高汤、各种酱（如豆瓣酱、炸酱）。辅料通常由多种原料加工而成，例如花椒盐是由花椒500克和盐150克混合拌匀而得。

3.4.4.2 食品添加剂[1]

（1）食品添加剂的分类

常见食品添加剂见表3-6。食品添加剂按其来源可分为天然品和人工合成品。按照使用目的和用途可分为：提高和增补食品营养价值，如营养强化剂；保持食品新鲜度，如防腐剂、抗氧剂、保鲜剂；改进食品感官质量，如着色剂、漂白剂、发色剂、增味剂、增稠剂、乳化剂、膨松剂、抗结块剂和品质改良剂；方便加工操作，如消泡剂、凝固剂、润湿剂、助滤剂、吸附剂、脱模剂；食用酶制剂；其他。

表3-6　常见食品添加剂

类别	食品添加剂名称
酸度调节剂	柠檬酸、磷酸、马来酸、苹果酸、乳酸、酒石酸、富马酸、乙酸
抗结剂	碳酸钙、碳酸镁、氧化镁、磷酸镁、焦林酸钠、无定形二氧化硅、癸酸铝、硅铝酸钠、硅铝酸钾、微晶纤维素
消泡剂	破泡剂：低级醇、山梨糖醇、高级脂肪醇、聚氧乙烯、山梨糖醇。抑泡剂：聚醚和有机硅
抗氧化剂	BHA、BHT、PG、TBHQ、茶多酚、超氧化歧化酶
漂白剂	过氧化氢、过氧化钙、亚硫酸氢钠、亚硫酸钠、低亚硫酸钠、焦亚硫酸钾

类别	食品添加剂名称
膨松剂	碳酸氢钠、碳酸氢铵、硫酸铝钾、葡萄糖-δ-内酯、酵母
胶姆糖基础剂	天然树胶（糖胶树胶、小蜡烛树蜡、达马树脂）、合成橡胶（丁苯橡胶、丁基橡胶）、树脂、树蜡
着色剂	胡萝卜素、叶绿素铜钠盐、二氧化钛
护色剂	硝酸钠和亚硝酸钠
乳化剂	卵磷脂及其衍生物、脂肪酸甘油酯类、有机酸单甘酯类、聚甘油脂肪酸酯类、脂肪酸丙二醇酯类、蔗糖脂肪酸酯
酶制剂	凝乳酶、胃蛋白酶、木瓜蛋白酶、菠萝蛋白酶、淀粉酶、果胶酶
增味剂	味精（l-谷氨酸钠）、l-天冬氨酸一钠、dl-丙氨酸、肌苷酸、鸟苷酸、胞苷酸、尿苷酸、黄苷酸
面粉处理剂	二氧化氯、过氧化苯甲酰、过硫酸铵、碘酸钾、碳酸钙、偶氮甲酰胺
被膜剂	紫胶、石蜡、白油
水分保持剂	磷酸三钠、六偏磷酸钠、三聚磷酸钠、焦磷酸钠、磷酸二氢钠
营养强化剂	氨基酸、维生素、矿物质
防腐剂	山梨酸、苯甲酸、丙酸及其盐、野茉莉提取物、青蒿提取物、鱼精蛋白
稳定和凝固剂	硫酸钙（豆腐）、氯化钙、氯化镁、丙二醇、乙二胺四乙酸二钠
甜味剂	糖类甜味剂：蔗糖。非营养甜味剂：糖精
增稠剂	琼脂、海藻酸及其盐类、卡拉胶、果胶、阿拉伯胶、瓜尔豆胶、明胶
食品香料香精	天然薄荷脑、茉莉浸膏、肉桂油
食品工业用加工助剂	这些物质与食品本身无关，如助滤、澄清、吸附、润滑、脱模、脱色、脱皮、提取溶剂、发酵用营养物质。应在食品中除去，或仅有残留

（2）食品添加剂的安全问题

在20世纪70年代，我国允许使用的食品添加剂只有几十种，20世纪80年代增加到600多种，至2014年增加为2314种（表3-7）。事实上，有些化学物质有多种结构以及复配添加剂的存在，法定可以使用的添加剂至少在10000种以上。

表3-7　我国不同时期许可使用的食品添加剂品种

年份	1970年	1981年	1986年	1991年	2002年	2014年
品种	几十种	213种	621种	1044种	1513种	2314种

食品添加剂虽然用量很少，但长期少量食用对人体可以产生潜在的危害；如果超标准用量，可能产生急性中毒。有的自身毒性虽低，但由于与

食品成分或不同添加剂之间的相互作用，就有可能生成意想不到的有毒物质。特别是由于儿童的免疫系统发育不成熟，肝脏解毒能力较弱，极易对添加剂产生过敏反应。因此对儿童等特殊人群使用添加剂时更应该慎重。另外，长期食用含有大量添加剂的食物，味蕾受到高强度味道的刺激，会变得麻木，味觉受到损害，等到变得"食不甘味"，饮食的乐趣也就完全丧失。

我国在使用食品添加剂时存在的主要问题见表3-8。

表3-8　我国在使用食品添加剂时存在的主要问题

问题	"问题"添加剂	"问题"食品举例
使用化工原料或者废旧垃圾原料	① 三聚氰胺、滑石粉、甲醇；塑化剂、硼砂、工业油、工业盐；甲醛、吊白块、硫黄、水杨酸及其盐类、荧光增白剂；工业色素（如苏丹红、盐基性芥黄、盐基性桃红精）。 ② 医院用过的石膏、皮革明胶	① 牛奶中三聚氰胺冒充蛋白，在面粉里添加滑石粉以增白增重；用塑化剂加工饮料，以工业油加工大米和炒瓜子，洗衣粉炸油条；在瓜子里添加有毒香料；做红——用硫黄熏制出红辣椒、红山楂片，用甲醛拌制出红香肠，用涂料红色浆调出橘子水。 ② 医院用过的石膏做豆腐、用皮革明胶制作酸奶，头发酱油。 ③ 毒药灌菜根、尿素泡豆芽
使用非食品级原料	使用工业级原料	食盐用工业级碘酸钾和亚铁氰化钾，面制品中使用工业级碳酸氢钠
掩盖原料缺陷或者改变商品属性	防腐剂、色素、甜味剂	① 色素、香精加水生产各种饮料、红酒，劣质肉干肉脯中加入色素和防腐剂掩盖其腐败。 ② 牛肉精、羊肉精等将猪肉或者鸡肉变成牛肉或者羊肉
超范围使用	合成色素、防腐剂、甜味剂	肉制品（合成色素，苯甲酸防腐剂），豆制品（苯甲酸），炒货（石蜡，矿物油），乳制品（山梨酸防腐剂，二氧化钛白色素），葡萄酒（合成色素及防腐剂）
超限量使用	面粉处理剂、色素、防腐剂、漂白剂、糖精、甜蜜素	果汁饮料（糖精钠和甜蜜素），蜜饯（糖精钠，甜蜜素，色素，防腐剂），酱腌菜（苯甲酸钠防腐剂，糖精钠，甜蜜素），黄花菜（焦亚硫酸钠超标100倍），肉类（硝酸盐和亚硝酸盐），血燕（亚硝酸盐超标几千倍）
使用已禁添加剂	过氧化苯甲酰、溴甲酸	面粉、各种面制品
标识不明确	合成色素、防腐剂、甜味剂	冷饮，果冻，乳制品，食用油

（3）消费提示

要说"现代食品生产离不开食品添加剂"是不恰当的，但是现实中不含食品添加剂是很难做到的。有些食品上标有"不含防腐剂"给人们造成"不含食品添加剂"的错觉。即便是真的不含防腐剂，也可能含具有防腐功能的抗氧化剂、保鲜剂、着色剂等，此外，还可能有其他色素、甜味剂等食品添加剂。

消费者在购买时要认清"原色"食品才可购买。颜色浓艳夸张或异乎寻常地光亮和雪白的食品，都可能有问题。例如本来偏黄色的牛百叶，变得很白净；又如竹笋、雪耳、粉丝、腐竹、米粉、海蜇等的外表过于雪白透亮。

3.4.5 调味

3.4.5.1 调味的意义

调味，就是通过调味品增加食品的鲜美味道并去除异味，并突出菜肴的特色。如川菜的最显著特征是麻、辣、鲜，其原因就是常用辣椒、花椒、胡椒调味。又如食物中的脂肪在烧煮时，会发生部分水解，生成酸和醇。当加入酒（含乙醇）、醋等调料时，酸和醇发生酯化反应，生成具有芳香味的酯。酒和醋还能去除肉类和鱼类中的腥气。鱼类腥味来源于鱼身上存在的甲胺及其同系物二甲胺、三甲胺，其中以三甲胺为最多。这三种胺均呈碱性，且易溶于乙醇。煮鱼时加酒，能使三甲胺等溶于乙醇并随加热挥发逸去，加醋则可中和腥味物质的碱。如果调味不当，菜肴如同嚼蜡，如果调味得当，极平常的原料会变得美味可口。

3.4.5.2 调味的基本方法

（1）五味调和，比例恰当

指麻味、辣味、咸味、甜味、鲜味五味和谐，调配适当。辣味不够，添加一点豆瓣、干辣椒，不麻再添点花椒，味道咸了加点冰糖。

（2）调味的变化是因人、因时、因物和因地而异

因人因时，善调众口。因人而异，灵活调味；因时变化，适当调整。调味因人而异，如有的食客喜欢强刺激，越麻越辣越好，有的食客追求温柔一点，麻辣味点到为止。人的口味往往随季节转变而变化，比如：冬季偏爱味浓味厚，夏季则喜欢柔和一点。因此调味应因时而异。

（3）根据调味品特征，正确烹调

调味品的添加顺序是以渗透力强弱为尺度的。渗透力强的后加。炒菜时，应先加糖，随后是食盐、醋、酱油，最后是味精。如果顺序颠倒，先放了食盐，便会阻碍糖的扩散，因食盐有脱水作用，会促使蛋白质的凝固，使食物的表面发硬且有韧性，糖的甜味渗入很困难。同理，在煮豆、烧肉时，如果加盐过早，一方面汤中有了盐分，水分难以渗透到豆类或肉里去；另一方面食盐使豆或肉里蛋白质凝聚，变硬。这两方面都使豆或肉不易煮烂。

调味必须充分利用调味品的挥发性。调味品中辣椒、花椒、大蒜、老姜具有挥发作用。如果加热时间不够，就产生不了辣味、麻味和香味，如果加热时间过长会使调味品的挥发物质逐渐挥发掉，到时味感不够。另外，没有香味的调料（如食盐、糖等）可在烹调中长时间受热，而有香味的调料不可以，以免香味逃逸，味精的主要成分为谷氨酸钠，受不了烹调的高温，只能在最后加入。

3.4.6　饮食文化与风味化学

所谓风味，就是指一定地区的食品特色（图3-6和表3-9）。各种风味往往由一类特征呈味体现，例如湘菜的辣、川菜的麻、晋菜的酸、粤菜的甜。任何风味的形成必有某种特产的依托，如粤菜中的猫、蛇，湘菜中的犬、

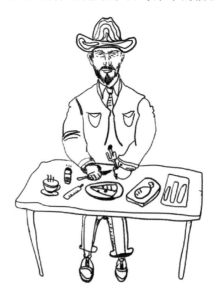

图3-6　西方人的饮食方式：左手拿叉，右手拿刀

表3-9 中西方饮食习惯和文化比较

比较项	中 国	西 方
饮食观	① 重视味道和平衡膳食。 ② 以热食、熟食为主，用较多油热炒（营养破坏较多，油烟大）。爱加醋、姜、蒜、葱、辣椒等佐料，能起杀菌、消脂、增进食欲、帮助消化等作用。 ③ 以植物性食料为主。主食是五谷，辅食是蔬菜，外加少量肉食。喜豆制品。喜食粗粮。食材广泛，营养丰富且均衡，但少数人崇尚吃野味，容易得病	① 重视营养。 ② 多生吃蔬菜，营养好但容易中毒。不吃动物的内脏和头，但吃肉类、动物油和黄油多，很少吃豆制品。做菜时食油用得较少，并且喜欢清蒸菜肴（营养破坏较少）。但偏爱精白粉等细粮，浪费营养素
烹调法	① 重和合。 ② 饮食习惯丰富多彩，各地都有特色。 ③ 重视"五味调和"。几乎每个菜都要用两种以上的原料和多种调料来烹制。特别强调随意性，原料、刀工、调料、烹调方法的多样化	① 重分别。 ② 几乎千篇一律，差异甚少。 ③ 正菜中鱼就是鱼，鸡就是鸡；即使是调味的佐料，如西红柿酱、芥末糊、柠檬汁、辣酱油，也都是现吃现加。烹调过程讲究规范。厨房备有天平、量杯、定时器，调料架上有几十种调味料瓶，像个化学实验室
饮食方式和餐桌布置	① 圆桌，聚餐制。重视血缘亲属关系和家族家庭观念。菜名多富吉利色彩，席间互说祝福话，餐毕往往心情愉快，心弦放松。冷拼热炒摆满桌面，多道菜同时下肚。 ② 饭后、迎客都沏一杯热茶。饮茶能减低血中胆固醇含量。餐后吃水果。 ③ 过节大吃大喝	① 长桌。奉行分餐制，安全卫生。各点各的菜，各取所需。一道菜吃完后再吃第二道菜，前后两道菜绝不混吃。 ② 饭后再加一份甜食（容易长胖）。喜喝咖啡，却有可能提高血脂并刺激心脏。 ③ 过节或请客不喜欢暴饮暴食
餐具	筷子，简单、经济、方便，锻炼肌肉、关节和大脑	刀、叉

鸡，东北的鹿及其他野味等。从化学的角度来讲，主要涉及：a.味感，味感的实质、定量化，味征的选择和灵敏性；b.呈味物，为何一类物质呈特征味，该物的分子结构，如官能团、母体、尺寸、极性、构象及在体液中的形态有何特征；c.反应，呈味物在体内的化学反应类型和机制等。

习题（选择题为单选题）

1.简述燃烧的化学原理及灭火的原理与方法。

2.为什么在车内开着空调睡觉可能导致死亡？

3.食品发生哪些变质及其变质的原因是什么？食物储存主要有哪些方法？化学法保鲜或储存的方法主要有哪些？

4.试述食品抗氧化剂和脱氧剂的区别。

5.请你说出马王堆汉墓女尸2000年不腐的秘密。

6.一老太太到商店买饮料，小姐推销：我们这种果汁不含任何防腐剂和色素，最适合您这样的年纪。老太太却道：我这个年纪，最需要的就是这两种东西了。请问：活的生命体、死的生命体和金属的腐蚀与防护有何异同？吃食品工业的防腐剂、抗氧化剂对人体健康有利吗？

7.相对生食，熟食有什么意义？为什么说吃生食和未熟透的食物一定要慎重？

8.常用烹饪助剂有哪些？各有哪些特点？

9.明矾是食品的膨化剂，写出明矾与小苏打反应的离子方程式。

10.厨房的两个调料瓶中都有些白色固体，只知它们分别是精盐（食盐）、碱面（纯碱）中的某一种，请您利用家庭现有条件，用两种方法把它们区别开来（简要写出步骤、方法、现象和结论）。

11.用废旧书报包装食品，会引起食品污染，这是由于印刷书报的油墨中含有（　　　）。

A.汞化物　　　　　　　　B.砷化物

C.铜盐　　　　　　　　　D.铅

12.用作食品袋的塑料应是无毒的，这种塑料袋的原料是（　　　）。

A.聚氯乙烯　　　　　　　B.聚乙烯

C.电木　　　　　　　　　D.尼龙

13.下列食品添加剂，不属于防腐剂的有（　　　）。

A.苯甲酸　　　　　　　　B.甜蜜素

C.山梨酸　　　　　　　　D.对羟基苯甲酸酯

14.请你指出下面这些说法的错误：

（1）昨天实验室里的金属钠着火了，为了灭火，实验室的水都快用完了。

（2）昨天，我猛甩一瓶盐酸，谁知用力过猛甩成了盐和酸，太好了！厨房里的调味料暂时不用买了。

（3）知道为什么蒸馒头要放纯碱吗？因为纯碱水解生成烧碱，这样就能把馒头烧熟了。

参考文献

[1]　叶永茂.食品添加剂及其安全问题.药品评价，2005，2（2）：81-90.

04

第4章
酒、饮料与健康

　　经过定量包装的，供直接饮用或用水冲调饮用的，乙醇含量不超过质量分数为0.5%的制品都属于饮料，但不包括饮用药品。按照"饮料通则"（GB/T 10789—2015）的分类，我国饮料可分为：饮用水类饮料、果蔬菜汁类及其饮料、蛋白饮料、碳酸饮料（汽水）、运动饮料、茶类饮料、咖啡类饮料、植物饮料、谷物类饮料、固体饮料等10大类。饮料的种类很多。本书主要讨论六类常见饮料：水、豆浆、奶、酒、茶、咖啡及可可、碳酸饮料和果蔬汁饮料。

4.1　中国饮料的发展简史

（1）中国是世界上最早酿酒的国家之一

　　早在新石器时代，中国人就掌握了发酵酿酒的技术。白酒一类的蒸馏酒是我国首创的。商代中国就出现了啤酒，而且其酿造工艺更接近于现代啤酒：先是浸麦，以促使发芽，然后浸渍，再加入米饭使其发酵。在中国，最晚于公元前2世纪便有人饮葡萄酒。公元52年左右，中国人就掌握了冰冻提取酒精的技术，从而发明了白兰地。中国人在拥有先进的造酒技术的同时，也发展了璀璨的酒文化。

（2）豆浆和茶都有很多保健作用

　　① 豆浆　由豆类特别是大豆制成。豆浆是豆腐的前体，豆浆是大豆经过浸泡、磨浆、过滤、煮沸等工序加工而成的液态制品。在韩国，豆浆又被称为"豆乳"。大豆有着广泛的用途，既可加工成各种食品，诸如传统豆制品、豆油和新兴的大豆蛋白制品等，也可用作饲料和工业原料。中医认为，服食黄豆可令人长肌肤、益颜色、填精髓、增力气、补虚开胃，是适宜虚弱者食用的补益食品。这是因为大豆含有较全面且丰富的营养成分。此外，大豆中的皂苷和异黄酮有抗氧化、降低血脂和血胆固醇的作用。大豆对土壤和气候适应范围很广，而且还能固氮。黄豆植株和黄豆见图4-1。

　　② 茶　无酒精兴奋饮料主要包括茶、咖啡、可可。茶叶的历史比咖啡、可可悠久，饮茶人也多于喝咖啡、可可的人。三者都含有多种生物碱。可可由于能增肥和可能引起某些儿童疾病而被当代人所忌用，咖啡因对人体也有不良反应，而茶叶的不良反应则小得多。

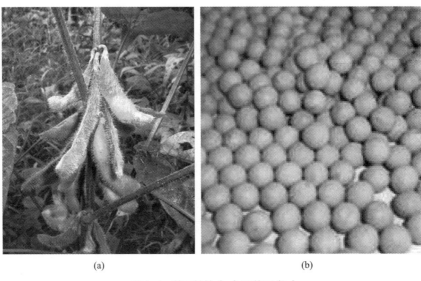

(a)　　　　　　　　　　　(b)

图4-1　黄豆植株（a）和黄豆（b）

茶起源于中国。茶叶，又名苦茶、茗、芽茶等，为山茶科植物茶的芽叶。茶叶的主要保健作用是：助消化、解油腻、治疗便秘、利尿、预防龋齿、调节免疫、抗辐射。"神农尝百草，日遇七十二毒，得茶而解之"，茶最早就是以具有解毒功效而被发现的。17世纪后期，中国饮茶习俗和茶的保健知识一同传入欧洲，当时茶是在药房里销售的，而且价格昂贵。茶叶大约在2000年前作为饮料开始被饮用。茶还是一些游牧民族不可缺少的副食。每天饮茶3～5杯，基本上可以满足人体对维生素C的需求。这在缺乏水果和新鲜蔬菜的情况下尤为重要。唐代陆羽著《茶经》，对茶叶栽培、茶叶加工及饮茶艺术、茶道原理作了系统介绍。西湖茶园和龙井茶见图4-2。

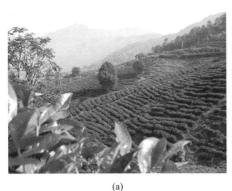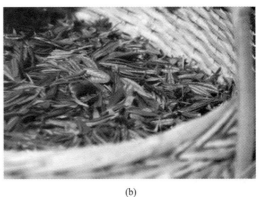

(a)　　　　　　　　　　　(b)

图4-2　西湖茶园（a）和龙井茶（b）

（3）其他饮料

中国人有着很多有益健康的饮料，例如，早在帝禹时代就有"帝台之浆"饮料，参阅上海辞书出版社的《经典图读山海经》一书。

4.2 酒的成分、作用及类型

所谓酒，就是指含酒精（乙醇）的饮料。乙醇是一种无色透明、易燃、易挥发的液体，具有特殊的芳香味，能与水及大多数有机溶剂混溶，因此可以调制成各种浓度。酒的度数表示酒中乙醇的体积分数。标准酒度是指20℃条件下，每100毫升酒液中所含纯酒精的体积（毫升），如50度的酒，表示在100毫升的酒中，含有乙醇50毫升。西方国家常用proof表示酒精含量，规定200proof为酒精含量100%的酒。如100proof的酒则是含酒精50%。通常可按酒精含量将酒饮料分为高度酒（酒精含量在40%以上）、中度酒（酒精含量在20%～40%之间）和低度酒（20%以下）三大类。白酒度数最高，啤酒度数最低，啤酒度数通常为3%～5%。根据酒的商品特性，则可将酒饮料分为白酒、果酒、黄酒、露酒和啤酒五类。根据酒的酿造工艺又可将酒分为发酵酒、蒸馏酒和配制酒三类。

酒的主要有益作用有：①刺激作用。加速血液循环，扩张血管，有温热感，可提高抗冻能力。②药用功效。如减轻疼痛、促进睡眠和镇静作用。酒可用来配制各种药酒和滋补酒，起到医治疾病、强身健体、延年益寿等作用。③调味和营养作用。如去腥（溶出其成分并助其挥发）、赋香（与各种有机酸作用生成酯）、助消化（酵母、维生素及溶解其他食物中的营养素），以酒佐餐，有开胃之功效。④精神与文化作用。少量饮酒不仅可以增加食欲，而且兴奋神经和精神，因而产生精神愉快、心理高兴的感觉，还有助于解除疲劳，恢复体力。节假日饮酒，可增添喜庆欢乐、平和安详的气氛，还能促进人际交往。

4.2.1 常见酒的介绍

4.2.1.1 烈性酒

烈性酒均为蒸馏酒，以保证足够高的乙醇含量，其中最高者为美国伊州的"永不醉"酒，达95°。通常用含糖的食物如谷物、薯类等为原料，煮熟后在温度为24 ~ 29℃时发酵。此时糖酵解为乙醇，发酵产物称为麦芽浆，再经压汁（其固体的称为酒糟）、蒸馏（温度应介于78 ~ 100℃之间）、陈化和勾兑而得。有些酒新蒸出时因含某些芳香族物质而涩口，通过陈化步骤可改变其味道，使难闻的酸和杂醇油作用生成香酯。在木桶中陈化数年，醇香味更浓，也可用活性炭吸附除去异味。

白酒从香型上可分为5类：清香型，以山西杏花村汾酒为代表；浓香型，以四川泸州老窖特曲为代表；酱香型，以贵州茅台酒为代表；米香型，以桂林三花酒为代表；其他香型又称兼香型，如贵州的董酒、陕西的西凤酒等。中国名酒主要有：

① 贵州茅台　以高粱、小麦为原料，系酱香型白酒。采用多次加曲、多次摊晾、多次堆积、多次发酵，取酒后精心勾兑，再经3年以上储存陈化（用坛密封埋在地下数年，取出分装）。

② 山西汾酒　系高粱酒。其再制品竹叶青即以汾酒为基酒，配砂仁、当归、竹叶等10多种名贵中药材和纯净冰糖泡制而成。

③ 四川五粮液　用高粱、大米、糯米、玉米、荞麦等5种粮食按一定比例混合，以小麦制成的曲药为糖化发酵剂，储于老窖内发酵后蒸馏出的大曲酒。特点是发酵周期长，储存老熟再勾兑。

④ 陕西西凤酒　以高粱为原料，大麦、豌豆做曲，配以著名的柳林井水，用土窖固态续楂法发酵14天，蒸馏后经酒海储存3年以上，精心勾兑而成。特点是"回味愉快，不上头，不干喉"。

⑤ 江苏洋河大曲　用高粱为原料，以小麦、大麦、豌豆培养的大曲为糖化发酵剂。酒厂内有1000年古井"美人泉"，水质纯正，含有一种能产生窖香前驱物质的杆菌（芽孢杆菌）的红色黏土作发酵池，有此好水好土，从而使酒香甜兼备。

其他还有许多极富特色的佳酿，如四川的剑南春、泸州大曲，安徽的古井贡酒，贵州的董酒，江苏的双沟，北京的二锅头等。

外国名酒主要有：爱尔兰的威士忌，俄罗斯的伏特加，法国的白兰地，美国的杜松子。

4.2.1.2　低度酒

用葡萄、大麦、稻米等原料，经发酵、澄清（不经蒸馏）、加工制得的乙醇含量较低的酒。主要有葡萄酒及各种果酒、啤酒、甜酒。

（1）葡萄酒及各种果酒

葡萄酒的制法是先制作果汁（如把鲜葡萄放入"去梗压碎机"提取待发酵的汁），然后用二氧化硫处理，杀死不需要的野酵母。把酵母菌株培养基加到发酵罐的葡萄汁中，使糖分转化成酒。加胶或蛋清作为澄清剂并滤去悬浮物质（自制葡萄酒用虹吸法减少悬浮物质也很方便）即可供饮用。也可用陈化法去掉涩味。葡萄酒的主要品种如下。

中国的丁香葡萄酒。用藏红花、丁香等中药和葡萄鲜汁发酵制成，可滋阴补脾、健胃驱风、舒筋活血、益气安神，尤其适宜妇女饮用。

外国名酒有：法国的波尔多葡萄酒，美国的香槟酒，意大利红葡萄酒，法国苹果酒，希腊的树脂酒。

红酒是酒类中造假较多的一种，尤其是高档红酒。例如拉菲洋酒98%是假的。2010年12月23日，据央视《焦点访谈》报道，一些葡萄酒厂家，用酒精掺添加剂、香精、色素等调制后做成假冒葡萄酒，有的甚至根本不含一点葡萄原汁。

（2）啤酒

啤酒的制作是使麦粒发芽后去根粉碎，加入碎米（以增加糖分）煮熟制成麦芽浆，由麦芽中的酶使淀粉转化成糖。过滤后将所得糖汁与啤酒花共煮，随后用酵母发酵。将澄清后的发酵麦芽汁过滤即得啤酒。啤酒有浓厚的香味和宜人的苦味。

啤酒主要有：青岛啤酒、德国白啤酒、美国黑啤酒、日本清酒（又称稻米酒，酒精含量达14%～16%，相当于葡萄酒，超过大多数啤酒，且不加碳酸饱和，适于热饮，而其他啤酒则宜为冷饮）。

（3）甜酒

以糯米或其他糖源为原料制成的含糖、有机酸、蛋白质、维生素、酵素、香料以至药料的甜味饮料（乙醇含量通常不超过10%），富有营养，适于易醉酒者饮用。

甜酒的制法通常是：将糯米1000克泡软蒸熟成较干而稍硬的饭后，置于铝盆或竹筲箕中，用冷水冲透且不黏为止。然后将碾成粉状的酒曲（酵母），酒散拌匀于糯米饭中，盛于瓦缸或小碗中（因发酵时会膨胀，故不要装满），于中心处挖一小洞，密封，置于暖处（如暖气片上或覆盖棉被，29～32℃）24小时，即可成为甜酒酿直接食用或加工，冷热均可饮。

我国有名的甜酒很多，主要有湖南长沙的甜酒、浙江绍兴的黄酒、纳西族摩梭人的苏浬玛酒、福建龙岩的沉缸酒、福建福安的密沉沉和各类蜜酒等。

4.2.2 乙醇代谢与酒精中毒

4.2.2.1 乙醇代谢

乙醇对蛋白质具有变性作用，因此在生命体中存在极少。除非是在生命完结以后得以生成。正常人的血液中仅含有0.003%的酒精，血液中酒精的致死剂量是0.7%。

当乙醇进入机体后，像水一样，不需要经过消化步骤，即开始发生吸收。饮酒后几分钟，酒从肠胃转入血液后迅速分布至全身各部。0.5～3小时后，血液中的乙醇浓度可达到最高。空腹饮酒比饱腹饮酒的吸收率要强得多，这是因为胃内有食物可以稀释酒精。90%以上的乙醇在肝中代谢，其次是肾。人体对乙醇的清除速率约为0.1克/［千克（体重）·小时］，成人每小时可清除乙醇6～7克（100%乙醇7～9毫升）。大多数成人乙醇致死量为250～500毫升，或5～8克/千克。肝脏有问题的人及酗酒者的肝脏对乙醇的氧化分解能力下降。乙醇分解需要消耗比较多的维生素B_1。所以，经常饮酒者，需要更多地食用含维生素B_1比较丰富的食品。否则，就可能引起酗酒性脚气病。

4.2.2.2 急性酒精中毒与酒量

酒精中毒分为慢性酒精中毒和急性酒精中毒两种：短时间内大量饮酒引起急性酒精中毒，长期持续饮酒可造成慢性酒精中毒。酒精中毒可造成酒精依赖。乙醇对正在发育的细胞影响很大，所以孕妇和乳母及婴幼儿、儿童和少年不宜饮酒。对于从事需要高度集中注意力工作的人，工作前和工作时，也不宜饮酒，特别是机动车驾驶员。酒精中毒不仅造成饮酒者本人身体、精神、物质方面的损害，更不幸的是危害社会。例如，影响正常工作，犯罪、交通事故、家庭矛盾增加等。酒精中毒无有效解酒药。饮酒的原则是：少则有益，多则伤身。

（1）急性酒精中毒

① 急性酒精中毒的表现

a.兴奋期　血液酒精浓度0.5～1克/升。饮酒者多数表现为面色发红，这是源于酒精对血管的扩张作用，但也有人因为血管收缩而表现为脸色苍白。心理上的感觉是精神兴奋、说话做事顾虑减少。

b.失调期　血液酒精浓度 1.5 ～ 2 克/升。醉酒者在动作方面表现为行动笨拙，身体平衡难于保持，出现行动蹒跚，举步不稳。在思想意识方面表现为反应迟钝、语无伦次、含糊不清等。

c.昏睡期　血液酒精浓度 2.5 ～ 4 克/升。神经被麻醉，记忆力丧失。表现为颜面苍白、肌肉失调明显、皮肤湿冷、瞳孔扩大、大小便失禁、脉搏加快、呼吸缓慢而有鼻声。

d.死亡　血中酒精浓度在 4 克/升以上，昏迷，完全失去意识，出现呼吸、循环麻痹而危及生命。

② 急性酒精中毒的处理　轻度醉酒者一般不需治疗，经过昏睡后即可自愈，不过在血管扩张期，需对身体保温。如果醉酒者有吞咽动作时，可以给醉酒者灌饮盐水、糖水、醋或 10% 的碳酸氢钠溶液。若醉酒者已经丧失吞咽功能，呈昏迷状态，则应该立即送医院抢救。

为什么醋能解酒？因为：酒（乙醇）＋醋（乙酸）──→乙酸乙酯＋水，反应结果生成酯，从而起解酒的作用。

醉酒醒后状态为：头痛、头晕、恶心、乏力、震颤；重者酸碱平衡失调、电解质紊乱、低血糖、肺炎、急性肌病。

（2）酒量

一个人的酒量大小，和喝酒脸红脸白没有关系，靠的是人体肝脏内的乙醛脱氢酶。人体内这种酶越多，活性越高，酒量就越大，反之则越小。经过长期锻炼后，这种酶的活性升高，这也就是酒量可以练的道理。中国人中，七成属于一般酒量，两成属于大酒量者，还有一成不胜酒力。一个人喝酒脸红，那是因为其脸上的毛细血管比较浅，酒精进入体内后，迅速地扩张了脸上的毛细血管。而有些人喝了酒面不改色或者越喝脸越白，那是因为其脸上的毛细血管比较深。

4.2.2.3　白酒中的有害成分

白酒中的有害成分主要有：甲醇、醛类（主要是甲醛、乙醛和糖醛）、杂醇油、铅、氰化物等。白酒中的醛类主要是在发酵过程中产生的。其中甲醛的毒性最大，经常饮用含乙醛高的酒容易成瘾。杂醇油虽是白酒的重要香气成分之一，但杂醇油的中毒和麻醉作用均比乙醇强，使饮用者头痛、头晕，所谓的饮酒上头主要就是因为杂醇油的作用。杂醇油在人体内氧化速度很慢，停留时间长，故容易使人长醉不醒。白酒中的氰化物主要与原料有关，如用木薯或野生植物酿酒，在酿造过程中分解为氢氰酸。氰化物有剧烈的毒性，饮用者轻者中毒，重者死亡。

为了防止工业酒精被用来制作饮料，往往刻意加入甲醇等物质，故又称变性酒精。工业酒精含有的甲醇、杂醇油、铅等有害物质含量远远高于饮用酒。用工业酒精勾兑而成的假酒，饮后引起人体甲醇急性中毒，很快便出现呕吐、头晕、双目失明等症状，甚至死亡。

当前白酒造假主要是兑水，因此可能出现常喝假酒者过量饮用度数高的真酒而导致中毒的情况。

4.2.3 中国的酒文化

酒在中国古代是维持社会机器正常运转的"润滑剂"。但凡国家庆典、祭祖敬神、婚丧嫁娶、生儿育女、迎来送往，几乎都要喝酒。

酒是灵感的诱发剂。古今不少诗人、文豪、画家、书法家，都与酒结缘，因酒而兴致勃发，才思陡涌，下笔有神，酒酣墨畅。最著名的有李白"唯有饮者留其名""五花马，千金裘，呼儿将出换美酒"的豪爽大气，"举杯邀明月，对影成三人"是和好朋友在一起时的放荡张狂，最后李白也是在"将进酒，杯莫停"的醉态中坠湖而亡。杜甫诗《饮中八仙歌》道："李白斗酒诗百篇"，极写酒对催发李白诗兴、诗才的神异力量。

4.3 蛋白类饮料——豆浆、奶及其制品

4.3.1 黄豆、黑豆和绿豆

豆类是豆科植物的种子，根据其营养素组成而分为两类：①以含蛋白质、脂肪为主的大豆；②以含蛋白质和糖为主的各种杂豆。人们食用的大多是大豆及其制品。

（1）黄豆

大豆含有35%～40%的蛋白质，是肉类的2～3倍。大豆蛋白的氨基酸组成接近人体需要，且富含谷类蛋白较为缺乏的赖氨酸。大豆含脂肪15%～20%，1.6%左右的磷脂（卵磷脂占27%，脑磷脂占23%）。含糖25%～30%，其中食物纤维12%，可溶性糖和淀粉约13%。大豆含有较多

的钙、磷、钾、铁等无机盐，维生素B_1、维生素B_2、维生素B_5的含量都明显高于大米、玉米等谷类食物。

（2）黑豆

黑豆又名乌豆，气味甘、平、无毒，有解表清热、滋养健血、补虚黑发的功效。在古代很多医书中，还记载了黑豆可以"驻颜、明目、乌发、使皮肤变白嫩"等内容。宋朝苏东坡就曾记述，当时京城内外，少男少女为了养颜美容而常服食黑豆。黑豆蛋白质的含量比黄豆高，占49.8%。黑豆中含有胰蛋白酶抑制因子、血球凝集素、尿素酶、皂苷等多种抗营养因子，而且与黄豆相比，黑豆种皮厚，外层又有腊质，富含苦味素，苦涩味浓重，适口性不佳。因此，黑豆主要在草药和饲料中使用。随着黑色食品市场的风靡，作为黑色食品（黑豆、黑米、黑芝麻、黑荞麦、黑木耳、发菜、乌鸡、黑加仑、海带等）之一的黑豆，因其具有药食两用性，而备受关注[1]。

（3）绿豆

绿豆又称交豆、青豆子等，性味甘、凉、无毒。绿豆具有清热解暑、利水消肿、润喉止渴、明目降压等功效，可以治疗暑日发热及伤于暑气的各种疾病，各种水肿，各种食物中毒和里热腹泻及丹毒、痈肿、痘疮等病症。由于绿豆适口性好，易消化，是人们十分喜爱的饮食佳品。绿豆可以做绿豆粥、绿豆汤、绿豆米、绿豆饭、豆沙馅、绿豆糕、生豆芽菜，还可以做凉粉、粉皮、粉丝、冷饮等，也是酿制名酒的好原料[2]。

4.3.2 豆浆

黄豆蛋白质是比较难消化的。而且，豆中还含有胰蛋白酵素阻碍剂和凝血素，前者阻碍胰蛋白酶分解蛋白质成氨基酸，后者则可使动物的红细胞凝结，它们均须加热以除去其活性。豆制品，既除去了大豆内的有害成分，又使大豆蛋白质消化率增加。鲜豆浆和豆腐的消化吸收率高达90%～95%，远高于干炒大豆（48%）和煮大豆（65%）。

卤水点豆腐中的卤水指的是$MgCl_2$，它是制作豆腐的凝固剂。除此之外，硫酸钙、葡萄糖酸内酯也是豆腐的凝固剂。值得注意的是：a.镁摄入过多对血液有盐析作用，即镁离子也可能使血液中的一些蛋白质凝固。b.葡萄糖酸内酯不是自然界存在的物质，因此尽管有资料表明该物质毒性很低，但是仍然需要注意。c.一些不法商贩利用医院骨科用过的废石膏作凝固剂。

豆浆的营养价值和安全性在某些方面高于牛奶。原因有两个：①豆浆的蛋白质含量为2.6%，接近牛奶的标准（2.9%或2.3%）。豆浆的钙含量约为牛奶的1/5，但铁的含量是牛奶的25倍，钾的含量也较高。豆浆中不含乳糖，牛奶中含有乳糖。有的人喝牛奶后发生腹胀、腹泻等，是因为肠道缺乏乳糖酶所致，称为乳糖不耐受症。我国多数人缺乏乳糖酶，对牛奶乳糖吸收量最大的是白种人。②绝大多数人都不能掌控牛奶配送中的多个环节，例如挤奶、鲜奶的防腐和运输等。而对于豆浆，如果使用家庭豆浆机，则所有步骤都在饮用者的掌控当中，而且还可以根据需要在豆浆中加入大米、小米、花生等，安全、经济、营养可以兼得。

"一杯鲜豆浆，天天保健康"。由于豆浆营养丰富，每天早上喝250～500毫升豆浆，配之以一块面包、馒头等主食，即可满足营养需要。

4.3.3 牛奶、羊奶及乳制品

奶包括人奶及各种动物奶，乳类的主要品种有牛乳、羊乳。诸奶中以鹿奶最名贵。在实际使用上，一般都是牛乳及其制品。由于饲养时往往加入了大量的激素和抗生素，有时甚至包含转基因成分，对于婴儿来说，母乳是提供营养的最佳膳食，奶粉无法替代母乳。

4.3.3.1 牛奶和羊奶的营养价值

新鲜的牛乳是一种青白色、白色或稍带黄色的不透明液体，稍有甜味。牛奶的相对密度为1.028～1.032。牛奶主要提供优质蛋白质、维生素A、维生素B_2和钙。每100克牛奶含钙120毫克，维生素A 24微克，维生素B_2 0.13毫克。牛奶中铁含量很低，如以牛奶喂养婴儿，应注意铁的补充。乳糖是乳中特有的糖类。

牛奶和羊奶的成分相差不大，但羊奶从中医的角度看，具有一定的保健作用。例如，《本草纲目》对羊奶的评价为：可益五脏、补劳损、养心肺、利皮肤、润毛发、明目润泽；益精气、补肾虚；羊奶性味甘、温、滋补。

4.3.3.2 各种牛奶及奶制品

目前，国内市场上的乳制品可分为液态奶和奶粉两大类。

（1）消毒鲜奶

鲜乳很容易受微生物污染。新挤出的牛奶在4℃下只能够保存24～36小时。生奶需煮沸消毒方可饮用。消毒鲜奶是经过过滤、加热杀菌、高压均质后，分装出售的饮用奶。高压均质是把牛奶中的脂肪球粉碎，防止脂肪黏附和凝结，也更利于人体吸收。牛奶杀菌的热处理分类见表4-1。

表4-1　牛奶杀菌的热处理分类

工艺名称	温度/℃	时间
低温长时巴氏杀菌	62.8～65.6	30分钟
高温短时巴氏杀菌	72～75	15～20秒
超巴氏杀菌	125～138	2～4秒
超高温杀菌（连续式）	135～140	4～7秒
保持杀菌	115～121	20～30分钟

巴氏消毒奶：低温杀菌，保质期较短，一般在48小时以内，其特点是最大限度保存了牛奶中的营养素。所以巴氏杀菌奶只能冷冻销售。

灭菌牛奶：不冷冻而零售的牛奶称为长效奶，加工过程全面灭菌，因此可以在常温下保存（保质期大部分是30天或更长时间）。同时对人体有益的菌种也基本被破坏，营养损失也较大。

（2）酸奶及其制品

指产生乳酸的细菌使牛奶或其制品发酸的黏稠体或液体。因为牛奶中的乳糖已被发酵成乳酸，对"乳糖不耐受症"的人，不会出现腹痛、腹泻的现象。

① 酸奶　鲜奶经消毒、均质、接种，并保温（42～46℃）直到所需要的酸度和滋味，然后冷到7℃以下停止发酵。酸奶分加香、加水果及原汁几种。

② 酸乳酒　包括马奶酒，用马、山羊或牛的奶经酸和乙醇发酵制得。

（3）含乳饮料

含乳饮料的配料除了鲜牛奶以外，一般还有水、甜味剂、果味剂、防腐剂等，而水往往排在第一位。

（4）奶粉

将原汁奶消毒后在真空下低温脱水得到的固体粉末。

（5）其他奶制品

巧克力及加香奶，淡炼乳，浓缩乳，奶油，冰淇淋，麦乳精，酪乳，干酪，凝乳，乳清。

4.3.3.3 牢记"大头娃娃"和三聚氰胺事件教训

　　2003年，安徽阜阳有200多名婴儿陆续患上一种怪病，从出生开始变成四肢短小，尤其是脑袋特别大，即所谓"大头娃娃"（图4-3），随后皮肤溃烂，有10多名婴儿死亡。其原因在于在牛奶中加糖。对于婴幼儿，过多的糖进入体内，会将水分储留在身体中，使肌肉和皮下组织变得松软无力。有的家长专门给孩子买葡萄糖，大可不必。葡萄糖甜度低，用多了又容易超过规定范围，而且孩子还会因其他食物不甜而拒食。

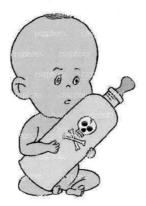

图4-3 "大头娃娃"

　　2008年9月11日，中国政府正式确认三鹿事件。该事件起因是很多食用三鹿集团生产的奶粉的婴儿被发现患有肾结石，随后在中国市场上销售的很多奶粉中发现三聚氰胺。蛋白质平均含氮量为16%左右，而三聚氰胺的含氮量为66%左右。三聚氰胺常被不法商人掺杂进食品或饲料中，以提升食品或饲料检测中的蛋白质含量指标，因此三聚氰胺也被称为"蛋白精"。不过也有人认为引起中毒的不是三聚氰胺，而是尿素。

4.4 茶、咖啡和可可

4.4.1 茶与茶类饮料

4.4.1.1 茶的化学成分及其药用与营养功用

　　新鲜的茶叶含有75%～80%的水。在茶叶的干物质中，蛋白质含量达20%～30%，茶多酚20%～35%，生物碱3%～5%，矿物质4%～7%，维生素0.6% ～ 1.0%。

（1）药理成分[3]

① 茶多酚　茶多酚是一类以儿茶素为主体的多酚类化合物。茶多酚又称为茶单宁。在医学上称之为"维生素P群"。茶叶的色、香、味以及许多重要功效均与茶多酚有关。茶多酚是自然界中最强有力的抗氧化剂之一。茶多酚具有提高机体免疫能力，增强毛细血管的弹性，抗菌、消炎、抗病毒，保护人体内的维生素C，抗辐射损伤等作用。但如为减肥或降低胆固醇含量而服用高剂量茶多酚或饮用超量茶叶时，要考虑到茶多酚可能会影响蛋白质和脂类的吸收。

② 茶素　又称茶碱，是构成茶苦味的主要成分，富刺激性，有提神强心之效，可强化筋骨伸缩功能并有利尿作用，也是吗啡碱、烟碱及酒精的减毒剂。还可中和由于偏食蛋白质或脂肪过多引起的酸。另外，茶叶中的咖啡碱能提高胃液的分泌量，有助消化和降低脂肪。牧区人们常食肉喝奶，故必须饮茶。我国边疆少数民族有"不可一日无茶"之说，唐代《本草拾遗》也有茶"久食令人瘦"的记载。

（2）营养物质

① 维生素　茶叶中维生素C的含量丰富。茶叶中的水溶性维生素与茶叶中的芳香油一起，能溶解臭味物从而除口臭。红茶、乌龙茶因加工中经发酵工序，维生素C受到氧化破坏而含量下降，尤其是红茶，含量更低。

② 微量元素　100克茶叶中含有1660毫克K、10 ～ 15毫克F。茶叶中钾的含量较多，约占无机盐总含量的50%。茶叶中80%的氟可溶于茶汤。若每天饮茶叶10克，则可吸收氟1 ～ 1.5毫克。夏天出汗过多，易引起缺钾，喝茶是补充钾的理想方法。

砖茶是以茶树的粗老叶片和枝条为原料加工成砖块状，专门销往西部少数民族地区的茶类。砖茶的氟含量是普通茶叶的数十倍乃至数百倍。长期饮用含氟量极高的砖茶，必然导致氟中毒。在高氟区，不能饮用浓茶，应饮淡茶，甚至不饮茶。另外，切忌经常饮用砖茶等氟含量较高的茶叶，尤其是不能经常饮用高氟区自产的茶叶[4]。

4.4.1.2　茶的主要品种

根据采制工艺和茶叶的品质及营养价值为主，可划分为绿茶、红茶、乌龙茶、白茶、花茶、黑茶和再加工茶共七大类。根据加工过程中发酵程度不同，分为发酵茶，半发酵茶和不发酵茶。以茶叶的色泽不同而分为红、绿、青、黄、白和黑茶。以茶叶的商品形式而分为条茶、碎茶、包装茶、速溶茶和液体茶。

（1）绿茶、红茶、乌龙茶

① 绿茶　绿茶又叫作不发酵茶，茶色属于绿中带点偏黄色。将采到的茶叶尽快蒸或炒烤（称为蒸青或杀青），破坏酵素（防止酸化发酵作用）和防止变色，再经揉捻和干燥直到爽手为止。原茶成分在绿茶中保存最多。我国的绿茶名品主要有浙江龙井、洞庭碧螺春、武夷铁罗汉、婺源绿茶、信阳毛尖等。

② 红茶　亦称发酵茶。茶叶必须经过杀菁、揉捻、发酵及干燥四个步骤。叶子从原来的鲜绿色转变为红铜色。经过发酵，维生素C几乎全被破坏，但含果糖、葡萄糖、麦芽糖以及游离氨基酸较多，因而富甜、鲜味，其香优雅且有刺激性（含酵素、醇等引起）。其名品有宁州"毛尖"、祁门"樟片"、普洱茶、正山"小种"、印度的阿萨姆、大吉岭红茶和斯里兰卡的"伯爵茶"及英式早茶等。

砖茶是一种红茶。将红茶碎粉或新茶碎末在发酵后趁湿加压制成硬砖状再烘干，饮用时掰下一小块用沸水冲泡。

③ 乌龙茶　界于红茶、绿茶之间，为半发酵茶，先经萎凋（部分发酵），然后杀青（即停止发酵），制得红棕色带绿（绿叶镶红边，色似乌龙）的叶片。其香较绿茶浓而较红茶醇和。大部分的乌龙茶出产于中国福建、台湾两地，主要的有白毫乌龙茶、安溪铁观音及冻顶乌龙茶。

（2）茶饮料

茶饮料是指用水浸泡茶叶，经抽提、过滤、澄清等工艺制成的茶汤或在茶汤中加入水、糖液、防腐剂、酸味剂、食用香精、果汁或植（谷）物抽提液等调制加工而成的制品。茶饮料可以分为两类：①纯茶型饮料。不含任何添加剂，实际占总茶饮料的比例极小。②调味茶，即通常称的冰茶。以茶为基质，再调以糖、酸、风味添加剂等配制而成。这和中国人所讲的"茶"是两个概念，它是由包括茶在内的多种成分调配而成，而且是冷饮。

袋装茶饮料在营养降低的同时加入了大量添加剂，因此不宜多喝。

（3）代茶

一些野生植物的根、茎、叶、花、果实，甚至全株加工制成的可冲泡饮用的"茶"统称为"代茶"。代茶往往具有清凉解毒、润肺止咳、降血压、延缓衰老等保健及药用价值。代茶主要有：

① 国内的代茶　有两类：一类是将某一种或数种保健食品与茶叶拼和而成。如"绞股蓝保健茶""宁红保健茶"等；另一类则不与茶叶拼和，如苦丁茶、金银花茶、杜仲茶、苦丁茶、绞股蓝、银杏茶、菊花茶、牛薯茶、灵芝茶、红玫瑰花茶、白藤茶、甜菊茶、鱼腥草茶、橄榄茶等。

② 国外的代茶　马黛茶，产于巴西，是一种刺激性饮料。由南美的马黛或冬青的干叶仿茶叶加工法制得，含咖啡因。

4.4.1.3　茶文化

所谓茶文化主要指饮茶的方式和习惯。如日本的茶道，具有一整套饮茶的礼仪和体制，讲究将茶放在精美的陶器中煮后取汁饮用。人们饮用茶叶的方法，大致上有煮饮、泡饮（干茶加滚水冲泡）、速饮（袋泡茶、速溶茶、茶水）三种方式。

① 沏茶　通常选用质地好的瓷器（传热适中，保温性适于茶叶中有效成分浸取），放入约5毫升的散装茶，用开水150毫升沏上3～5分钟，此时茶色、香、味均佳。如浸泡时间过长，则鞣质释出过多就有苦涩味，咖啡碱含量也高。长江流域（川、湘、江、浙）人喜喝绿茶；福建、汕头的人则嗜乌龙茶；北京人欣赏香气浓烈的花茶，特别是茉莉花茶；湖南人沏茶时放入炒好的大豆，称为"豆汁茶"；江苏、浙江人则放入橄榄，称为"元宝茶"，既赋香、提味，又象征好运气。

② 奶茶　是蒙古族每餐必备的饮料。系将剁碎的砖茶和牛、羊奶及盐放在铜壶或铁罐里煮开制成。

③ 酥油茶　是西藏人每日必需品。即将煮过的砖茶、黄油和盐充分搅和直至变稠，和糌粑（用大麦做成的面包）、牛肉及羊肉一起吃。

④ 煮茶　是俄罗斯的古老习惯。用一只铜或银制的大而优美的火壶，装约6升开水煮沸。火壶的顶部为盘形，可放一只小茶壶，内盛保持滚烫的浓茶，在饮用时，取1/4杯浓茶，再用大壶中的开水倒满。

⑤ 冰茶　西方人喜欢将沏出的浓茶汁注入有2/3冰的高脚玻璃杯中，根据各人的口味加糖、牛奶、柠檬、丁香、威士忌酒等。

⑥ 袋泡茶　这是将茶叶粉碎为10～32目后装入能耐沸水的滤纸袋中，用沸水冲泡10分钟后，有效成分即浸出。由于药渣留于袋内，故药液澄明，通常浸泡二汁后即弃袋及渣。

⑦ 速溶茶　也称为茶精，是以成品茶为原料，从茶叶中浸提出的茶汁经过滤、浓缩、干燥等工序而制得的粉末状、碎片状或颗粒状的类似于速溶咖啡的固体饮料。

4.4.1.4　茶叶的抗营养因素及饮用注意事项

（1）茶对健康的影响有两面性

李时珍曾以自己体质变化论述了饮茶的利弊，"早年气盛，每饮新茗，必至数碗发汗而肌骨清，颇觉痛快；中年胃气稍损，饮之即觉危害，不痞闷呕恶，即腹冷洞泻"。过多饮用含咖啡因饮料造成中枢神经兴奋不安和失眠；心肌兴奋会出现心律不齐、心悸及心动过速等。故失眠及神经衰弱者不宜饮茶或只少量饮淡茶。有些冠心病人是心动过缓或窦房传导阻滞，心率在60次/分钟以下者，多喝些茶，可以提高心率。由于大量喝浓茶会促使心跳过速，这对已经心动过速、早搏或心房纤颤的冠心病人来说是非常不利的。茶叶能促进胃酸分泌，所以患溃疡病的人饮茶也会使病情加重。营养不良的人不宜多饮茶，因茶叶中含茶碱和鞣酸，可影响人体对铁和蛋白质的吸收，对缺铁性贫血患者尤其不宜。便秘病人也不宜多饮茶，因为茶叶中的多酚类物质具收敛性，会减轻肠蠕动，这可能加剧便秘。

（2）饮茶注意事项

茶叶苦寒，宜喝热茶，喝冷茶会伤脾胃。体型肥胖者宜多饮绿茶，体质瘦弱者宜多饮红茶和花茶。体力劳动者首选红茶；若要减肥去脂，以乌龙茶、普洱茶效果最佳。患胃病者宜用蜜茶；患肝病者宜用花茶。夏季饮绿茶，可清热去火降暑；秋冬季节最好饮红茶，以免引起胃寒腹胀。青壮年时期，以饮绿茶为佳；进入老年，因脾肾功能趋于衰退，故以饮红茶和花茶为宜。泡茶时不宜用高温沸水，茶中的某些成分（如维生素C）遇高温后极易破坏，更不能煎煮，一般用80～90℃的开水为宜。

饮用方法不当，如过烫、过浓、过陈、过量等都有直接或间接性的致病可能[5]。例如，民间传统有"饿死不吃猫儿饭，渴死不喝隔夜茶""久冷茶水胜砒霜，喝了七七见阎王"之古训。茶水搁置过久，容易被微生物污染，茶水内的复杂成分易发生变化，如氧化、胺类物质增加等，这对身体是有害的。服铁剂、强心苷、盐酸麻黄素、磷酸可待因、安眠药等，勿以茶水吞服，因茶叶中有些成分能与重金属和生物碱结合沉淀，使药物失去原来的疗效。不合理饮茶及其对健康的危害见表4-2。

表4-2　不合理饮茶及其对健康的危害

不合理饮茶	危害	原因
大量饮用高氟茶	氟斑牙、氟骨症等	氟摄入过量
临睡前饮茶	睡眠障碍，尿多，尤其是老人	咖啡碱的兴奋和利尿作用
某些病人饮茶	加重病情	多酚类、生物碱等多种成分
茶与某些药物同服	影响药物疗效，可能产生不良反应	有些成分能与重金属和生物碱结合沉淀
茶与某些食物同服	影响养分吸收，可能造成缺铁、消化不良等。尤其是儿童、孕妇和哺乳期妇女	鞣酸能与钙、铁、锌等结合成不溶性物质，并妨碍胃肠道对蛋白质和脂肪的吸收；有些成分抑制哺乳期妇女的乳汁分泌

4.4.2　咖啡类饮料

近年来，咖啡逐渐与时尚、现代生活连在一起，带动了咖啡消费量的迅猛增加。尤其在一些白领女子中间，由于工作和社交的需要，热衷于饮用咖啡。经常加班、熬夜的人常用它来提神；情侣们往往酷爱咖啡屋的温馨氛围。早上一杯咖啡才起床、中午冲杯咖啡好解乏已经成了一种习惯。

咖啡是热带的咖啡豆经200～250℃烘烤和磨碎后制成的饮料。咖啡的产量以巴西为首，占世界总产量的1/3。咖啡的主要成分是：蛋白质（14%）、脂肪（12.3%）、糖（47.5%）、纤维（18.4%）、灰分（4.3%）。当制成饮料后，溶于水的成分有：咖啡碱（提供刺激性）、咖啡酸（又称绿原酸，提供咖啡色素）、蛋白质、鞣质（涩味）。目前，人类在大约60种植物中发现了咖啡因，其中最为人知的便是茶和咖啡。咖啡的兴奋性比茶叶更优，所含咖啡因比茶叶高出40%～60%。咖啡的特点及其质地优劣的依据是其特有的咖啡香和味，这是由咖啡中的碱和酸及脂肪在烘焙过程中酯化形成的。市场上常见的品种有：

① 咖啡粉　原封罐装咖啡粉是真空包装的，在不冷藏条件下可保存几个月，然而一旦打开就只能保存7～10天（常温）或1个月（冰箱），并且香味很快消失。一般煮6～8分钟足够，不宜过长，以防变味。煮好后要尽快饮用，咖啡渣应弃去，不可煮第二次。

② 速溶咖啡　用温水冲开磨碎的咖啡，制成浓液。真空蒸发或热气流喷雾除去水分，也可用冷冻干燥法，或加些焙烤咖啡豆时出现的油，使其看上去像磨碎的咖啡粉。

③ 掺和咖啡　在咖啡中掺和菊苣（即法国莒荬菜）、淀粉、豆粉、果晶、花生炒面等，用开水冲开即可食用。还可加入蛋黄粉、肉松、鱼松，如巧克力咖啡属于名品。

4.4.3 固体饮料——可可

可可树的原产地为南美洲亚马孙地区，大约3000年前，玛雅人就开始培植可可树，后扩大到中美洲和墨西哥，特别是阿兹台克人把可可豆作为钱币使用，还将这种可可烘干碾碎，加水和辣椒混合成一种苦味的饮料食用，当地人称之为Chocolate，是"热饮"的意思，专供王室享用。16世纪，西班牙人在这种苦饮料中加入糖并加热以改善其口感，后来饮用可可的习惯逐渐传入欧洲其他国家并流行起来。

将热带可可树之果实——可可豆，经发酵、洗净、干燥、焙炒而生香后，去掉壳和胚芽，将留下的胚乳磨成细粉，此时产生的热量足以使其中所含的脂肪熔化，生成熔脂（可可脂，熔点约37℃）和果肉粉形成稠状物，称为可可浆。其主要成分为糖（38%）、脂肪（22%）、蛋白质（22%）、灰分（8%），还有6%的鞣质、3%的有机酸及少量咖啡碱、可可碱和酵素等，后一类成分使可可具有苦味、香味、涩味、刺激性及深色。可可的特点是脂肪含量高，属于高能食品。常见的可可产品有：

① 可可粉　往可可浆中加入碱性化合物（钠、钾、铵、镁的碳酸盐）以改变其味和色。经压榨挤出可可脂，再经冷却、粉碎和过筛，即成可可粉。其脂肪含量在10%～22%，是牛奶等饮料的香味添加剂，可和麦乳精调制成各种可可饮料。

② 巧克力　是可可浆、糖、可可脂和香草香精的混合物。在高温（54～80℃）空气流中进行混合，称为"巧克力精炼"，这样可提高其香味（脂肪分解成较小分子），颜色变深，促使可可脂覆盖所有颗粒物，最后用模子铸成人们喜欢的形状。

4.5 碳酸饮料和果蔬汁饮料

4.5.1 碳酸饮料

夏季，人们爱喝汽水、可乐，打开瓶盖便看到气泡上浮，喝进肚中不久便有气体涌出，顿有清凉之感，这就是二氧化碳（CO_2）气体。苏打水含有CO_2，可助消化，并促进体内热气排出，产生清凉爽快感觉；CO_2溶于水呈现酸性，有一定杀菌功能（例如，可乐的pH值约为$2.5 \sim 4.0$）。

苏打水（也称碳酸饮料）由饮用水吸收CO_2，并添加了甜味剂、香料和防腐剂等成分制成。碳酸饮料如果喝得太多对人体不利：a.营养成分很少，属于"空热量食品"，可能导致肥胖，同时也易养成嗜甜的不良饮食习惯，即只喜欢喝有甜味的水，而不喝白开水。b.增加血液中的CO_2含量。c.添加碳酸、乳酸、柠檬酸等酸性物质较多，一方面会溶解骨骼中的Ca，使人体缺Ca。例如，牙齿受到腐蚀（保护层变薄、牙变易损）是酸性物质作用所致，龋齿则是吃过多糖引起的。另一方面导致血液的酸性化。

碳酸饮料的种类主要有：a.果汁型。原果汁含量不低于2.5%的碳酸饮料。b.果味型。以食用香精为主要赋香剂，原汁含量低于2.5%的碳酸饮料，如"雪碧""芬达"。c.可乐型。含有可乐果、白柠檬、焦糖色素或其他类似辛香、果香混合香气的碳酸饮料。d.低热量型。如汽水等。

4.5.2　果蔬汁饮料

果蔬汁饲料是以果蔬为原料，经机械加工或加入糖液、酸味剂等配料所得的饮品。果汁饮料可分为原果汁、浓缩果汁、原果浆、水果汁、果肉果汁、高糖果汁、果粒果汁等7种。

原果汁又叫100%果汁，用新鲜水果榨取而成，不加水也不加糖，饭店、饮料店现榨现卖。100%果汁一般都是含水分较多的鲜果品种（不可能是山楂、酸枣等），这类饮料口味不甜，有天然果品的香气、滋味，同时最大限度地保留了鲜果中的各种营养成分。制作一杯原果汁（未加水稀释）往往要用上$2 \sim 3$个水果，所以喝一杯果汁会比吃一个水果吸收更多的热量，而果汁所含的纤维素却不及原水果。

浓缩果汁是在原果汁的基础上去掉原水分，例如把原果汁浓缩6倍，饮用时再加6倍水就是100%。这类饮料不可能是芒果、杏、桃、山楂、酸枣等，因其100%本身就是浆状，再浓缩就是糕状。

原果浆是把水果的可食部分打浆，保留果肉制成，如芒果原果浆、香蕉原浆、杏原浆等，通常作为饮料的加工原料。

水果汁、果肉果汁。对于芒果、杏、山楂等不能制成100%原果汁的果品，一般是把原果汁浓度调整到40%左右。

果汁饮料中纯果汁含量不低于10%。果粒果汁饮料，果汁含量不低于10%，果粒含量不低于5%。

干燥果粉为含98%固体物的脱水果汁，可用低温干燥或冷冻干燥。与果粉类似含水分稍大的有果酱，由果肉与淀粉及糖分制成。

饮用注意事项：a.除100%原果汁外，一般果汁饮料都要加糖、食用色素、香料和防腐剂，所以，日常生活中不能用其代替水果和水。家庭自制果蔬汁饮料不应加糖，否则会增加热量。不要加热。加热后的果汁不仅会使水果的香气跑掉，更会使各类维生素遭受破坏。b.两餐之间或饭前半小时是饮用果汁的最佳时间。因为果汁含有多种有机酸、芳香物质和酶类，可刺激食欲，有助于消化。c.不宜用果汁送服药物，否则果汁中的果酸容易导致各种药物提前分解和溶化，不利于药物在小肠内吸收，影响药效。d.溃疡、急慢性胃肠炎患者不能喝果汁。

习题（选择题为单选题）

1.酒的主要组成和功效。常见烈性酒、低度酒的种类及其特征。

2.中国酒文化的特征是什么？

3.许多长寿的人经常饮酒，请你谈谈适量饮酒对人体健康的好处。俄罗斯人喜欢喝什么酒？为什么俄罗斯人喝酒已经成为影响俄罗斯未来的大问题？

4.了解豆浆和奶及其制品的主要种类及其特征。

5.茶、咖啡、可可的主要组成、功效和特征有哪些？

6.有些人喝牛奶后会出现腹泻等现象，这主要是由于某些人体内缺乏（　　　）。

A.蛋白酶　　　　　　　　B.纤维素酶

C.乳糖酶　　　　　　　　D.淀粉酶

7.被称为中国国酒的是（　　　）。

A.贵州茅台　　　　　　　B.山西汾酒

C.四川五粮液　　　　　　D.陕西西凤酒

参考文献

[1] 王寅，张坤，赵晋. 黑豆的营养价值及在食品中的开发应用. 中国食品添加剂，2007（6）：132-135.

[2] 庄艳，陈剑. 绿豆的营养价值及综合利用. 杂粮作物，2009，29（6）：418-419.

[3] 王春华. 茶与医药保健文化. 茶业通报，2007，29（3）：143-144.

[4] 陈志刚，张婕，陈玉红. 茶氟概论. 安徽农业科学，2006，34（4）：688-689.

[5] 朱永兴，Hervé Huang，杨昌云. 饮茶不当对健康的危害：现象、机理及对策. 科技通报，2005，21（5）：571-576.

05

第5章
科学饮食、运动与健康

健康长寿是人类的共同愿望。合理营养是人类获得健康的物质基础。合理营养是通过平衡膳食实现的。平衡膳食首先要正确选择饮食，不能吃的食品不吃，不宜常吃的少吃，首选有机食品。其次要注意饮食搭配，了解健康搭配与食物相克以及三餐搭配，尽量吃早餐。再次了解本书的饮食十项原则。最后懂得食疗与药膳。除了饮食还要适当运动。运动以有氧运动为主，运动频率、时间和强度要合理，老年人可以进行中国传统保健运动。此外，还要有良好的心态。要坚强勇敢，积极乐观。预防与治疗常见病也很重要，可以应用必要的药物和保健品。

5.1 合理营养

5.1.1 合理营养与膳食模式

5.1.1.1 合理营养与平衡膳食

合理营养就是使人体的营养需求与人体通过膳食摄入的营养物质之间保持平衡。合理营养是一个综合性概念，它既要通过膳食调配提供满足人体需要的能量和营养素；又要考虑合理的膳食制度和烹调方法，以利于营养物质的消化、吸收与利用；此外，还应避免在烹调过程中营养素的损失和有害物质的生成。

平衡膳食是指膳食中所含的营养素种类齐全，数量充足，比例适当；膳食供给的能量、营养素与机体的需要保持平衡。平衡膳食的基本原则是食物多样。多样化的膳食既是获得各种适量营养素的最好办法，也是避免食品中有毒物质达到有害剂量的有效方法之一。需要注意的是，在一周到一个月的时间段实现膳食平衡即可，没必要追求每天甚至每顿饭都平衡！

5.1.1.2 常见膳食模式

膳食模式是指人们摄入的主要食物种类和数量的组成。世界上的膳食模式可分成以下几类：

① 平衡膳食模式　日本、新加坡模式。以植物性食品为主（有丰富的新鲜蔬菜和水果），动物性食品有适宜比例（其中鱼类及海产品的量较大），而且动物、植物性食物以及能量、蛋白质、脂肪的摄入均衡。

② 不平衡膳食模式

a.欧美发达国家营养过剩型模式 特点是高能量、高蛋白质、高脂肪、低纤维——三高一低。60% ~ 70%是肉、奶、禽、蛋，食糖和水果也多。

b.发展中国家营养不足型模式 亚非拉多数发展中国家的特点是植物性食品为主，动物性食品不足（肉、蛋、鱼、奶类很少）；蛋白质、热能营养不良。

c.以中国为代表的综合型模式 我国属于发展中国家类型。从总体上来看，食物质量不高，优质蛋白质不足，营养素不全面。由于我国经济发展很不平衡，所以营养不足与过剩并存。部分地区（如农村）居民营养不足；部分经济较发达地区居民营养过剩。因此，我国膳食结构只能维持现有以谷物为主的膳食结构，重点在于大力发展健康安全的食品，整个食品结构朝有机食品方向发展。

d.其他膳食模式 主要是指"纯素食""纯荤食"，及其他偏食的膳食模式。这些膳食模式有可能导致膳食中一种以上营养素的不足或过多。例如长期吃"纯素食"的人群有可能导致维生素A和维生素D等脂溶性维生素、维生素B_2和维生素B_{12}、钙和铁、优质蛋白质等的缺乏。素膳（也称植物性膳食）指主要或完全是由植物性食品构成的膳食。纯素膳是完全不含动物性食品的膳食。乳素膳含有乳和乳制品。蛋乳素膳则还包括蛋和蛋制品。对奶素或蛋奶素者而言，较不需担心会发生营养素的缺失。

素食中，蛋白质的摄取，一定要配对进行。因为所有的天然素食，都是不完全蛋白质。例如黄豆缺乏甲硫氨基酸，互补为500毫升的豆浆，只需要配合七颗芝麻即可。常见的配对有豆类+谷类、豆类+谷类+面食类、奶类+面食类。配对食物一定要在同一餐中，一起吃下去。

5.1.2 饮食十项原则

本节来源于中国居民膳食指南，但与中国居民膳食指南的内容不完全一致。

（1）食物多样，谷类为主，粗细搭配

任何一种天然食物都不能提供人体所需的全部营养素，各种食物所含的营养成分不完全相同，平衡膳食必须由多种食物组成。

谷类食物是中国传统膳食的主体，是人体能量的主要来源。谷类包括米、面、杂粮，主要提供碳水化合物、蛋白质、膳食纤维及B族维生素。

谷类为主可避免高能量、高脂肪和低碳水化合物膳食的弊端。另外要注意粗细搭配，经常吃一些粗粮、杂粮和全谷类食物。稻米、小麦不要研磨得太精，以免所含维生素、矿物质和膳食纤维流失。

（2）多吃蔬菜水果和薯类

蔬菜水果能量低，是维生素、矿物质、膳食纤维和植物化学物质的重要来源。薯类含有丰富的淀粉、膳食纤维以及多种维生素和矿物质。但是，过多吃薯类会造成蛋白质缺乏。另外，食用红薯过量或不合理时，会引起腹胀、胃灼热、泛酸、胃疼等。所以食用不宜过量，中医诊断中的湿阻脾胃、气滞食积者应慎食。

吃蔬菜水果和薯类应当注意多吃：结种子的蔬菜、有核的水果（果子的生命在种子里面）、当地出产（指的是同一纬度或泛指同一个气候带的产物）、当季（盛产）、成熟、完整（连皮）的食物。需要注意的是有些蔬菜水果的外皮农药浓度较高。橘子和橙子中维生素的含量高，中医学上认为过度食用这两种水果，会破坏人体内的阴阳平衡，造成气血失调，导致"上火"。

（3）常吃适量的鱼、禽、蛋和瘦肉

鱼、禽、蛋和瘦肉均属于动物性食物，是优质蛋白、脂类、脂溶性维生素、B族维生素和矿物质的良好来源。瘦畜肉铁含量高且利用率高。鱼类脂肪含量一般较低，且含有较多的多不饱和脂肪酸；禽类脂肪含量也较低，且不饱和脂肪酸含量较高；蛋类价廉且富含优质蛋白质，各种营养成分比较齐全。

身体活动6000步

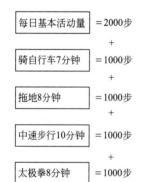

图5-1 运动原则

（4）食不过量，天天运动，保持健康体重

有些人食欲调节不敏感，满足食欲的进食量常常超过实际需要。食不过量对他们意味着少吃几口，不要每顿饭都吃到十成饱。目前我国大多数成年人缺乏体育锻炼，应改变久坐少动的不良生活方式，养成天天运动的习惯。健康成年人每天活动应达到相当于6000步的活动量（图5-1），如果条件允许，每天最好进行30分钟中等强度的运动。

（5）三餐分配要合理，零食要适当

合理安排一日三餐的时间及食量，进餐定时定量。早餐提供的能量应占全天总能量的25%～30%，午餐应占

30%～40%，晚餐应占30%～40%。一般情况下，早餐安排在6:30～8:30，午餐在11:30～13:30，晚餐在18:00～20:00为宜。要天天吃早餐并保证其营养充足，午餐要吃好，晚餐要适量。尽量不要吃夜宵。就寝前2小时内不要吃东西！不暴饮暴食，不经常在外就餐，尽可能与家人共同进餐，并营造轻松愉快的就餐氛围。零食应选用未加工或者加工层次低的蜂蜜、红枣、核桃等，且来自零食的能量应计入全天能量摄入之中。

（6）每天足量饮水，尽量少喝饮料

饮水应少量多次，要主动，不要感到口渴时再喝水。饮水最好选择白开水。

（7）饮酒应限量

成年男性和成年女性一天饮用酒的酒精量分别不超过25克和15克。孕妇和未成年人应忌酒。

（8）吃新鲜卫生的食物

① 正确采购。含有害成分多的食品不宜多吃。②合理储藏。高温加热能杀灭食物中的大部分微生物；冷藏温度常为4～8℃，只适于短期储藏；而冻藏温度低达–23～–12℃，适于长期储藏。③烹调加工得当。注意保持良好的个人卫生以及食物加工环境和用具的洁净。食物腌制要注意加足食盐，避免高温环境。了解去除食物中天然毒素的方法。

（9）同类互换，调配丰富多彩（多种多样）的膳食

同类互换就是以粮换粮、以豆换豆、以肉换肉。例如大米可与面粉或杂粮互换，馒头可以和相应量的面条、烙饼、面包等互换；大豆可与豆制品或杂豆类互换；瘦猪肉可与鸡、鸭、牛、羊、兔肉互换；鱼可与虾、蟹等水产品互换；牛奶可与羊奶、酸奶、奶粉或奶酪等互换。多种多样就是选用品种、形态、颜色、口感多样的食物，变换烹调方法。例如鸡蛋的吃法就有很多种，常见的有煎鸡蛋、煮鸡蛋、炒鸡蛋（辣椒、韭菜、木耳、猪肉等）、茶叶蛋、鸡蛋卷、蛋炒饭等。实际上平日喜吃鱼的多吃些鱼，愿吃鸡的多吃些鸡都无妨。

（10）要因地制宜充分利用当地资源

例如牧区奶类资源丰富，可适当提高奶类摄取量；渔区可适当提高鱼及其他水产品摄取量；农村山区则可利用山羊奶以及花生、瓜子、核桃、榛子等资源。在某些情况下，由于地域、经济或物产所限无法采用同类互

换时，也可以暂用豆类代替乳类、肉类；或用蛋类代替鱼、肉；不得已时也可用花生、瓜子、榛子、核桃等干坚果代替肉、鱼、奶等动物性食物。

5.1.3　饮食选择

5.1.3.1　不能吃和不宜常吃的食品

该类食品可分为传统和现代不能吃和不宜常吃的食品。其原因是该类食品存在营养失衡（不足和过剩）和大量毒物两大问题。两者的区别是传统食品的毒物是自然毒物，而现代食品所含的是工业毒物。当然，现代食品既有传统食品的问题，又有现代食品的问题。健康100分，不能吃和不宜常吃的食品不吃和不常吃就可以达到60分！

（1）不能吃的有毒食品

变质食物，如严重霉变食品及烂水果。即使把水果已烂掉的部分削去，剩余的部分也已通过果汁传入了细菌的代谢物，甚至有微生物开始繁殖。因此，水果只要已烂一部分，就不宜吃。其余不能吃的食品请参阅本书"2.5　食物中毒"。

（2）饥饿时不宜吃的食品

人们在饥饿时往往是不择食而充饥，其实这样造成的危害很大。例如，柿子、西红柿、黑枣：柿子和西红柿中含较多的鞣酸、柿胶酚、胶质、果质；黑枣中含有大量果胶和鞣酸等。这些物质能与胃酸反应，形成胃结石，引发胃溃疡等疾病。白薯：刺激胃壁分泌更多胃酸液，造成胃酸过多而胃灼热。橘子：含有大量糖分和有机酸，会刺激胃黏膜，使脾胃满盈、嗝酸。茶：高浓度的鞣酸刺激胃肠而引起茶醉，使人心慌、头晕、四肢乏力，甚至肌肉颤动等。酒：特别是烈性酒更容易造成急性酒精中毒。山楂：味酸能行气消食，不仅耗气，而且增加饥饿感，并加重胃痛。新鲜荔枝：空腹时食用过量会因人体突然渗入高糖分而发生"高渗性昏迷"。饥饿时吃过多食物甚至会导致肠道破裂，进而引起死亡。

（3）不宜常吃的食品

表5-1给出了不宜常吃的食品。

烧烤食品：例如美味的羊肉串。事实上，传统的烧烤食品的安全性还是足够高的，其原因有二：烧烤食品是自然食品（来自森林大火）；人类在未找到合适的烹饪用具之前，烧烤是唯一的烹饪方式。需要注意的是，烧

表5-1　不宜常吃的食品

	食品种类	不宜常吃的原因
传统不宜常吃的食品	剩饭与剩菜	优点是经济、省时、环保，鱼冻等剩菜有特殊风味；缺点是油盐多、细菌多、营养低
	肥肉和动物内脏	饱和脂肪和胆固醇多
	巧克力	增肥；儿童食用过多，会使其中枢神经处于异常兴奋状态，产生焦虑不安、心跳加快、食欲下降等不良反应
	臭豆腐	在发酵时易被微生物污染，还含有大量硫化氢
	松花蛋和爆米花	含铅量高。儿童对铅的解毒能力弱
	熏制食品	含黄曲霉素和多环芳烃；冰岛渔民经常吃烟熏的鱼类，其胃癌发病率较高，可能与此有关
	油炸食品	以汉堡包为主的洋快餐具有高热能、高脂肪、低矿物质、低维生素、低纤维素的特点
	腌制食品	含致癌物质亚硝酸盐
	茶叶蛋	茶叶中的酸性物质与鸡蛋中的铁结合，刺激肠胃
现代不宜常吃的食品	罐头类食品	营养素遭大量破坏，特别是各类维生素几乎被破坏殆尽；很多水果类罐头含有较高的糖分
	瓶装饮料	含色素、香精、防腐剂等；含糖量过高，喝后有饱胀感，影响正常食欲；汽水可乐类食品还含磷酸、碳酸，会带走体内的钙
	加工的肉类食品	含致癌物质亚硝酸盐；含大量防腐剂
	方便类食品（方便面、饼干类食品）	高能、高脂、低维生素、低矿物质，含有色素、防腐剂、香精等，也可能含有一定的人造脂肪（反式脂肪酸）
	奶油制品	高脂肪和高糖；饭前食用奶油蛋糕等，会降低食欲；影响胃肠排空，甚至导致胃食管返流
	冷冻甜点（冰淇淋、棒冰和各种雪糕等）	含有较高的奶油，易导致肥胖；因高糖，可降低食欲；温度低，刺激胃肠道
	果脯、话梅和蜜饯类	含亚硝酸盐、防腐剂、香精等
	果冻	果冻是在海藻酸钠、琼脂、明胶等增稠剂中加入少量香精、色素、甜味剂、酸味剂等混合制成。果冻可导致窒息，因为增稠剂不容易化开，也很难吸出来，特别是直径在3厘米左右的小果冻

烤不能烧煤而用炭，因为煤有放射性。

传统油炸食品的危害性较小。现代以美式快餐为代表的油炸食品含有较高的油脂，因而热能高（图5-2）。一份麦当劳快餐提供的能量大致为1400千卡，占3岁儿童每日供给标准的88%～113%，13岁儿童的49%～63%。其中，脂肪提供的能量占总能量的40%～59%。

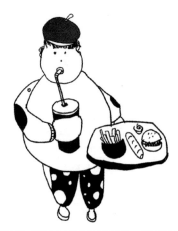

图5-2　常吃美式快餐的儿童易患肥胖、性早熟等多种疾病

（4）病人的禁忌

表5-2给出了17种病人对应的17种忌食蔬菜。

表5-2　病人忌食的蔬菜

蔬菜种类	忌食原因
红薯	味甘平，胃虚吐酸者及大便溏泻者忌食
辣椒	性辛温，胃热、痔疮、肛裂患者应忌食
生姜	性辛温，热性病、痈疮病患者忌食
大蒜	性辛温，多食上火，损目伤肝，红眼病和阴虚火旺者忌食
香菜（芫荽）	性辛温香，阴虚病人、皮肤瘙痒者忌食
卷心菜	凡胃酸过多者忌食
萝卜	性甘寒，下气，脾胃虚寒者及服用参茸者忌食
四季豆	性寒有小毒，胃寒者忌食
黄瓜	性甘凉，脾胃虚寒者忌食
冬瓜	性甘寒，阳虚患者忌食
苋菜	性寒滑，凡脾虚便溏者忌食
白菜	性甘寒，肺寒咳嗽者忌食
韭菜	性辛温，能行气活血补肾阳，阴虚阳亢者与孕妇忌食
紫菜	性甘寒滑，胃寒、脾虚便稀者忌食
芹菜	性辛香，血虚病人忌食
竹笋	性甘寒涩，发疮毒、痈疮者忌食
芋艿	性甘温，胃痛、便稀者忌食

5.1.3.2　有机食品与保健食品

（1）各类食品的定义

普通食品是泛指除安全食品以外的一般食品。无公害食品是指在良好的生态环境中，通过应用无公害技术进行生产，有毒有害物质含量限制在安全允许范围之内，并经有关部门认定的食品。严格来讲，无公害食品应当是普通食品都应当达到的一种最低要求。

绿色食品是遵循可持续发展原则，按照特定生产方式生产，经中国绿色食品发展中心认定，许可使用绿色食品标志的食品。绿色食品分为A级和AA级2个等级。AA级绿色食品相当于有机食品。有机食品是指根据有机农业和有机食品生产加工标准及技术规范所生产加工的并通过有机食品认证机构认证的纯天然、无污染、安全营养的农副产品。有机食品是从英文Organic Food直译过来的。这里所说的"有机"容易被误认为是化学上的概念，应当翻译成健康食品或者原生态食品。

保健食品（也称功能食品）是一类具有一般食品所没有的或不强调的，调节人体生理功能的食品。其特殊功能有延缓衰老、抗疲劳、降血脂、增强免疫功能等27种功能。对保健食品的要求高于其他有机食品，所以在选择的时候要格外看重安全性和功效性。①安全性。产品组方理论科学，工艺上要求先进、完善，原料及辅助材料安全可靠无污染，不得含有任何转基因、激素或人工化学成分，同时对原料供应商的产地证明及其相关质量认证材料进行审核，生产企业通过国家GPM认证、ISO 9000质量体系认证。②功效性。通过国家相关权威机构功能实验论证以及人体功能实验，且有权威专家论证和综合评述。

（2）有机食品

① 有机食品生产和加工的基本要求

a.生产要求　i.生产基地在最近3年内未使用过农药、化肥等违禁物质；无水土流失及其他环境问题；从常规种植向有机种植转换需要两年以上的转换期，新开垦荒地例外。ii.种子或种苗来自于自然界，未经基因工程技术改造过；作物在收获、清洁、干燥、储存和运输过程中未受化学物质的污染。iii.生产单位需建立长期的土地培肥、植物保护、作物轮作和畜禽养殖计划；有机生产的全过程必须有完整的记录档案。

b.加工要求　i.原料必须是来自己获得有机颁证的产品或野生没有污染的天然产品；已获得有机认证的原料在终产品中所占的比例不得少于

95%。ⅱ.有机食品在生产、加工、储存和运输过程中应避免化学物质的污染。只使用天然的调料、色素和香料等辅助原料，不用人工合成的添加剂。ⅲ.加工过程必须有完整的档案记录，包括相应的票据。

② 有机食品的优点

a.原料来自于有机农业生产体系或野生天然产品。

b.在生产和加工过程中必须严格遵循有机食品生产、采集、加工、包装、储藏、运输标准，禁止使用化学合成的农药、化肥、激素、抗生素、食品添加剂等，禁止使用基因工程技术及该技术的产物及其衍生物。而其他食品则允许使用这些技术。如绿色食品对基因工程和辐射技术的使用就未作规定。

c.生产和加工过程中必须建立严格的质量管理体系、生产过程控制体系和追踪体系，因此在生产转型方面，从生产其他食品到有机食品需要2～3年的转换期，而生产其他食品（包括绿色食品和无公害食品）没有转换期的要求。

d.数量控制方面，有机食品的认证要求定地块、定产量，而其他食品没有如此严格的要求。

③ 有机食品是世界食品发展的大趋势　各种食品的差别在于"安全性"和"营养性"。当前最为安全的食品当属有机食品，可以用返璞归真这四个字来形容它。目前常规种植业大量施用农药和化肥；在常规畜禽养殖过程中则普遍使用抗生素和激素；常规淡水或近海养殖的水产品又被各种水污染所侵蚀。有机食品的生产必须完全按照作物、牲畜在自然环境中的生长规律进行，在生产加工过程中，不使用化肥、农药、生长激素，不使用化学添加剂、防腐剂，不使用基因工程技术，并经过有机食品认证机构认证。再说"营养性"，有机食品无污染、无任何添加剂，保持了天然营养成分，因此比常规食品更有营养。简言之，有机食品是来自最佳的生态环境中的一种高品位、高营养、纯天然、优质、安全的食品，是食品发展的总趋势。

按照安全性和营养性可将食品分为4个等级，由低到高依次是：普通食品＜无公害食品＜A级绿色食品＜AA级绿色食品。

我国有机食品大部分销往日本、美国、加拿大及欧洲市场，仅有小部分内销。因此，大力发展有机食品是每一个中国人义不容辞的责任和义务。

（3）保健食品

保健食品是为改善或调节机体已经产生的亚健康态、预防或辅助治疗疾病而产生的，它可以促使机体向健康状态转化（图5-3）。亚健康主要是由于过度疲劳和精神压力过大、食品不安全和膳食结构不合理、不良的生活习惯、环境污染等因素而产生的。特点是病程长、不易治愈，往往很难找到合适的药物治疗，且药品存在着不同程度的不良反应，就是古话说的"是药三分毒"。保健食品与普通食品及药品的区别见表5-3。健康诉求产品分类与关联见表5-4。

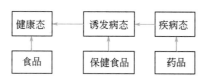

图5-3　健康状态与保健食品

表5-3　保健食品与普通食品及药品的区别

普通食品	保健食品		药　品
不强调特定功能	调节人体的机能，具有特定的保健功能	不能以治疗为目的，主要是调节人体的机能	有明确的治疗目的以及相应的适应证和功能主治
普遍人群食用	特定人群食用	不能有任何急性、亚急性或慢性危害	可以有不良反应
无规定的食用量	具有规定的每日服用量	可以长期使用；口服	有规定的使用期限；注射、外用、口服等

表5-4　健康诉求产品分类与关联

分类	具体所含食物
微生物类	乳酸菌、双歧杆菌、酵母菌、红曲制品、灵芝、冬虫夏草、舞茸、绿藻、螺旋藻、糙米酵素、植物发酵食品、健康醋
植物类	人参、刺五加、大蒜、小麦草、银杏叶、芦荟、花粉、枣、梅、桑葚、薏仁、酪朵油、月见草油、小麦胚芽油
动物类	牡蛎抽出物、蜂王浆、蜂胶、鱼油、鲛鱼肝油、鱼肝油、牛骨、鲨鱼软骨、胎盘素、鸡精、鱼蛋白、燕窝、蛋黄油
维生素	B族维生素和维生素C；维生素A、维生素D、维生素E等
矿物质	钙、铁、锌、硒
取自生物体/化学合成	膳食纤维、寡糖、几丁聚糖、多糖体、大豆蛋白、免疫蛋白、胶原蛋白、酵素、EPA、DHA、卵磷脂、亚麻仁酸、核酸、有机锗、有机硒
其他（复方）	草本复方食品、减重食品、药膳或上述成分组成之复方

营养食品和保健食品是不同的。营养食品包括以下4个类别：①原料营养素。指不能直接用于消费而是为制造营养补充剂、营养强化食品和皮肤营养产品等提供的营养素单体或多种营养素预混料。②营养补充剂。指药用或保健用营养制剂，包括用于营养目的的动植物提取物。如维生素制剂、矿物质制剂、复方营养素片剂、胶囊、蛋白粉、氨基酸、脂肪酸、纤维素等。③营养强化食品/饮料。为弥补食品加工过程中的营养素损失或为营养素平衡而人工添加了营养素的食品。如营养强化面粉、AD钙奶等。④富营养食品。生物强化农产品，通过土壤技术或育种技术使农产品营养素含量超过同类普通产品，如富硒茶等。

5.1.3.3 注意食品标签

目前在食品标签的5种"症状"引人关注：

（1）标注不全

最为常见的是有些袋装食品既没有标注保质期，也没有标注具体生产日期；而有的则只注明保质期，"忘了"生产日期，或写着生产日期见×××处，却不见踪影。

（2）违法宣传

这方面保健食品较为严重。有非保健食品宣传保健功能的；有宣传疗效，尤其是宣传治疗癌症的；有宣传增强和改善性功能的；也有超出卫生部批准的保健食品证书范围，夸大宣传其功能的。例如，某保健食品在卫生部批准的产品标签上，擅自增加了"增强精力、排除毒素"的字样，并将适宜人群的年龄要求从中老年人改为30岁以上人群，对食用量和使用方法也进行了较大改动。

（3）标注不规范

例如，一些商家在产品标签最醒目的位置写"酸牛奶"，在不显眼的地方写上"乳酸菌饮料"，或者用对比度不明显的颜色标注上"饮品"的字样，使那些粗心的消费者把"乳酸菌饮料"当成"酸牛奶"买走。错误的标注还有"糖蜜素""甜味料"，不准确标注指只标注"甜味剂"而不标注使用哪种甜味剂。

（4）隐瞒真实成分

主要有两种方式：①标注内容与实际不符。如声称"不含防腐剂"的天然食品，但事实却恰恰相反。②该标不标。如，辐照食品已经面世，我们却极少能看到标注"辐照食品"的食物，与此同出一辙的是近来被炒得沸沸扬扬的"转基因食品"标识问题。

（5）修改日期

将生产日期写成出厂日期或者送达卖场的时间，甚至是将过期产品修改日期后再次销售。

5.1.4　饮食搭配

5.1.4.1　健康搭配与食物相克

（1）食品酸碱性

需要指出，将食物以"酸碱"分为"好坏"是错误的，饮食酸碱平衡很重要。

正常人的血液pH值为7.35～7.45，呈弱碱性。若pH值小于7.35，发生酸性中毒；pH值大于7.45，发生碱性中毒。一般将食品分成酸性食品和碱性食品两大类，这种酸碱性与其本身的pH值无关，是根据食品经过消化、吸收、代谢后产物的酸性或碱性来界定。与食物的酸碱性有密切关系的元素有八种：钙、镁、钠、钾、铁、硫、磷、氯。前五种金属元素，进入人体代谢后呈现碱性；后三种非金属元素在人体内代谢后呈现酸性。粮、豆、肉、鱼、蛋等含蛋白质多的食物中由于含硫、磷等元素较多，在人体转化后，最终产物多数呈酸性，故称酸性食物。蔬菜、水果中的无机盐如钙、镁、钠、钾等含量丰富，故称为碱性食物。但是草莓例外，草莓有不能氧化代谢的有机酸（苯甲酸、草酸），属于酸性食品。牛奶含有丰富的磷，但是钙质更多，因此是碱性食物。食盐在体内解离的氯离子及钠离子一样多，所以是中性。汽水在制造过程中会加入磷，所以是酸性食物。动物性食品中，除牛奶外，大多是酸性食品；植物性食品中，除五谷、杂粮、豆类外，大多为碱性食品。酸性食物包括各种肉类、蛋类、白糖、大米、面粉、花生、大麦、啤酒等。碱性食物包括多数蔬菜类、水果类、海藻类。低热能的植物性食物几乎都是碱性食品。

人们往往喜欢食用酸性食品，如食用过量的肉类、蛋类、巧克力等高蛋白、高脂肪、高糖分的食物，从而出现酸性体质。为了避免酸性体质，在日常饮食中要注意不能偏食，要多吃碱性食品。有学者指出，熬夜也会使体质变酸，熬夜的人得慢性疾病的概率比抽烟或喝酒的人高。因此，不应该经常熬夜。

（2）健康搭配

各种营养素的质和量构成完备的理想食物是不存在的，为了达到膳食平衡，营养上特别讲究各种食物的相互搭配食用。例如：a.荤素搭配和酸性、碱性食物搭配——营养全面，使体内酸碱平衡；b.粗细粮搭配——兼顾消化能力和营养需要，粗粮可补充细粮缺乏的维生素和无机盐；c.谷类和豆类、动物蛋白和植物蛋白搭配——提高蛋白质吸收利用率（如红豆粥、腊八粥）；d.蔬菜多色搭配——丰富维生素及多种矿物质；e.干稀搭配——保证热能及水分都充足。

（3）食物相克

食物相克确实存在，但是相克的程度往往较轻，且文献报道的食物相克实例不一定准确。因此如果没有公认的观点或者从前碰到过的食物相克实例时，一般人在搭配食物时无须顾虑过多。

海鲜+维生素C=砒霜？多种海产品，如虾、蟹、蛤、牡蛎等，体内均含有五价砷。一般情况下含量很小，但环境污染可能使这些动物体内砷的含量富集到较高水平。高剂量的维生素C（一次性摄入维生素C超过500毫克）可将五价砷还原为有毒的三价砷（即砒霜）。一次性摄入50个中等大小的苹果、30个梨、10个橙子或生吃1.5千克以上的绿叶蔬菜，才是大剂量的摄入维生素C。如果经过加热烹调过程，食物中的维生素C还会大打折扣。因此，在吃海产品的同时食用水果或青菜，只要不超过上述的量是没有危险的。

表5-5　食物搭配禁忌

食物搭配	同食的后果	食物搭配	同食的后果	食物搭配	同食的后果
猪肉+菱角	肚子痛	香雀+土豆	生雀斑	绿豆+番茄	伤元气
猪血+海带	便秘	鸡蛋+糖精	中毒，甚至死亡	萝卜+木耳	皮炎
牛肉+田螺	积食腹胀	皮蛋+红糖	发呕	萝卜+水果	甲状腺肿大
牛肉+栗子	呕吐	鲤鱼+甘草	中毒	芋头+香蕉	腹胀
牛肉+红糖	腹胀	黑鱼+茄子	肚子痛	甘薯+柿子	胃柿石
羊肉+西瓜	伤元气	甲鱼+苋菜	中毒	白酒+柿子	中毒
狗肉+黄鳝	中毒，甚至死亡	虾+维生素C	砷中毒	豆腐+蜂蜜	耳聋
兔肉+芹菜	掉头发	螃蟹+柿子	腹泻	洋葱+蜂蜜	伤眼睛
鹅肉+鸭梨	伤肾脏	花生+黄瓜	伤身	牛奶+豆浆	消化不良

水果与海鲜不容易消化：吃海鲜的同时，若再吃葡萄、山楂、石榴、柿子等水果，就会出现呕吐、腹胀、腹痛、腹泻等。因为这些水果中含有鞣酸，遇到水产品中的蛋白质，会沉淀凝固，形成不容易消化的物质。

火腿与乳酸饮料致癌：当火腿中的防腐剂亚硝酸盐碰上有机酸（乳酸、柠檬酸、酒石酸、苹果酸等）时，会转变为致癌物质——亚硝胺。常以三明治搭配优酪乳当早餐的人要小心了。

表5-5给出了一些食物搭配禁忌。下述不宜同时食的食物，可以分开进食。吃完一种后，另外一种最好相隔4小时以上再吃。

5.1.4.2　三餐搭配与早餐问题

（1）消化周期与一日三餐的饮食搭配

胃的工作通常分三个阶段：①早晨（5:00～12:00）。糖的酵解作用强烈，消化快，食物一般停留3～4小时，主要消化前晚的积食和当日的早餐。②午后（1:00～6:00）。肠、胃的功能全面启动，适宜处理脂肪、蛋白质。③晚上（7:00～睡前）。消化能力较弱，易于积食，宜吃易消化的食物。民间谚语："早吃饱，中吃好，晚吃少""晚餐过饱发福早""晚饭少一口，活到九十九"等，正是这种消化周期的反映。食物可分为易消化和难消化两类，前者为水果、蔬菜和流质等，后者为其他浓缩食物，如谷类、肉、蛋等。

三餐即早中晚三餐应该按提供全天所需能量的30%：40%：30%的比例分配。晚餐要根据实际情况安排：①晚间体力活动较少，饮食宜清淡，不宜吃得过饱，会影响睡眠；而且大量"美食"增加胃肠负担。②现代人普遍睡觉很晚，加夜宵可以考虑，但量不要过大，不要安排过多的甜食和不易消化的食品。

（2）早餐问题

早餐既要补充夜间的能量和营养素消耗，又要满足当天上午工作、学习的能量和营养素需要。认为早餐不重要或者通过午餐或者晚餐来弥补早餐损失的观点都是错误的。

① 长期不吃早餐的坏处　肥胖病：导致中餐、晚餐吃得较多，热能消耗不掉，最终导致肥胖病。

低血糖病：人体血糖下降，造成头晕、脑胀、思维混乱、反应迟钝、精神不振。

诱发消化道疾病：胃长期处于空荡荡的状态，而且早饭不吃，午餐必然食量大增，吃得过饱，这样又易造成胃肠道负担过重。

影响发育：儿童及青少年正值生长发育高峰期，身体所需热能及各种营养供给不足，就容易引起营养不良。

② 合理的早餐　早餐同样应该有谷类，肉类、豆浆、奶及奶制品和蔬菜水果几类。包含4类的早餐为营养充足，包含2～3类的为较好，只含1类的为差。早餐也应经常调剂花样，不可多日一贯制。早餐要做到：a. 干稀搭配，体积不大，有足够热能，经饱耐饥。b. 制作省时，简便快捷。可包括下列几组食物：粥、糊、牛奶、豆浆等；包子、馒头、水饺、馄饨、面点、米糕；少量开胃小菜。

5.1.5　部分人群膳食指南

（1）孕妇和哺乳期妇女

① 禁烟戒酒，避免喝浓茶和咖啡，少吃刺激性食物。

② 避免盲目营养　营养适中、胎儿体重适中有利于胎儿发育。此外，孕妇产道脂肪多和胎儿体重大导致剖腹产增多。剖腹产并非自然的，对母亲来说是一项大手术，对母亲和婴儿的不利是多方面的[1]。

（2）运动员

长跑运动员需要较慢地产生能量而不致形成可引起痉挛的乳酸。大雁可连续飞行数百千米，是由于肌肉纤维中的脂肪和糖原标准高，便于缓慢而持续地释能。运动员为了提高耐力，常常利用糖负荷的技巧，即在长跑前3～4天主食高脂肪、低糖的饮食，从而耗尽体内的糖原。然后在竞赛前一天改用高糖饮食，可使肌肉中的糖原比正常高3～4倍，因而提供比赛时的高能。短跑、举重运动员，则需要短期内爆发巨大的能量。为快速供能，使用含葡萄糖和近似血液组成的流汁（一般不含脂肪），可迅速进入肠道被吸收，在0.5～1小时内释能。对于进行力量或者健美训练的青少年来说，蛋白质的需要量比普通青少年要多，每天蛋白质的需要量要在2.5～3克/千克（体重）。参加耐力训练的青少年，要注意饮食中碳水化合物的比例以及铁与碱性食品的补充，应以补充动物性铁为主。

水和盐的补充：一次大运动量训练失水2000～7000毫升。运动中的补水也要遵循一定的规律，以少量多次为原则。热天运动前前半小时可喝一杯水，有助于防止中暑。运动中可以喝淡盐水。经常大运动量训练的运动员每天应摄入食盐大约20克。

为防止运动员在退役后的发胖及职业病，应当注意从开始运动生涯起就使饮食合理而平衡。

（3）常用电脑的人

在饮食上应注意以下几方面：a.多吃含有维生素A的食品。如鸡蛋、鱼类、鱼肝油、胡萝卜、菠菜、地瓜、南瓜、枸杞、菊花、芝麻、萝卜、动物肝脏等。b.吃一些抗辐射的食品，如茶叶、螺旋藻、沙棘油。c.用热毛巾敷脸，或用冷热水交替洗脸。d.加强锻炼。e.每天多次远眺，适当晒太阳。

（4）准备考试的青少年

吃些缓解情绪紧张、焦虑的食品；注意增强抵抗力，避免考试期间生病，多吃一些蜜、木耳、海带、柑橘、大枣等；适当运动以促进睡眠，不可喝咖啡；考前乱服所谓的滋补保健品并无益处。

5.2　食疗学与药膳学

食疗学是研究饮食和养生的方法和规律的科学。药膳学是研究以中药为配料的膳食的科学。

5.2.1　饮食不当引起的病症和特别饮食

5.2.1.1　饮食不当引起的病症

饮食不当包括多种或一种营养素的欠缺或过量。由一种营养素不当引起的疾病参见本书"食品与健康"一章中对各营养成分的描述，下面仅介绍由多种营养素失当引起的常见病。

（1）脚气病

由主食大米及慢性酒精中毒引起。患者脚发生水肿、腿上有钉刺感、婴儿叫声微弱等，引起腹泻、心悸、呕吐，直至死亡。其原因是缺乏硫胺素（维生素 B_1）、核黄素（维生素 B_2）及钴胺素（维生素 B_{12}）等B族维生素。这是一类水溶性的维生素，是糖代谢产物丙酮酸、乳酸进一步分解的辅酶。当维生素B缺乏时，体内这些酸就会积累，由于是水溶性的，所以蒸饭中维生素B随蒸汽挥发而损失严重。慢性酒精中毒也会引起脚气病，因为酒精代谢消耗维生素B且它的利尿作用加速了这种营养素的排泄。

（2）结石

主要有胆结石和肾结石等。按其化学成分分有机类和无机类，前者为胆固醇硬变，后者为不溶性钙盐（胆色素、尿酸、草酸或磷酸的钙盐或结合物）。①胆结石。是过量摄入胆固醇、脂肪，而纤维、卵磷脂、各类氨基酸和维生素太少的缘故。因为胆汁中的胆盐和卵磷脂的联合作用能使胆固醇乳化并增溶，两者缺一都可能使胆固醇析出，而维生素C是形成胆盐不可缺少的。②肾结石。是高磷、低钙、高钾、动物蛋白食物过多，而维生素A过少、脱水严重的结果。预防办法是不偏食钙、磷、动物蛋白、胆固醇过高的食物，多饮水防止体液及尿液浓稠。

（3）痔疮

冬季气候寒冷干燥，人们又喜欢吃麻辣食品和各式补品，造成了很多人痔疮的发作。得了痔疮，应该多吃富含纤维的食物，如燕麦、全麦面包、糙米、蔬菜和水果。但要注意，壮阳火的水果，如芒果、榴莲、荔枝、龙眼不宜多吃。深色绿叶蔬菜不仅含纤维多，而且含有维生素K，对出血性痔疮非常有效。同时，要增加饮水量，特别是每天清晨醒来后要喝一杯水。另外，要多吃具有清热利湿、凉血消肿、润肠通便作用的食物，如赤小豆、黑芝麻、蜂蜜、竹笋、柿饼、香蕉、无花果、榧子、黑木耳等。得了痔疮的人最好别吃辛辣食物，包括辣椒、咖喱、胡椒、生姜、大茴香、白酒等。因为辛辣食物对直肠黏膜有直接刺激作用，会使它明显充血，造成排便时肛门口灼痛。有些食物虽然不会恶化痔疮，但可能在排便过程中引发患处进一步发痒，如咖啡、啤酒、可乐等，也不宜饮用过量。

（4）糖尿病

应进行严格饮食控制以减少对胰岛素的需要，可用高碳水化合物（淀粉，不是糖）、低脂肪饮食以改善其葡萄糖耐量。

5.2.1.2 特别饮食

（1）流质和软食

① 普通流质　将食物烹调、匀浆，滤去渣后取汁，适用于无牙齿者、不能咀嚼和吞咽固体物的病人、运动员（因赛前和比赛期间液体食物比固体食物更易从胃中排出）、减轻体重者。a.清流质。包括饮料、脱脂的清炖

肉汤，用于需要清除结肠中的残留物、严重腹泻失去消化力者或病危者恢复初期练习用口进食，其特点是缺乏主要营养素。b.全流质。匀制很细的食物，大多用家庭食品加工器打碎，包括鱼、肉馅及肉汁、菜汁、果泥等，用于需管饲的病人及临赛的运动员。

② 软食　是全流质向正常饮食过渡的食物，适用于中期恢复的病人、咀嚼或吞咽有困难者，主要有专用面糊、汤粉，即精制的全麦粉、玉米粉、煮烂的肉泥及鸡蛋羹等。

（2）清淡饮食

用于结肠炎、食道炎和溃疡等患者，这些病的共同点是消化器官运动过激，消化液分泌太多，应选择无刺激性、可发酵的糖类和难消化物质含量低者，通常为奶制品、嫩蛋、马铃薯泥、软烂的蔬菜等食品。但这类饮食易导致营养不良，只能用于急性期。

（3）限制性饮食和少油饮食、少渣或多渣饮食

① 限制性饮食　针对特殊要求改变某些营养素的摄入，主要有：a.限糖。主要用蛋、鱼、肉及奶，不加糖，适合胃切除患者的倾倒综合征（由于没有胃，食物迅速淤积，即倾倒在小肠里）及幼年期糖尿病的治疗。b.限脂。主要用水煮蛋、瘦肉、果汁及脱脂奶，适合胆道和胰脏病变造成的脂肪性腹泻（脂肪痢）患者。c.限制胆固醇和饱和脂肪。主要用面包、谷物、蛋白、鱼、瘦肉、青豆等，适合防治某些高脂蛋白血症，如有早期心血管病或血管病家族史，有意外心脏病或中风趋势，体重超标过多并有高血脂及血液过稠、异常快速凝结的患者。

② 少油饮食　烹调食物忌油炸、油煎、油炒。它适于肥胖症、血脂及胆固醇过高患者。a.高蛋白饮食：每餐另加含蛋白质较多的食物，用量一般为每千克体重1.5～2克。适于营养缺乏、明显消瘦、手术及病后恢复期、血糖和蛋白低下并有重度水肿、大面积烫伤、各种消耗性疾病患者、孕妇及哺乳期妇女等。b.低蛋白饮食：以素食为主，每日进食蛋白质总量低于20～40克。适于蛋白质过多引起病情恶化的患者。c.高热能饮食：增添一定量的高营养食品。对甲亢、营养不良、肝炎、肝硬化、病后初愈患者，具有明显的滋补作用。d.低热能饮食：热能低于普通饮食15千卡/日以下，适于单纯性肥胖者，肥胖的心脏病及糖尿病患者。

③ 少渣和多渣饮食

a.少渣饮食　少食蔬菜、水果等含纤维多的食品。适于腹泻、肠道疾

患及伤寒恢复期患者。如补充维生素C的缺乏，可用菜汁、果汁等。

b.多渣饮食　可促进胃肠蠕动，增强排便能力。适用于便秘人群。

（4）要素膳食

其特点是没有纤维和其他不消化的物质，而含有充分的营养"要素"，不经消化即被完全吸收。应用得当可挽救垂危病人。主要有：a.低渗制剂。低摩尔渗透压浓度（300单位）的膳食制剂，典型配方为60%糖类（葡萄糖和蔗糖）、12%蛋白质（如鸡蛋蛋白）、28%脂肪（植物油）以及矿物质和维生素。b.高渗制剂。即高摩尔渗透压浓度（810单位）的制剂，典型配方为80%糖类（葡萄糖）、15%以上的纯氨基酸（若病人不能消化蛋白质，就必须提供氨基酸的纯品）及少量蛋白质和其他添加剂。要素膳食适合严重腹泻、烧伤、肠炎、胰腺炎患者，短期内效果明显，但不可久用。

5.2.2　药膳学和中药养生方法

（1）医食同源论

医食同源论认为药补不如食补，必须用药时，更须佐加食物配合使用，一则可以固胃保肝，缓和药性；二则增进消化，促进药物更好更快地吸收利用；三则调节营养，以便更快恢复元气。

① 病源论　病从口入，所以应以预防为主，从食物防病着手。一旦得病，亦"先以食疗，食疗不愈，后乃用药"。

② 食医论　药膳学的食医包括食补、食治、食疗诸方面。所谓"药膳"，就是用有滋补、保健或治疗作用的药物，通过单独或与一般食物一起精心烹制成既是药物又是食品的主副食，特别是菜肴，可称为药肴。

（2）药肴的制作

① 要求　a.保持或强化药效。b.可食性（最好味道精美）。由于中药大多有明显异味，这一要求限制了药物的选用范围。c.考虑药、食之间的化学反应可能引起的毒性及不良后果。

② 投料方式　主要有3种：a.药、食同时上席。如人参清蒸鸡、虫草（冬虫夏草）鸭，要求药物有较好的色、香、味。b.药不上席。烹制前将药物用特制的纱布包好，煮后撤去，再经调味上席。如参芪砂锅鱼头、归地烧羊肉等，这类药有异味，且药渣不宜食用。c.药食分制。将药煎汁后加入菜中再上席。如山楂肉片、首乌肝尖，这类药中有某些油溶性成分不宜

与菜同煮。

（3）中药养生药物、方剂和食谱

① 养生药物　著名的有：a.人参。《本草纲目》称人参"能大补元气、固脱生津、安神益智、补五脏、止惊悸"等。即使在夜间，人参亦能增强脑力作用而不影响正常睡眠。可抗疲劳，提高体力劳动能力。将小白鼠置水中游泳直至疲劳沉没，给予一定剂量人参，1小时后再游泳，时间可延长34%，其机制可能是降低耗氧量所致。另外，人参可显著提高对气温变化、失血的耐受力，如用人参治疗刀伤效果很好。b.西洋参。作用类似人参，原产美国（称花旗参），药性较人参温和，男女老少皆宜。

关于中药的生理功能，仅举几例如下：a.中枢神经系统。用刺五加根片及酊剂治疗神经官能症有效率达90%。b.内分泌系统。当归、白术、三七等扶正固本药物使机体内分泌能力提高。c.对代谢的影响。补虚名药如人参、黄芪、生地等有促进代谢的功能。d.抗肿瘤。绞股蓝、人参、白术有抗基因突变及防癌变功效。e.增强细胞分裂。将胎儿的细胞放在培养液中不断分裂和繁殖可达50代，而用黄芪作培养液组分，传代次数可增加到88～98。f.抗血凝。生蒜可防止动脉粥样硬化、冠状动脉血栓和脑卒中。

② 养生方剂　主要有：a.独参汤。据《景岳全书》称，用15～30克人参煎服，可治气衰濒死、妇女难产昏厥、手足已僵冷、脉微欲绝者。b.参附汤。人参、制附子各15克，加生姜3片，红枣3枚，水煎分次温服，治衰竭虚脱。c.营养汤。黄芪、熟地、当归、白术、茯苓、远志、桂心、五味子、炙甘草、人参、生姜、大枣各15克，水煎服，治身倦体瘦、惊悸健忘、气血不足、疮口不敛、脾肺气虚等，但仅适用于身体虚弱者。d.抗衰膏。鹿茸、王浆等与人参混合提取再加工制膏。e.抗老防衰丹。由黄精、首乌、枸杞、紫河车、龙眼肉、葡萄干、莲子、芡实、桑葚、山药熬制而成。

③ 药膳食谱　迄今包括菜肴、汤羹、甜点、米面食品、药粥、饮料汁液、蜜膏、药酒等药膳品种已达300种以上。东汉张仲景提出了百合鸡子汤、当归生姜羊肉汤等典型名品。唐代孙思邈《千金要方》中列举了中医药膳241种，后来发展成《补养方》《食疗本草》。宋代王怀隐《太平圣惠方》记载了28种病的药膳疗法。如鲤鱼粥、黑豆粥（治水肿）、枣仁粥（治咳嗽）等。明代李时珍《本草纲目》，清代袁枚《随园食单》等更加完善。

5.3 饮食、运动与减肥

5.3.1 肥胖的特点、起因及诊断

（1）什么是肥胖

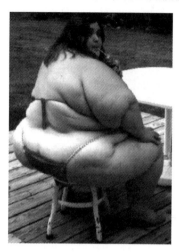

图5-4　某肥胖女子

肥胖可以定义为身体内脂肪过度蓄积以致威胁健康，需要长期治疗和控制才能达到减重并维持。肥胖易导致高血脂、高血压、糖尿病、心脏病、内分泌失调、气喘症状；由于行动不便，限制了人的活动能力，影响到免疫功能；从美容方面考虑，人们普遍不喜欢肥胖（图5-4）。脂肪组织增加所引起的超重属于肥胖。有些人体重虽正常，但体内蓄积着多余的脂肪，已属肥胖。瘦体组织增加所引起的超重不是肥胖。瘦体组织是指除脂肪以外的其他组织。某些运动员及体力劳动者，体重虽然超标，但体内脂肪不多，其骨骼与肌肉非常发达，是体格健壮的标志，而不是肥胖。在某些疾病情况下（浮肿或腹水等），肌体组织中水分异常增加，也会引起超重。当然，形体消瘦也是一种疾病。形体消瘦指实际体重比标准体重轻20%以上，由于严重的营养不良可导致很多健康问题。

减肥不是减重，而是减少体脂比例。不科学的减肥，结果丧失的往往是体内的水分和肌肉，而不是脂肪。有的女孩子已经是瘦骨嶙峋，为了所谓的"骨感"还要减肥，就会损害健康。轻则造成内分泌紊乱，重则出现致命的神经性厌食。

（2）肥胖发生的原因

肥胖与遗传有关。遗传因素表现在两个方面：a.遗传因素起决定性作用（15号染色体有缺陷），从而导致一种罕见的畸形肥胖。b.遗传物质与环境因素相互作用而导致肥胖。

肥胖按发生的原因分为遗传性肥胖、继发性肥胖和单纯性肥胖三大类。a.单纯性肥胖。无明显内分泌及代谢性疾病引起的肥胖，主要是由于摄入能量过多，消耗热能减少（营养过剩、中年肥胖、产后肥胖、基础代谢率低于正常导致的肥胖——吃得很少或所谓喝水也发胖的人）。b.继发性肥胖。是某些疾病的伴随症状（原发性甲状腺功能减低症，药物引起的肥胖等）。

造成全球慢性病和肥胖症的主要原因是食品污染和不良的饮食习惯：a.现代的食物和人类当初生物设定所需的食物不同。各种新型食品如转基因食品和激素食品的摄取。b.部分人群饮食过量。例如，谷类摄入的减少和高脂饮食及高糖饮料促使体重增加；外食机会的增加；夜宵；吃零食太多。c.吃饭方式不合理。例如三餐分配不合理、吃饭速度太快、边吃饭边看电视等。d.体力活动少了。如用汽车或助力车代替自行车或步行、电梯代替楼梯、家用电器的普及等导致休闲活动不断减少。

（3）诊断或判定肥胖的标准和方法

常用的指标有身高标准体重法、体格指数（表5-6）和皮褶厚度。此外，还可以对若干危险因素［血压、血糖、血脂、胆固醇（表5-7）、心血管疾病、睡眠呼吸障碍］进行测量。

标准体重计算方法：

$$成年男子标准体重（千克）=身高（厘米）-100 \qquad (5.1)$$

$$成年女子标准体重（千克）=身高（厘米）-105 \qquad (5.2)$$

$$BMI=\frac{W}{H^2} \qquad (5.3)$$

式中，BMI（Body Mass Index）为体重指数，千克/米²；W为体重，千克；H为身高，米。

表5-6　诊断或判定肥胖的标准和方法

项目		标准体重法	体重指数/（千克/米²）	腹围/厘米	腰围/厘米
过轻		＜10%	BMI＜18.5		
正常		±10%	18.5≤BMI＜24		
过重		11%～19%	24≤BMI＜27	男性＞84 女性＞70	男性 ≥90 厘米 女性 ≥80 厘米
肥胖	轻度	20%～34%	27≤BMI＜30	男性＞94 女性＞80	
	中度	35%～49%	30≤BMI＜35	男性＞102 女性＞88	
	重度	＞50%	BMI≥35		

注：腹围的测量方法为直立，双脚分开25～30厘米，体重均匀分布，皮尺绕脐一周的腹围长度即为腹围。腰臀比例为腰围/臀围，男性大于等于0.9，女性大于等于0.85为向心性肥胖。

总胆固醇和三酸甘油酯的含量与肥胖的关系见表5-7。

表5-7　总胆固醇和三酸甘油酯的含量与肥胖的关系　　　　　　　　单位：毫克/分升

项目	理想值	边际高危险值	高危险值
总胆固醇	＜200	200～239	≥240
低密度脂蛋白胆固醇（坏）	＜130	130～159	≥160
高密度脂蛋白胆固醇（好）			男＜35，女＜45
三酸甘油酯	＜150	200～400	＞400

构成身体的组织中，水分多的组织（如筋肉、血管、骨骼等）易导电，而脂肪组织几乎不导电。当微弱电流通过身体，测定出身体阻抗，同时依据身高、体重、性别等参数推算出身体脂肪率（表5-8）。

表5-8　身体脂肪率的判断

身体脂肪率	低	标准	偏高	高
男性	＜10%	10%～20%	20%～25%	＞25%
女性	＜20%	20%～30%	30%～35%	＞35%

5.3.2　肥胖的预防和治疗

5.3.2.1　药物与手术减肥不持久且有不良反应

药物减肥主要是服用脂解酶或某种生物碱以加速脂肪水解。手术减肥即切除皮下脂肪。由于肥胖是长期形成的，涉及消化、能量转换、体内代谢、内分泌等各个方面，并非短期减食、药物或手术治疗所能奏效。药物或手术治疗还可能有不良反应。如果不改变生活方式，一旦停药，肯定会发生反弹。减肥只能是渐进的。最佳的治疗方法是三管齐下：低脂饮食、适当运动、使用安全有效的药物。由于目前还没有理想的药物，所以研究的重点放在饮食控制和适当体力活动上。其方法是改掉不良饮食习惯、生活习惯，合理饮食，控制总热能摄入，多参加户外活动和体育锻炼。

2010年10月30日，澳曲轻、可秀、赛斯美、曲婷、浦秀、亭立、奥丽那、曲景、新芬美琳、希青、申之花、衡韵、苗乐、诺美亭、曲美等十几种减肥药停止销售。曲美下架，又一个"减肥门"被爆出。风靡一时的减肥药将就此淡出公众视线。减肥药的危害与滥用，折射出一种不健康的社会审美观——越瘦越美，同时透露着我国国民的营养与健康知识匮乏。

5.3.2.2 体重控制的饮食、运动疗法

（1）饮食控制法

通过饮食来控制体重，不是单纯节食或禁食。饮食控制方法有3个关键点，即控制总能量摄入、减低脂肪摄入和保证必需营养素。

① 适当控制食量 食量控制以既有饥饿感，但又不影响正常的活动为宜。控制饮食要循序渐进，逐量递减，一般来说，降至平时正常需要量的80%～90%即可（或热能以小于正常人20千卡/千克计算）。所谓限食就是限制进食热能，即热能、脂肪、蛋白质（肉类）三项不超标，尤其是脂肪，但保证其他营养。设计好每天3餐的总热能，3餐各吃多少热能和吃什么食物都可自由选择。选择食用低糖、低脂食品及少食高糖、高脂食品；摄入优质蛋白质一定要选择脂肪含量低的食物，如瘦牛肉、瘦羊肉、去皮鸡肉、鱼、虾等，同时多吃能促进脂肪代谢的食物，多食蔬菜、水果，避免嗜甜食、零食以及晚餐进食过多。最科学的控制总能量摄入的方法是记录一天摄入食物的种类和质量，采用膳食管理软件计算出每天的能量摄入量，按照这个能量的85%～90%进食，就可能在一周内减去1～2千克体重。

控制食量可选用番薯。番薯的体积大、水分多，但是热能却不高，且消化慢，吃后有饱腹感，有助于食欲控制，减少热能的摄取。早、午餐均可吃，晚餐不吃。

② 保持良好的饮食习惯

a.少吃刺激食欲的食物 如辣椒、味精等。吃辣椒和喝酒有助于减肥，但是一定要注意总热能不超标。少饮咖啡，适量饮茶。

b.进食要有好习惯，家庭气氛要和谐 要细嚼慢咽，进餐速度过快易造成多吃；三餐定时定量，如有溃疡病可少食多餐。食后不要马上睡、洗澡和进行剧烈活动。

（2）运动控制法

运动既能增加能量消耗，又能作用于神经和内分泌系统，使之促进脂肪的分解，减少脂肪合成。在运动中要注意3个关键点，即运动时间、强度和频率。

① 运动强度 中等负荷强度的减肥效果最好。运动强度过低，能量消耗过少，脂肪燃烧就很少；强度过高，则燃烧的主要是糖。评价运动强度的最简单方法是心率水平。

简单计算最大心率的公式：

$$最大心率 = 220 - 年龄 \qquad (5.4)$$

所谓最大心率即一个人运动中可能达到的最大心率。也就是你的心脏所能够承受的最大负荷。最大心率与年龄、性别、身体健康水平等因素有关。

简单计算减肥运动心率的公式：

$$(220 - 年龄) \times 60\% \sim (220 - 年龄) \times 70\% \qquad (5.5)$$

青年肥胖者减肥的最佳运动心率可以达到 $70\% \sim 80\%$。也有人推荐减肥运动最佳目标心率的计算方法为：

$$(220 - 年龄 - 安静心率) \div 2 + 安静心率 \qquad (5.6)$$

这个公式考虑了安静心率的个体差异，可能更准确一些。还有更简单的方法是根据你的年龄在表5-9中查找合适的减肥运动心率。

表5-9　不同年龄人群合适的减肥运动心率

年龄	合适的减肥运动心率/（次/分钟）
39 ～ 20岁	125 ～ 135
49 ～ 40岁	115 ～ 130，＜140
59 ～ 50岁	110 ～ 125，＜130
60岁以上	110 ～ 120，＜120

根据人体每日主要活动中每分钟的热能消耗，可将活动强度分级（表5-10）。

表5-10　体力活动的分级

分级	肺通气量/（升/分钟）	O$_2$消耗/（升/分钟）	心率/（次/分钟）	热能消耗/（千卡/分钟）
极轻	＜10	＜0.5	＜80	＜2.5
轻	10 ～ 20	0.5 ～ 1.0	80 ～ 100	2.5 ～ 5.0
中等	20 ～ 35	1.0 ～ 1.5	100 ～ 120	5.0 ～ 7.5
重	35 ～ 50	1.5 ～ 2.0	120 ～ 140	7.5 ～ 10.0
很重	50 ～ 65	2.0 ～ 2.5	140 ～ 160	10.0 ～ 12.5
极重	60 ～ 85	2.5 ～ 3.0	160 ～ 180	12.5 ～ 15.0

有氧运动：是指强度小，节奏慢，运动后心脏跳动不过快，呼吸平稳的一般运动，如慢跑、快走、羽毛球、乒乓球、网球、健身操、体育舞蹈、太极拳等。有氧运动可增加心、脑血液的氧供应。足够的氧供应可促使脂

肪代谢。有人建议在有氧运动之前，先做一点力量训练。因为力量训练靠燃烧糖供能，当肌肉中储存的肌糖原被部分消耗后，再开始有氧运动时，脂肪燃烧的速率就会加快。力量训练包括仰卧起坐、仰卧抬腿、悬垂摆腿、俯卧撑、腰背运动、跳台阶、负重下蹲等。这些动作10次一组，做4～5组，组间休息不要超过50秒。

无氧运动：是指强度大、节奏快，运动后心跳每分钟可达150次左右，呼吸急促的剧烈运动，如拳击、快跑、打篮球、踢足球等。无氧运动虽然可消耗很多能量，但是由于没有足够的氧供应，不能消耗堆积的剩余脂肪。所以，无氧运动只适于心肺功能良好的年轻人。

运动时首先要做准备活动，运动要逐步加量。

② 运动时间和频率　运动应以有氧运动为主。一般来说，人体在运动20分钟之后，才会逐渐消耗体内的脂肪。所以，每次运动最少要持续30分钟，1～2小时更好。原则上，每天都应坚持运动，如果有困难，每周也要运动3次以上。运动减肥至少要坚持两个月才能有明显效果。经常运动要注意多喝水、多吃盐。

（3）健康时尚的体型需要终身努力

减肥不可急于求成。减肥的短期目标不宜定得过高，1个月减1～2千克就行，最理想的减肥速度是半年体重降低5%～10%。有的人指望一餐不吃饭体重就明显下降，是不现实的。人体一日的体重通常会在0.5～1千克的范围内波动。千万不要把这种正常的波动当成减肥的成功。体重减轻过快减去的不是脂肪，而是水，甚至是蛋白质。更重要的是，减肥是持久战，需要和自身的欲望，包括对美味的嗜好、对安逸的贪图做持久的斗争（图5-5）。

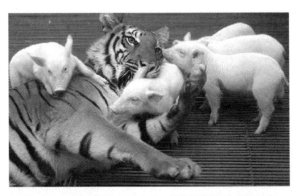

图5-5　减肥需要坚强的意志，要能抵制住美味的诱惑

5.3.3 减肥饮食中的误区

（1）过度节食导致厌食症

不少人错误地认为只要不吃饭就会减肥。但是他们不知道在减肥的同时也会带来严重的营养素缺乏的问题。有的人不吃早餐，整个上午都处于一个低血糖和低供能的状态，工作中打不起精神，长期处于疲劳状态。还有的人晚餐不吃饭，他们认为晚上睡觉，不需要多少能量。实际上整晚的低能量供给将对大脑造成不利的影响。如果人体摄入的总热能过少，机体会发生代偿性新陈代谢率下降，新陈代谢率的降低还可能导致更严重的肥胖。更可怕的是长期的进食紊乱最终可能造成神经性厌食。患这种疾病的人会见到食物就恶心，吃了东西就呕吐，最终因营养缺乏而死亡。

厌食症有什么征兆呢？ a.体重突然不正常地减轻15%以上；b.虽然看起来已经很瘦了，仍非常害怕变胖或体重增加，所以仍严格地限制热能的摄取；c.原本经期正常的女性，却连续3个月没有月经；d.变得孤独、沮丧及不喜欢和面对群众。青少年是罹患厌食症的高危险群体。神经性厌食症患者有90%都是女性，约6%为年轻男性，占总人口的0.1%～0.6%，且多为易将感情藏在内心深处的完美主义者。

（2）不吃或少吃主食，以为少吃粮食就能减肥

主食是碳水化合物（糖）的主要来源。人体脂肪的燃烧最后要进入糖代谢的三羧循环中被氧化。糖的缺乏将抑制三羧循环，这样一来，脂肪的燃烧速度也会下降。降低热能的摄取应该降低脂类食品的摄入，做到"控制主食，少食油脂、高蛋白质"。

（3）限制饮水或脱水减肥

水占人体的2/3，在人体代谢中起至关重要的作用。脱水减体重不是减肥。这样减去的体重在喝水以后就会马上回复。

（4）不吃脂类食品，甚至干脆素食

原因有：a. 脂肪具有提供必需脂肪酸与促进脂溶性维生素的吸收以及隔热、保温、保护体内各种脏器的作用。脂类是构成人体某些重要激素的重要组成成分，如性激素。脂肪还可改善食品的感官性状，如油炸食品等具有特有的美味。b.机体如果不能利用脂肪酸合成葡萄糖，在饥饿、供能不足时就必须消耗肌肉组织中的糖原和蛋白质。c.脂肪也有对减肥有利的

一面。脂类在胃中停留时间较长，因而使人有高度饱腹感（糖类在胃中迅速排空，蛋白质排空较慢，脂肪更慢。一次进食含50克脂肪的高脂膳食，需4～6小时才能在胃中排空）。

（5）水果当饭

水果缺少维生素B_{12}，所含的氨基酸也不全面。大部分水果的铁、钙含量都较少。另外，有一些水果的含糖量很高，还有一些对胃肠有刺激性，因此，不能以水果代替正餐。

（6）以快餐、零食来代替正餐

有些人不吃正餐，饿得受不了就吃零食。但是，零食中多含糖或脂肪较高，此外还有一些对身体健康不利的成分。

5.4 延长寿命与老年保健

我国一般是将60岁以上划入老年行列。我国老年人口占总人口的比例在1982年是5%，属于成年型社会，到1999年就达到了10%，进入老年型社会。人口年龄结构从成年型转为老年型，仅用了18年的时间，就完成了发达国家几十年甚至一百多年才完成的人口年龄结构的历史性转变。老龄化过快可能会带来一些问题。

5.4.1 人类的理想寿命是120岁

人到底能活多久？目前有3种推算方法：①成熟系数法。哺乳动物的最高寿命为性成熟时间的8～10倍，人在14～15岁左右性成熟，因此人的最高寿命应为112～150岁。②寿命系数法。哺乳动物的寿命约等于生长期（即生长发育年龄）乘以寿命系数（大约为5～7）。例如人的生长期为25年，则寿命应为125～175岁。也可以用"寿命＝青春期×13"的公式来推算。③细胞分裂法。根据胎儿羊毛膜细胞分裂约50次、周期为2.4年，可推算出人的寿命应为120年。世界上最长寿的人约为120岁，因此结合前面的理论推算，人的理想寿命是120岁。

生命的寿命长短是有一定规律的，一般的，体型越大，寿命越长；生长越慢，行动越慢，寿命越长；在心率正常的情况下，心脏跳得越慢的人可能越长寿。

5.4.2 衰老的机制与原因

衰老又称老化，分生理性衰老与病理性衰老两类。生理性衰老是生物体自成熟期开始，随增龄发生的渐进的、受遗传因素影响的、全身的形态结构与生理功能不可逆的退行性变化。衰老过程中引发的各种老年病又会加速衰老的进程。影响衰老的因素有很多，各种社会因素、经济、疾病、营养、遗传、环境及精神状态等都起着一定的作用。

关于衰老机制的学说有多种。主要有基因学说、自由基学说、端粒学说、DNA损伤学说、线粒体损伤学说、神经-内分泌-免疫衰老学说等。自由基学说认为，人体在生命活动过程中会产生一些自由基，能够导致膜损伤及生物分子交联，其结果是由于酶活性降低，核酸代谢误差，膜功能障碍，脂褐素堆积而引起细胞整合性的下降，最终导致机体的衰老和死亡。线粒体损伤学说认为线粒体的变性、渗漏和破裂都是细胞衰老的重要原因。免疫衰老学说认为随增龄机体免疫系统功能下降，如T淋巴细胞功能下降，导致机体对疾病感染的抵抗力减弱，从而导致机体衰老。DNA损伤学说认为，DNA修复损伤的能力下降引起生物衰老。衰老研究可分为两大类：a.遗传衰老研究。认为衰老是机体有序的基因活动，是通过遗传按程序预先安排好的，或为特异的"衰老"基因所表达，或为可用基因的最终耗竭。b.环境伤害研究。认为衰老是无序的、没有一定的程序，随机发生的一系列伤害的结果，是细胞器的进行性和累积性毁坏的结果。

5.4.2.1 整体和器官水平的衰老

（1）中医理论 [2]

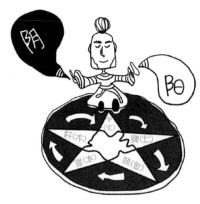

图5-6　中医理论之阴阳五行学说

其中有较好之实际效验者，当以肾虚致衰之说为最（图5-6）。肾虚致衰是肾元之阳气和肾藏之精气亏损、虚少，五脏气血津液生化无源导致的诸多衰老病态和衰老过程。肾藏精，为先天之本，生命之源，以肾为主宰而主持、维系人体的一切生理功能，使其统一平衡而又能自调自稳地正常活动，从而抵御疾病。肾气亏虚则五脏之气血津液生化乏源，各种衰老病症更日益显露出来。中医还认为，久病、慢性病没有不损及肾气的，所以又有"病久之疾、穷必及肾""阴阳失调说""脏腑虚衰说""精气神亏耗学说"等。

（2）现代医学理论

① 老化因素　主要有：a.残余不洁物质在体内积累。例如呼吸充满尘粒的空气，使灰尘在肺内积存。b.胶原蛋白的硬化。构成血管壁、骨骼、皮肤和肌腱主要成分胶原蛋白由于氧化、聚合，逐渐失去弹性而萎缩。c.神经组织的退化。由于营养不够或各种刺激，使神经细胞受到损害、失控和不能修复。例如糖尿病、肥胖症、精神分裂症等都加速神经组织的老化，实际上几乎任何疾病都影响到神经。

② 病变因素　增龄过程中体内的病变是全面发生的，主要有：a.体格构成失调。肌肉消耗，脂肪比重增加。b.骨骼钙质损失。导致骨腔变空而薄，骨质疏松，内多脂肪。c.脑及神经功能降低。由于不可能有新的神经细胞形成，所以随着年龄增大，各种毒物对脑的毒害加重，脑组织逐渐减少，神经冲动传导速度降低，反应迟钝，感官如耳、舌、眼的功能均衰退。d.皮肤及头发老态明显。皮肤是能最早反映机体衰老的组织，对皮肤皱纹、弹性及老年干燥病的研究有助于研究衰老的早期诊断。由于皮下脂肪损失，皮肤变薄、松弛，色素沉积为老年斑。由于营养供应不够，头发黑色素难以维持而发白，甚至脱落。e.循环和内分泌系统失调。40岁以上的人分泌胃酸的细胞开始萎缩，从而影响消化。心肌纤维的弹性降低，心搏率和泵血量都逐渐减少。其他体液如胰液、胆液等也都减少。

5.4.2.2　细胞水平与分子水平的衰老

自由基学说认为，人体组织的氧化反应可产生自由基，自由基可与体内生物大分子作用，生成过氧化物而对细胞膜产生损害，进而影响细胞功能。生物体的自由基水平随增龄升高，氧化对细胞成分的损伤随增龄加重，氧化产物随增龄增加，修补损伤的能力随增龄减弱。人体内存在着两种抗氧化（清除自由基）系统，即非酶防御系统（如维生素C、维生素E等）和酶防御系统［如SOD（超氧化物歧化酶）、GSH-Px（谷胱甘肽过氧化物酶）等］。但SOD及GSH-Px随增龄而活性降低，引起机体衰老与疾病。近年来，人们对具有清除O_2作用的类SOD化合物非常关注。如维生素C、维生素E、类胡萝卜素、类黄酮、皂苷、鞣酸、木脂素、萜类、生物碱等，这些化合物毒性较小，易吸收利用，稳定性好（见表5-11）。目前已发现刺梨、猕猴桃、青竹梅中SOD十分丰富。绿茶抗O_2^-的作用十分显著，其所含维生素C和茶多酚等有效成分已应用于化妆品中。

表5-11 中药及植物中类SOD活性成分

类SOD活性成分	植物及中药
维生素C	新鲜蔬菜、水果、野果、绿茶、柿叶、松叶
维生素E	大豆、玉米、菜籽
类胡萝卜素	胡萝卜、西红柿、柿子、西瓜、藻类；山栀子、陈皮、蒲公英
类黄酮	黄芩、橙皮、陈皮、甘草、槐花、葛根、芦丁、枳实、银杏叶、沙棘
鞣酸	老鹳草、虎耳草、大黄、丁香、石榴皮、五倍子、桂皮、侧柏
皂苷	五味子、蓖麻油
生物碱	茶叶、人参等大部分植物、中药

注：某一种植物或中药通常含有上述多种有效成分。

目前，衰老机制在分子水平的研究进展非常迅速。20世纪90年代以来，陆续有报道第1、4、7号染色体与X染色体上各自存在着与衰老有关的基因。近年来，端粒与端粒酶的发现使衰老的遗传程序学说有了新进展。端粒是真核细胞染色体末端的重复DNA序列，对染色体末端起保护作用，并决定细胞的复制与衰老。DNA每复制1次，端粒即丢失50～200碱基对，当它缩短到一定程度时，细胞则停止分裂、衰老、死亡。有人称某些转基因食品具有加速端粒缩短的作用，因此可以使人提前衰老。端粒序列的复制依赖于一种特殊的DNA聚合酶，即端粒酶。目前，国内外有大量研究报道了实验动物或人类组织细胞在衰老过程中端粒酶活性的变化，但对影响端粒酶活性的因素研究较少。

5.4.2.3 不良的环境、社会心理因素加速衰老

环境因素可分为自然环境因素与社会环境因素。自然环境中的致衰因子很多，例如化学与药物毒物，生物毒物，物理伤害（如过量的紫外线、噪声、辐射、静电等）等。这些有害物质对人来说属于被动受害因素，而饮食结构不合理、不爱运动、吸烟、酗酒、吸毒等则属于主动受害。社会心理因素有社会角色的转变、事业受挫、高度紧张、不受重视和尊重、孤独无援、堕胎流产、失独、生活困难等。

5.4.3 延长寿命的方法

从秦皇汉武甚至更遥远的古代起，人们就在寻找仙丹妙药，企图使人长生不老或返老还童。炼丹术曾盛行一时，但未见有成功。对于衰老究竟

能不能"对抗"或"逆转"的论题，至今仍无定论。但是，衰老可以通过多种手段或措施而得到延缓。老年保健与延长寿命至少包括以下四个方面：

① 要有良好的心态　要坚强勇敢，精神放松，充分享受生活，做自己想做、爱做的事，如运动，旅游，摄影，写作，歌唱，与儿孙玩耍等。

② 健康饮食。

③ 坚持适量的运动。

④ 应用必要的药物和保健品　这一点一定要谨慎。例如2010年11月22日，央视新闻频道《新闻调查》栏目指出树胶冒充蜂胶的比例高达90%。蜂胶被称作"血管清道夫"，广泛用于降血脂、血压，增强免疫力。2011年8月15日，浙江省工商局血燕大规模抽检报告表明市场上的血燕100%是"毒燕"，亚硝酸盐平均超标146倍，有些甚至达到了急性中毒的下限。所谓血燕系白燕窝用鸟粪熏制或染色而成。白燕的造假也很严重。另外，历史上，昙花一现的著名保健品非常多。

5.4.3.1　老年人的营养与膳食

（1）老年人的生理功能退化特点

① 代谢功能降低。

② 体成分改变　如细胞量下降、体水分减少、骨组织及矿物质减少等。

③ 器官功能改变　主要表现为：消化系统器官退化，牙齿不好，咀嚼力差，消化液、消化酶及胃酸分泌量的减少，消化吸收能力较弱。辨别滋味的能力下降，尤其对甜、咸、酸味的感觉，有明显的减退。心脏功能及脑功能、肾功能、肝代谢能力下降；神经系统中的记忆力和思维能力下降；情绪不稳定，自控能力下降；免疫功能减退。

（2）老年人的饮食特点

老年人在饮食上应既平衡营养，又易于消化吸收。遵守定时、定量、不冷、不热、不过饱、不暴饮、不偏食的原则。

食物选择上既要丰富又有选择。丰富指的是食品的种类与营养丰富，不偏食。荤素结合，以素为主的原则。在烹调上应清淡、偏软并易消化。食物以软炒、软溜、清蒸、清炖、红烧为主，有些食物应做得脆嫩，如炒得很嫩的肉丝、肉片。少吃油腻辛辣和油炸等刺激性强的食品，多吃粥、蛋羹、汤面、馄饨等食物，温度切忌过冷过热。老人总感觉嘴里没有味道，爱吃些甜、咸、酸的东西。为增进老人的食欲，可在烹调时，适当多放点盐、葱、蒜、姜等调味品。在饮食习惯上，提倡老人少吃多餐。必要时，可在午睡起床后或晚间睡觉前，适当吃少量的零食，如豆浆、红枣、花生、核桃、板栗、桂圆及各种水果和自制的少添加剂饼干。

老年人抗病能力和解毒能力差，因此，老年人菜肴要以新鲜食品为主，并尽量避免各种毒物。例如，尽量在家吃饭，食物选择和烹调上不用化学添加剂，各种餐具选用安全性高的原料（如使用铁锅，不用塑料制品，不用油漆筷子吃饭等）。

原北京医院营养科主任曾煦媛指出，长寿老人日常饮食，并不是山珍海味，他们的食谱反以粗粮为主，少食多餐、少肉多菜，基本是每天吃小米粥、豆类、芝麻、薏米等25种食物（食物的种类，而非25道菜式），低脂高纤。只有当食物种类够"杂"，才能达到营养均衡。长寿老人正餐只吃70%饱，两餐间要另加零食。例如上午10时左右吃一碗银耳莲子羹或麦麸，下午3时左右喝半杯酸奶、吃几粒坚果。此外，食物烹饪方法以蒸、煮、焖、拌、余为主，以减少营养的流失，煎炸和炒的食物每周只吃一次。与此同时，他们会多吃健脑、养心的食物，如豆类、杏仁、芝麻、核桃、酒等。喝酒前，他们要吃富含B族维生素的食物，例如用杂粮、瘦肉、花生等"垫底"。

5.4.3.2　预防与治疗常见老年病

现在造成人类死亡的疾病主要是心脑血管病，即冠心病及脑卒中，其次是恶性肿瘤。因此，要延长人类寿命，就必须防治这些疾病以及其他老年疾病的发生。

（1）骨质疏松症

由于年老而发生的骨头大量损耗称为骨质疏松，通常按颌骨牙槽骨、背脊柱和长骨的顺序依次劣化，造成掉牙、骨折，且难以愈合，身高降低。

① 致病原因　缺钙、缺维生素D、缺少运动、内分泌紊乱等。妇女绝经后因雌性激素停止分泌，必然引起骨骼失去补充钙的刺激作用。

② 治疗和预防　a.平时多吃些虾皮、鱼头、骨头汤以及蔬菜、水果和黄豆、海带等富含钙的食品以及核桃、黑芝麻、薏苡仁、山楂、人参等富含维生素D的食品和中药。煮骨头汤时加少量醋（500克猪骨、2000克水，1～2汤匙醋）。b.体育锻炼。体力活动能刺激成骨细胞活动，有利于骨质形式。c.谨慎补充钙剂。可服用如葡萄糖酸钙、乳酸钙等，同时可少量补充维生素D。当缺钙的症状明显好转时，可停用，避免补钙过多的不良反

应。d.有研究认为，如果蛋白质吃太多，血液变成酸性，也会造成骨骼中钙的流失。对这种情况下的缺钙要由降低蛋白质摄入下手，使血液渐趋碱性，才能根治。

（2）老龄关节炎

即骨关节炎。由于关节劳损所致，最易受损的是负重关节，如膝关节、踝关节和脊柱。症状主要有：膝盖、背部和手指疼痛，很少引起畸形或变瘸，受损关节能发出嘎吱响声，活动时疼痛加剧而休息时减轻。和风湿性关节炎不同的地方在于不产生皮下结节，也不伴有发热和体重下降等。可采用节制活动、热敷、服用阿司匹林、在关节疼痛处注射可的松或促肾上皮质激素等方法治疗和预防。

（3）阿尔茨海默病

其症状主要表现为遗忘，判断能力、计算能力减退等，以精神敏锐性降低为特征，俗称"老小孩"。与所有退化性疾病一样，对阿尔茨海默病也是"防胜于治"。通常食用胆碱和烟酰胺丰富的食品，如肝、肾、瘦肉、坚果、花生酱等及 B 族维生素含量丰富的食品，如动物心脏、鱼等。另外，老年人要多从事智力活动，有益健康。

5.4.3.3　进行中国传统保健运动

（1）中国传统保健运动 [3,4]

传统保健体育依靠人体自身的能力，通过姿势的调整、呼吸的锻炼、意念的运用来调节和增强人体各部分机能，激发人体内在潜力，起到防病、治病、益智、延年的作用。传统保健体育分为引导和武术两类。

① 引导类　以调身、调息、调心为要素。其中以调心、调息为主的归为静功，例如：放松功、内养功、强壮功、周天自转功、倒阳功、日精月华功、六字诀等。以调身、调息为主的归为动功。以增强身体变化对气机运行的影响，通过姿势和呼吸的调整来养生治病，代表功法有八段锦、易筋经、五禽戏。以自身按摩、拍击等达到疏通经络，调和气血，增进健康的归为保健功。

② 武术　以技击为主要内容，讲究套路和搏斗的运动形式，例如太极拳、形意六合拳。

适量运动可以提高机体有氧工作能力，增强机体心血管功能、增强呼吸系统功能、调节植物神经功能、调节大脑皮质神经细胞的兴奋性、促进身体各部分组织的新陈代谢、提高肌肉工作能力。但运动延缓衰老的机制还不完全清楚。根据现有的衰老理论，运动可能通过影响自由基及抗氧化系统、细胞凋亡、线粒体的结构和功能，对衰老进程产生重要影响。

（2）中老年人不宜早晨锻炼

原因如下：

a.凌晨地面废气不易排走，加上植物在夜里和人一样，吸入氧气，呼出二氧化碳，所以，早晨空气中含氧量相对较少，特别是在树林里。早上6点钟左右是空气最不好的时候。

b.很多老年人的心血管都有一定的硬化或者斑块，而像冬天、初春、深秋早晨比较冷的时候，冷风的直接刺激就会造成血管痉挛，很容易发生心脑血管疾病突发事件。

c.一夜没有喝水，早上的血液黏稠，而且早晨也是血压最高的时段。所以，"闻鸡起舞"对中老年人不合适。下午4～5点钟，外界的气温，还有我们机体内部的状况都最适宜于锻炼。对于上班族来说，另一个比较好的时段就是晚上9～10点钟。

5.4.3.4 服用保健品或者抗衰老药物

（1）保健品

服用一些有功效的保健食品对于延长寿命大有帮助。挑选时一定要擦亮眼睛，确保买到货真价实的产品。

（2）抗衰老药物[5,6]

到目前为止，有关衰老机制的理论有很多，都有其局限性。因此，在某一衰老学说指导下开发出的化妆品和保健食品不可尽信。例如，自由基学说应用很广，但是该学说有着许多牵强之处，也遇到了许多学者的反驳，而且自由基以及辐射、有害物质、DNA突变、各种病理性刺激都可激发细胞凋亡。

抗衰老药物不可乱用。此类药物有一定不良反应，且长期大量服用会致中毒及药物依赖。

抗衰老药物按理化属性可分为：化学药物和中药。

① 抗衰老化学药物

a.抗氧化剂 抗氧化剂分为非酶类抗氧化剂和酶类抗氧化剂。i.非酶类抗氧化剂。包括各种维生素、微量元素。ii.酶类抗氧化剂。其中，超氧化物歧化酶（SOD）是最重要的抗氧化酶，还有辅酶Q、硫辛酸（LA）、过氧化氢酶（CAT）、过氧化物酶（POD）、谷胱苷肽过氧化物酶（GSH-Px）、还原型谷胱苷肽酶（GSH）、谷胱苷肽还原酶（GR）、酪氨酸磷脂酶21β等。

b.抗衰老激素　包括褪黑激素、人类生长激素（HGH）、性激素、脱氢表雄甾酮（DHEA）等，以褪黑激素（MT，松果体素）应用最广泛。

c.营养素　包括蛋白质、核酸、各种氨基酸、磷脂、蜂王浆等，研究较多的为核酸。

d.单胺氧化酶抑制剂　抑制单胺氧化酶活性，提高儿茶酚胺水平，促进新陈代谢，调节神经系统平衡，增强记忆功能。常用制剂是普鲁卡因、益康宁等。

e.免疫调节剂　常用制剂有转移因子、免疫胸腺因子、干扰素诱导剂、卡介苗、左旋咪唑等。

f.大脑功能促进药　增进脑血流量，改善脑神经营养，促进代谢。常用制剂有氯酯醒、酰胺吡酮（脑复康）、盐酸吡硫醇（脑复新）、氢麦角碱（喜得镇）、都可喜等。

② 抗衰老中药　中医认为，衰老首要是肾虚，其次是脾虚，再次是气血两虚。所以补肾、健脾、益气是延缓衰老的基本途径，活血化瘀是延缓衰老的主要方法（图5-7）。发扬中医优势，开展药物、针灸、按摩、气功、食疗等多种疗法，对延缓衰老常有满意的效果。

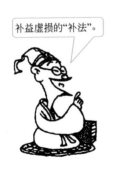
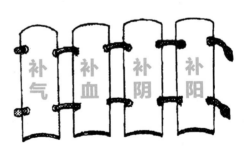

图5-7　中医的补

a.抗衰老天然药物　抗衰老植物药物（如人参、刺五加、红景天、枸杞），抗衰老动物药（如鹿茸、紫河车、蜂蜜、蛤蚧），抗衰老矿物药（如麦饭石、阳起石）等。

关于单味中药抗衰老研究，初步证明：ⅰ.应用生存实验及细胞体外传代培养，认定人参、黄芪、首乌、灵芝、枸杞、刺五加、黄精、女贞子、菟丝子、党参、补骨脂等45种单味药有延寿效应。ii.人参、当归、黄精、玉竹、五味子、黄芪、首乌、灵芝、党参、淮山药、熟地等55味中药能使实验动物脑、肝组织中脂褐素含量降低，SOD活性提高。iii.有76种中药有免疫促进效应，例如人参、黄芪、白术、女贞子等可激活T淋巴细胞；枸杞、菟丝子、西洋参、柴胡等可改善B淋巴细胞功能；黄芪、山药、玉竹、人参等可促进干扰素的生成；三七、杜仲、黄芪、桑葚等对免疫具有双向调节作用。iv.从药物对中枢神经系统影响，对内分泌系统调节作用，对机体代谢功能的影响等方面全面筛选抗衰老药物，其中功能比较全面的有首乌、人参、枸杞、黄芪、灵芝、女贞子、菟丝子、五味子、黄精和党参等单味药。

人参作为药用已有数千年的历史了。明朝李时珍所著《本草纲目》称人参有"久服轻身延年"之效。用人参治疗因年老智力减退、记忆力衰退、思维迟钝者，一周见效，两周有明显改善，一个月后可见稳定的强壮作用。

　　b.抗衰老复方制剂　抗衰老古方（如青春宝、还精煎、龟龄集、六味地黄丸等）；抗衰老中药复方（如益寿康、维尔康、花粉制剂等）；其他抗衰老复方（如Centyum，Cobidec胶丸等）。

习题 [1～4是问答题，5～9是判断题，10、11是选择题（单选）]

1.何谓酸性食物和碱性食物？哪些是酸性食物？

2.蛋类的营养特点有哪些？

3.为什么说健康饮食首先要满足毒性最小化？有机食品的优点是什么？

4.可以从进口水果标注的数字看出该水果是否转基因，请调查哪些水果是转基因？市场上的转基因食品有哪些？如何识别？

5.生吃海鲜味道鲜美，是最好的食用方式。

6.食品安全，就是指食品无毒、无害，符合应当有的营养要求，对人体健康不造成任何急性、亚急性或者慢性危害。

7.压榨油比浸出油更加安全。

8.有些餐馆的餐盘里会垫一张色彩鲜艳的广告纸，有些人会把食物直接放在上面，这样做是不安全的。

9.在我国一些地方，民间有食鱼胆可治疗高血压、慢性支气管炎和眼病的说法。日常饮食中可以食用鱼胆来保健。

10.下列一定要烧熟煮透后才能食用的食物是（ 　 ）。

A.山药　　　　　　　　　B.花生

C.四季豆　　　　　　　　D.红薯

11.下列液体pH > 7的是（ 　 ）。

A.人体血液　　　　　　　B.蔗糖溶液

C.橙汁　　　　　　　　　D.胃液

参考文献

[1] 易富贤.透视剖腹产率畸高的背后.科技日报，2010-1-31（1）.

[2] 储开博，牛小军，何丽清.中医对衰老的机理与临床防治研究.光明中医，2008，23（2）：131-133.

[3] 武玉元，张军，常波.运动对衰老的影响.沈阳体育学院学报，2006，25（3）：68-71.

[4] 姚强，窦丽.运动延缓衰老的古今机理研究比较.南京体育学院学报，2005，19（6）：50-52.

[5] 黄娅.抗衰老中药的研究.时珍国医国药，2007，18（3）：691-693.

[6] 陈志蓉.抗衰老药物的研究进展.海峡药学，2008，20（1）：8-11.

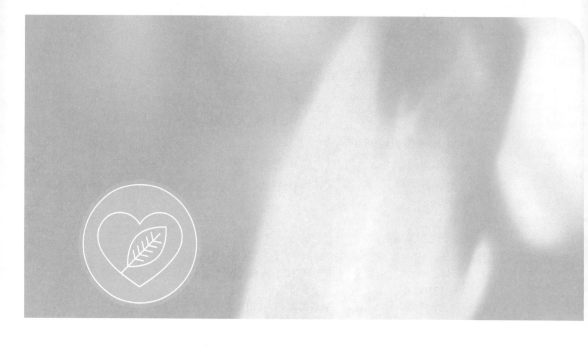

Chapter 06

第6章
毒物基础知识

了解和掌握有毒化学物质的基本知识，对于加强有毒化学物质的管理，防止其对人体的危害和中毒事故的发生，无论对管理人员还是一般公民，都是十分必要的。毒物知识包括下毒、检测与解毒。毒药发展的简史如下：

（1）早期

在原始社会，具有毒药知识的人被尊为术士。第一份下毒杀人的记录出现在基督时代的罗马帝国，但在这之前，中国、埃及、印度、希腊早已开始使用毒药。埃及艳后就用奴隶来实验天仙子、颠茄和亚萨普蛇毒（最后其自杀所选用的蛇毒）。欧洲中世纪最常见的下毒地方是在酒中或食物中，因为那时期的食物采用大量的香料，以至于无法品尝出毒药的味道，所以专门的试毒者也出现了。15世纪意大利的波几亚家族是最出名的下毒家族，几乎家族中人人掌握这种杀人方法。一位名为凯瑟琳德梅迪奇的意大利公主嫁往法国，从此神秘的死亡开始出现，以后极为流行的砒霜开始盛行起来。因此，法语中的"意大利的"一词成为"下毒"的代名词。这位公主还擅长使用在新大陆发现的尼古丁谋杀家族的政敌，或是把砒霜喂给蟾蜍，再从其尸体上提取毒素。还有几位著名的用毒专家：安东尼伊西里，可以用毒药控制被害者的死亡时间；拉芳欣，路易十四的宫廷香水师，宫廷众多的贵族死于她的手下；玛丽多培亚，利用下毒取得家产，并在医院的病人身上实验，最后死于实验中。

（2）近代

毒药的正式研究开始于19世纪早期，标志是生理学家克劳德伯纳研究马钱子的药效。现代毒药学奠基人奥菲拉所写的《毒药的特性》于1814年出版。到了1830年，几乎所有的无机化学物的成分都能通过化学分析的方式得知，但是不能分析出有机毒药。比利时化学家让塞尔维斯塔在1851年调查杀人案时提取出生物碱，打破了这一结论。在19世纪以前，90%以上的中毒案件都与植物有关，但在19世纪以后，这一比例下降到7%，原因是人工合成毒药兴起。

（3）现代

20世纪以后，工业大发展，化学药品增多了，人工毒药纷纷出现。下毒用得最多的是外用药，清洁剂和其他家用产品，其次是杀虫剂、生物碱，最少的是煤气和浓烟。

相对于下毒，解毒要困难得太多。因此，过去人们只能将注意力集中在使用者身上，而解毒往往只留下了一些迷信。例如认为牛奶是万能解药，其实牛奶只具有稀释作用而已。盐水被认为是急救药，但是注入过量的氯化钠会导致心脏病。而且任何解毒药都必须小心使用，否则会比毒药更危险，甚至成为杀人阴谋的一部分。世界上并不存在万能的解毒药，使用解毒药取决于毒药的类型、用量、用法及时间等。也就是说，解毒的唯一途径就是静观症状发生，再施以相应的疗法。有人一点一点地增加毒药的食用量，以达到对它们的免疫，这对于绝大多数毒物来讲是不可能的事情。

6.1　毒物相关概念、分类、体内过程和中毒的治疗

6.1.1　毒物与中毒、毒性、毒作用

有些物质进入机体并积累到一定量后，就会与机体组织和体液发生生物化学或生物物理学作用，扰乱或破坏机体的正常生理功能，进而引起暂时性或永久性的病变，甚至危及生命。这些物质被称为毒性物质。由毒物侵入机体而导致的病理状态称为中毒。中毒分为急性、亚急性和慢性三种。毒物一次性短时间内大量进入人体后可引起急性中毒；少量毒物长期进入人体所引起的中毒称为慢性中毒；介于两者之间者，称为亚急性中毒。自杀、他杀及意外灾害事故中毒大多数是急性中毒，且多发生死亡。急性毒作用一般以半数有效剂量（ED_{50}）或半数有效浓度（EC_{50}）表示，即毒物引起一群受试生物的半数产生同一毒作用所需要的毒物的剂量或浓度。显然，ED_{50}越小，受试物质的毒性越高。若以死亡率作为毒作用的观察指标，则称为半致死量（LD_{50}）或半致死浓度（LC_{50}）。根据毒物对人体和动物致死量的大小，可将毒物的毒性分为5级（表6-1）。

毒性是用来表达一种毒物造成机体损害的能力，一般来说它与进入体内的量呈正比，而危险度则表示某种化学毒物对单个机体或群体所致有害作用出现的预期频率。国家标准《职业接触毒物危险程度分级》根据化学毒物的毒性和危险度两个方面的情况将化学毒物分为四级，即极度危害、高度危害、中度危害和轻度危害。

毒物对机体所产生的损害称为毒作用。毒作用可由毒物本身也可由其代谢产物引起。原发性毒作用可以是物理、化学或生理作用，其中生理作用是最重要的。生理作用包括：①酶作用。大多数毒物的毒作用是抑制生

表6-1 化学物质的急性毒性分级

分级	大鼠一次经口 LD$_{50}$/（毫克/千克）	6只大鼠吸入4小时死亡2～4只的浓度/（毫克/千克）	兔经皮 LD$_{50}$/（毫克/千克）	人的可能致死量	
				/（克/千克）	总量/克（以60千克体重计）
剧毒	＜1	＜10	＜5	＜0.05	＜0.1
高毒	≥1且＜50	≥10且＜100	≥5且＜44	≥0.05且＜0.5	≥0.1且＜30
中等毒	≥50且＜500	≥100且＜1000	≥44且＜350	≥0.5且＜5	≥30且＜250
低毒	≥500且＜5000	≥1000且＜10000	≥350且＜2180	≥5且＜15	≥250且＜1000
微毒	≥5000	≥10000	≥2180	≥15	≥1000

物体内的酶。②非酶作用。损害DNA、RNA或改变蛋白质性质。影响毒物作用的因素有：①毒物本身。剂量、理化状态、浓度和作用时间、毒物间的相互作用（协同或拮抗）、性状变化等。如有的剧毒物质在微量时，可有治疗作用，而治疗药物超过限量，则可使机体中毒。毒物的存在形态对其毒性影响很大，如As_2O_3剧毒，As_2O_5、As低毒；Cr^{3+}是人体营养物，而Cr^{6+}是毒物。②机体方面。年龄、体重、性别、健康与营养状态、过敏性、习惯性和成瘾性、体内蓄积。毒作用可分为局部作用和全身作用，但中毒往往造成多器官、多系统的损伤。接触毒物不同，中毒后的病状也不一样。同一种毒物引起的急性和慢性中毒，症状表现也有很大差别。例如，苯急性中毒主要表现为对中枢神经系统的麻醉，而慢性中毒主要表现为造血系统的损伤。同一种物质也可能兼有多种毒性，如多环芳烃中很多不仅是"三致"毒物，还具备环境激素类的毒性。

有毒和有害是不同的。例如，一些无毒的物质，在一定条件下，也能引起毒性反应。例如，氧气是维持生命的气体，但早产新生儿连续吸氧6小时以上就会造成视网膜损伤导致失明。在手术时一旦在胸腔中注入过量空气，病人会立刻死亡；平时注射时，不熟练的护士将针头扎在血管上，空气就会进入血液，所以会感到剧烈疼痛，所以一般在进行注射时都必须将针筒中的空气抽出。

6.1.2 毒物分类

（1）按毒物的生物及物理、化学属性分类

① 化学性毒物　按存在环境可分为：存在于大气中、存在于水体中、存在于土壤中。

② 生物性毒物 天然存在于动物、植物和微生物体内的某些特定物质或某些分泌物是有毒的，通常称毒素。常见的带毒生物有：苦杏仁（苦杏仁苷），大麻籽（大麻酚），蓖麻油（蓖麻毒蛋白），棉籽（棉酚、毒蛋白），花生、大豆和玉米（黄曲霉素），河豚（河豚毒素），贝类（贝类毒素），金枪鱼（组织胺），蛇毒、银杏毒、肉素（杆菌），鱼、蛇等动物体内的有机汞。

③ 物理性毒物 含放射性化学物质的有：天然建筑材料（^{210}Po、U、Tu）、核试验、核电站、煤（U）、核医学、宝石等。

（2）根据毒物来源

可分为6类：工业性毒物、农药、药物、有毒动植物、毒气、细菌及霉菌性毒素。

（3）根据毒物的溶解特点

可分为水溶性毒物、脂溶性毒物两类。

（4）按生物作用性质分类

① 腐蚀性毒物 如强酸、强碱、强氧化剂、刺激性气体等，它们可迅速破坏生理组织、使酶官能团变性或失效，常见的有硫酸、盐酸、氢氧化钠、光气（碳酰氯）、氯气、臭氧等。刺激性气体对眼睛和呼吸道黏膜有刺激性，常见的有氯、氨、氮氧化物、光气、氟化氢、二氧化硫、三氧化硫和硫酸二甲酯等。

蚊叮、蚁咬和蜂螫所出现的痛、痒和红肿的现象，都是蚁酸在作怪。只要在患处涂上一些稀氨水（浓度为1%）或浓肥皂水，让蚁酸和这些碱性物质反应生成盐类和水，痛痒就会减轻。

② 窒息性气体 使血液的运氧能力或组织利用氧的能力发生障碍，造成组织缺氧的有害气体。

a.单纯性窒息气体 氮、氢、乙炔、甲烷、乙烷、丙烷、丁烷、氦、氖、氩和二氧化碳等取代空气中的氧，并使氧减少到机体不能耐受的水平时，就能引起伤害，甚至致死。

b.化学性窒息气体 影响血液对氧的输送或者阻碍组织对氧的利用。常见的有：一氧化碳、氰化物和硫化氢等。

③ 麻醉性气体 大多数有机溶剂蒸气和烃类对人体具有麻醉作用，机体过量摄入后，表现为神志恍惚，有时呈兴奋或酒醉感，严重时进入嗜睡状态或昏迷。常见的有：苯、汽油、丙酮、氯仿等。

④ 神经性毒物 影响电信号沿神经纤维的传递过程，使传递失误，如

有机磷农药，可麻痹中枢神经及骨髓系统。大麻等致幻物可破坏人的判断力。常见的还有：苯、汽油、丙酮、氯仿等。

⑤ 溶血性气体　可与红细胞结合，破坏细胞膜或形成赫恩兹小体，导致溶血。常见的有：砷化氢、苯肼、苯胺、硝基苯等。

⑥ "三致"性毒物　"三致"即致癌、致畸、致突变。常见的有：a.致癌物，多环芳烃、石棉、灰尘、艾氏剂、氯乙烯、氯仿、四氯化碳、狄氏剂和异狄氏剂、二噁英、亚硝酸盐、镉酸盐、砷化物、放射性核素、霉素、病毒等。b.致畸物，二噁英、有机汞、苯二甲酸酯、砷酸钠、硫酸镉、乙酸苯汞等。c.致突变物，DDT、二噁英、苯、臭氧、砷酸钠、硫酸镉、亚硝酸盐、铅盐等。

接触职业致癌性因素而引起的肿瘤，称为职业性肿瘤。我国《职业病分类和目录》（2017版）将石棉所致肺癌、间皮瘤，联苯胺所致膀胱癌，苯所致白血病，氯甲醚、双氯甲醚所致肺癌，砷及其化合物所致肺癌、皮肤癌，氯乙烯所致肝血管肉瘤，焦炉逸散物所致肺癌，六价铬化合物所致肺癌，毛沸石所致肺癌、胸膜间皮瘤，煤焦油、煤焦油沥青所致皮肤癌，β-萘胺所致膀胱癌为法定的职业性肿瘤。

⑦ 环境激素　环境激素是影响和扰乱生物内分泌系统的有害化学物质的总称，环境激素对人的生殖功能可产生恶性影响，直接导致一些遗传性疾病。人体激素主要有雌激素、雄激素、甲状腺素、三碘甲状腺原氨酸等。多数环境激素与正常人体分泌激素间具有相似化学结构，另外还有少数环境激素，结构与人体内激素相异，如增塑剂、邻苯二甲酸酯、壬基苯酚、可作船底涂料或织物防腐剂的三丁基锡等。

环境激素分类为：a.具有雌性激素作用者。如滴滴涕（DDT）、狄氏剂、壬基苯酚、双酚A（塑料制品内涂层）以及邻苯二甲酸酯类。b.干扰雌性激素者。如二噁英类（垃圾焚烧、农药生产中无用副产物）、多氯联苯类等。c.抗雄性激素作用者。如滴滴伊（DDE）。d.干扰甲状腺激素作用者。如二噁英类、多氯联苯类等。

⑧ 致敏性毒物　化学物引起的变态反应，是一种免疫损伤反应，与接触毒物剂量无关，而与发病者的个体敏感性有关。其症状和一般中毒不一样，如青霉素生产工人，可因过敏反应而发生支气管哮喘，脱离接触后即可痊愈。在有些情况下，中毒和过敏反应可以互相影响。常见的致敏性化合物有：金属化合物，如铂盐、镍盐等；异氰酸酯，如甲苯二异氰酸酯；有机磷杀虫剂，如对硫磷、敌百虫等。

6.1.3 毒物进入人体的途径及其体内过程

（1）毒物进入人体的途径

毒物进入机体的途径主要有呼吸道、消化道、皮肤黏膜，进入的方式有皮肤接触、口服、注射、叮咬等。毒物进入的途径不同，吸收的速度也不同，其顺序大致为：心脏或血管内注射 > 呼吸道吸入 > 腹腔注射 > 肌肉注射 > 皮下注射 > 口服 > 直肠灌注。某些毒物如苦杏仁苷静脉注射无毒，而口服却有毒；反之如蛇毒等经口无毒，而注射则有剧毒。

① 消化道　在日常生活中，毒物主要经消化道进入体内。胃内充盈程度及食物性状对毒物吸收有影响。空腹时吸收快，饱食后吸收慢。蛋白质能与重金属盐类结合而沉淀。油腻性食物一般减慢毒物的吸收，但某些易溶于脂类的毒物则促进其吸收。在工业生产与科研中，毒物经消化道吸收多半是由于个人卫生习惯不良，手沾染的毒物随进食、饮水或吸烟等而进入消化道。进入呼吸道的难溶性毒物被清除后，可经由咽部被咽下而进入消化道。

② 呼吸道　呼吸道是生产与科研中毒物进入人体最常见、最危险的途径。凡是以气体、蒸气、雾、烟、粉尘形式存在的毒物，均可经呼吸道侵入体内。气体、蒸气可直接进入人体肺泡。烟、尘、雾中大于10微米的微粒，经鼻腔和上呼吸道阻留，进入不到人体。可吸入颗粒物（ > 10微米）中，大粒子（ > 2.5微米）滞留在鼻、咽、喉部，可能会排出；细粒子（0.5 ~ 2.5微米）进入支气管，可随痰液排出；< 0.5微米粒子深入肺部，进入其他器官，毒性大。

香烟原先的过滤嘴材料使用乙酸纤维。因为乙酸纤维价格较高，现在的滤嘴材料很多是用聚丙烯代替的，聚丙烯本身毒性小，但是它被拉成了纤维丝，纤维丝在吸烟时被吸进肺里。另外，在纤维里还加了黏合剂。因为很黏没法生产，于是又加入了稀释剂。黏合剂和稀释剂含有大量的苯，芳香烃类和类似油漆里面的化合物。所以，也有人认为现代香烟的毒害不在于烟叶本身，而在于滤嘴。

③ 皮肤黏膜　皮肤能通过氧气、水蒸气、二氧化碳等，具有呼吸功能。脂溶性毒物经表皮吸收后，还需有水溶性才能进一步扩散和吸收，所以水、脂皆溶的物质（如苯胺、苯、有机磷化合物等）易被皮肤吸收。此外，毒物经皮肤吸收的数量与速度还与环境的气温、湿度、皮肤损伤程度

和接触面积等因素有关。皮肤可能摄入的毒物主要有：合成洗涤剂、油墨、颜料（苯、甲苯、铅、偶氮化合物等）；强酸、强碱（伤害皮肤，重者渗入内层组织）；游泳、沐浴时，水或蒸汽中的氯仿挥发；服装面料中的化学添加剂［甲醛，荧光剂，防霉防水药剂（如三丁基锡）等］；染发剂（含有硫化氢、双氧水等）。

（2）毒物在体内的转运、转化

① 分布　毒物随血液循环（部分随淋巴液）运送到全身各处。毒物在体内各部位分布是不均匀的。

② 转化　毒物吸收后受到体内生化过程的作用，其化学结构发生一定改变，称为毒物的生物转化。其结果可使毒性降低（解毒作用）或增加（增毒作用）。代谢场所是肝脏以及胆道系统，主要是肝脏。毒性降低的代谢产物可能是易被排出体外的水溶性物质，如：甲苯，在肝脏经代谢后转化为低毒的易从尿中排出的苯甲酸或马尿酸。毒性增加的代谢产物可能是易被滞留在体内的非水溶性物质。如：多环芳烃中的苯并芘，进入人体就会存在于肝微粒体内的细胞色素中，被氧化成多种芳烃氧化物，这些氧化物中的一种具有极高的致癌活性。

③ 排出　毒物在体内可经转化后或不经转化而排出。毒物可经肾、呼吸道及消化道等途径排出，其中经肾随尿排出是最主要的途径。皮肤排泄废物的能力相比吸收外来毒物的能力要强得多，但从量上来说，皮肤排泄的途径毕竟还是次要的。

④ 蓄积　毒物进入体内的总量超过转化和排出总量时，体内的毒物就会逐渐增加。此时毒物大多集中于某些部位。例如铅、氟主要集中在骨质，苯多分布于骨髓及类脂质。某一毒物在有机体某个部位蓄积的能力或是有机体的代谢转化以至排出体外的能力，可用生物半衰期来衡量。如：Cd的半衰期为18年（肾），13年（全身）。还有为数不少的有机毒物（有机氯农药、多氯联苯等）也具有很长的半衰期，现在通称持久性有机污染物（POPs）。

6.1.4　中毒原因、抢救与治疗

中毒原因有职业性中毒、生活性中毒；法医学中分为自杀、他杀、意外中毒、滥用药物、环境污染。急性职业中毒的原因主要有4方面，如表6-2所示。

表6-2　急性职业中毒的原因

类型	设备方面	个体方面	安全管理方面	化学品管理方面
原因	没有密闭通风排毒设备；排毒设备效果不好、检修或抢修不及时；设备故障、事故引起跑冒滴漏或爆炸	不使用或不当使用个人防护用品；缺乏安全知识；过度疲劳或其他不良身体状态	没有或违反安全操作规程；没有安全警告标志或保障装置；缺乏安全监护	毒性未知；成分或来源不明；储存或放置不当；无标志或标志不清

急性中毒发病急骤、严重，必须分秒必争，及时处理，并尽可能考虑病源疗法。抢救原则和具体措施如下：

① 阻止毒物继续进入体内，同时给予急救处理。可以根据中毒渠道，例如吸入中毒、经皮中毒、经口中毒、局部灼伤来采取相应措施。

② 已进入体内的毒物，应尽快促进其排出。可以使用络合剂、腹膜透析和血透析。

③ 消除或降低毒物的毒性作用。主要有防止再吸收、中和毒物或其分解产物、采用特效的解毒剂、其他对症疗法。

6.2　毒王——二噁英

6.2.1　二噁英的结构、理化性质与毒性

（1）二噁英的结构

二噁英包括两大类三环芳香族化合物——多氯二苯并对二噁英（PCDDs）和多氯二苯并呋喃（PCDFs）。PCDDs由2个氧原子联结2个被氯原子取代的苯环；PCDFs由1个氧原子联结2个被氯原子取代的苯环（图6-1）。每个苯环上都可以取代1～4个氯原子，由于苯上氯原子的数目和位置不同，所以二噁英包含众多的同系物和异构体，其中PCDDs有75种，PCDFs有135种，总计210种化合物。有时，文献中将具有二噁英活性的更广泛的卤代芳烃化合物统称为二噁英及其类似物，这还包括多氯联苯、氯代二苯醚和氯代萘等。除了氯代化合物外溴代及其他混合卤代化合物也包括在内。

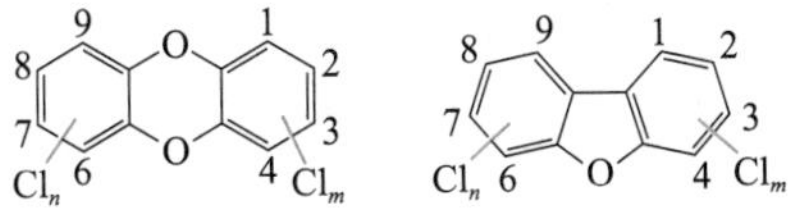

图6-1 二噁英的化学结构

（2）二噁英的理化性质

① 热稳定性高　PCDD/Fs极其稳定，加热到800℃才降解，要使其大量破坏，温度需要超过1000℃。

② 低挥发性　这些化合物的蒸气压极低，因而除了气溶胶颗粒吸附外，在大气中分布较少，而在地面可以持续存在。

③ 脂溶性　具有亲脂性而不溶于水，可以溶于大部分有机溶剂。在食物链中，PCDD/Fs可以通过脂质发生转移、生物富集和生物放大作用。

④ 环境中稳定性高　尽管紫外线可以很快破坏PCDD/Fs，但在大气中由于主要吸附于气溶胶颗粒而可以抵抗紫外线。在土壤中的平均半衰期约为9年，因而可在环境中持续存在。

（3）二噁英的毒性[1]

二噁英类化合物的结构式中如果不含氯原子，则毒性很小，含3个以下氯原子的毒性较小，含4个氯原子的毒性最强。其中，2,3,7,8-四氯二苯并对二噁英（2,3,7,8-TCDD）的毒性最强，TCDD对豚鼠的经口LD_{50}仅为1微克/千克，致肝癌剂量低至10纳克/千克体重，其毒性相当于沙林的2倍、马钱子碱的500倍、氰化钾（KCN）的1000倍以上。只要一盎司（28.35克），就可以杀死100万人。TCDD是地球上毒性最大的化学物质，人称"毒王""毒中之毒"。二噁英的最大危害是具有"三致"毒性。其中TCDD是已知致癌物中的头号致癌物质。二噁英又是一类持久性有机污染物（POPs），二噁英在人体内的半衰期为5～10年。另外，有学者认为二噁英属于定时炸弹类毒物，即在二噁英的摄入量高于某一不算高的临界值后，到一定时间后大批量的人群在很短时间内死亡。

（4）二噁英检测难度较大、检测费用特别高

二噁英类物质的分析属于超痕量、多组分分析，对特异性、选择性和灵敏度的要求极高，此外，二噁英对人员健康具有直接危害，实验室需要进行严格的防护。因此，二噁英检测难度较大、检测费用特别高，仅测试一个二噁英类样品就需要约1万元人民币，而且我国目前能够检测二噁英的

实验室极少。二噁英的测定方法必须满足严格的要求：

① 高灵敏度　由于环境样品中二噁英的含量一般在纳克（10^{-9}克）甚至皮克（10^{-12}克）量级，因此方法检出限必须达到皮克量级或皮克量级以下；目前最好的高分辨气相色谱/质谱联用仪对2,3,7,8-TCDD的绝对检出限可达20飞克（1飞克=10^{-15}克），方法检出限也可以达到50飞克以下。

② 高选择性　从检测样品中提取出来的多种化合物成分中，共存干扰成分的含量往往高出二噁英几个数量级。

③ 高特异性　二噁英本身是由210种异构体组成的混合物，要分析的对象为含4氯～8氯取代的二噁英，也有136种，而且还必须将全部17种2,3,7,8-位氯代异构体从136种二噁英异构体中分析出来，单独定量。

④ 严格的质量保证措施　二噁英浓度极低、操作复杂、分析周期长等特点要求分析方法本身必须有一套严格的质量保证措施。

6.2.2　二噁英类物质的危害实例 [2]

美国在越南战争期间为了破坏越南人民军的森林屏障，曾使用含较高浓度二噁英的落叶型除草剂5万吨，造成大批人员中毒，其远期致癌性及致畸性给越南人民带来了500万～800万的残疾人。参加越战美军的妻子们自发性流产和下一代子女呈现的各种缺陷率也增加了30%。此外，美国国内也因局部污染，多次发生动物中毒事故。

1968年，发生在日本的米糠油事件和随后的我国台湾食用油事件，都是由于采用多氯联苯作为无火焰加热介质（加热时可以产生二噁英类物质），又因管道渗漏使二噁英进入食用油中，从而造成大规模食物中毒。

1976年6月，意大利Seveso的一家工厂发生二噁英泄漏，致使约4万人暴露于二噁英的毒害中，其中急性中毒达450人。

1982年，中国台南湾里二噁英污染，使湾里地区先天畸形率、无脑儿的发生率和癌症的增加率都显著高于全省水平。其原因是当地人大量焚烧加工废五金及废电缆，以回收其中的金、铜及其他金属，造成了烟雾和废渣污染。

1999年5月，比利时发生了由于饲料二噁英含量超标导致的鸡不生蛋、肉鸡生长异常等现象。尽管比利时5000个养鸡场中只有900个养鸡场使用了被二噁英污染的饲料，但由于检测鸡肉和蛋中的二噁英费时费钱，所以比利时全国的鸡肉和蛋只好全部销毁。另外，这批饲料也已售往德国、法国、荷兰等国。迫于舆论的压力，比利时的卫生大臣和农业大臣提出辞呈。

从此，二噁英广为人知。

2004年，乌克兰总统尤先科二噁英中毒事件（图6-2）。

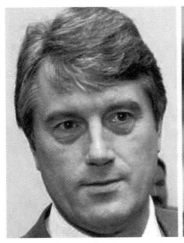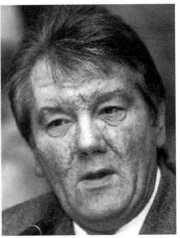

图6-2　乌克兰总统尤先科中毒前后

6.3 生物碱与毒品

6.3.1 生物碱

一般情况下，生物碱是一类分子量比较小的含氮碱性有机化合物。生物碱与激素具有很多相似的特点，大多数生物碱具有强烈的生理学作用，与激素所不同的是生物碱主要存在于植物体内，而激素则主要存在于动物体内。大多数生物碱是无色的固体物质，少数呈液态。

植物中生物碱的含量往往很低，总计不超过1%，但也有高含量生物碱的出现，如金鸡纳树皮中的奎宁，约可达15%。一些天然嗜好品，咖啡、茶叶、古柯叶、可可和烟草等，含有咖啡碱、可可碱、尼古丁等生物碱。大多数香辛料中也含有生物碱，这对于形成香辛料的特别味觉感受，往往具有比较重要的作用。例如，胡椒中的胡椒碱的作用为辛辣，刺激食欲。在一些有毒植物中，如野樱桃、毒芹、毒绳伞和麦角菌，则含有有毒的生物碱，例如土豆中含有龙葵素或茄碱。在某些有毒动物中，其所能释放或分泌出来的毒素，也主要是一些生物碱，例如蛇毒和蟾蜍毒。

大多数情况下，适量生物碱对人体具有止痛、欣悦、催眠、麻醉的作用，从而可以使机体的疼痛感消失以及迅速恢复体力。但是，在过量或反复摄入的情况下，人们将会发生生物碱成瘾。对于那些特殊的生物碱，这时就有了一种不能自我摆脱的分界点，这种情况，就将这些生物碱称为毒品。所以，除了嗜好品外，其他的生物碱一般都是由医生严格控制的。生物碱对人体的生物学作用，按照其用途可分为药品、嗜好品和麻醉品三种类型。

① 用作药品的生物碱　这类生物碱有奎宁（主要用作解热剂和抗疟药）、可待因（主要用作止咳剂）、罂粟碱（主要用作止痛剂和解痉挛）、鸦片（主要用作止痛剂）、吗啡（主要用作止痛剂）、阿托品（主要用作眼科药）、可卡因（主要用作麻醉剂）等。

② 用作嗜好品的生物碱　这类生物碱主要有咖啡、可可、茶叶中的咖啡碱，可可中的可可碱，茶叶中的茶叶碱（也称茶碱），烟草中的尼古丁等。咖啡碱、可可碱和茶叶碱的作用主要是利尿、扩张血管。由于咖啡、茶叶和可可具有兴奋大脑、提高精神的作用，所以应该有节制地饮用，特别是入睡前，不应多喝这些嗜好品。另外，过量或持续饮用咖啡可使神经过度兴奋、失眠、心跳加快，最后导致中毒。

③ 用作麻醉品的生物碱　这类生物碱主要有鸦片、可卡因（主要通过以古柯叶加入食品中摄入的形式进行）。

6.3.2　毒品和吸毒

6.3.2.1　毒品的定义与分类、常见毒品

（1）毒品的定义与分类

毒品，是指鸦片、海洛因、甲基苯丙胺（冰毒）、吗啡、大麻、可卡因以及国家规定管制的其他能够使人形成瘾癖的麻醉药品和精神药品。毒品包括三种：镇静剂（如海洛因、巴比妥酸盐）、兴奋剂（如可卡因、快克、安非他命）、致幻剂（如大麻、摇头丸、麦斯卡林、LSD）。毒品可通过下咽、吸入、抽入、注射等方式使用。毒品和毒物的区别在于：毒品能使人形成瘾癖，而农药、氰化钾等毒物只能使人中毒致死，却不能使人成瘾。人类有较强的克制力，能使人成瘾的一般嗜好品，如香烟、烈性酒等不属于毒品。

（2）6种常见毒品

① 鸦片　亦称阿片，俗称大烟，它是从未成熟的罂粟蒴果上划破后渗

出的乳汁经干燥而成，呈褐色膏状，软硬如橡皮泥，味苦，并具有特殊的臭味。鸦片中含有罂粟碱等20多种生物碱，可制麻醉药，可提取吗啡（5.6%～12.83%）、可卡因（0.63%～2.13%）。罂粟果汁中主要的有毒物质是罂粟碱。燃烧鸦片有奇异的香味，那是魔鬼的引诱。鸦片

吗啡 $C_{17}H_{19}NO_3$

50%以上来自东南亚的"金三角"。鸦片最早用作药物，有止痛、止泻、止咳等作用。但长期服用会成瘾，使人体质衰弱、精神颓废、寿命缩短。过量服用会使人急性中毒死亡。

② 吗啡与海洛因　吗啡是从鸦片中提取制成的最重要的生物碱。吗啡为无色棱柱状晶体，味苦，其颜色因纯度而异，粗制品多为咖啡色或灰色粉末，纯品为白色。吗啡在医疗上有镇痛等作用。其毒性比鸦片强10～20倍，超剂量吸食和注射吗啡会导致呼吸停止而死亡。吗啡对人的致死量为0.2～0.3克。

海洛因，又称二乙酚吗啡，俗称白面、白粉。海洛因是吗啡的二乙酰衍生物。其毒性相当于吗啡的2～3倍，它是毒品之王。颜色因制作程序和方法不

古柯碱 $C_{17}H_{21}NO_4$

同而异，一般呈白色或淡灰色，有的也呈棕黄色、淡棕黄色、灰褐色或淡灰褐色等，纯品海洛因为白色柱状结晶或结晶性粉末。海洛因是最恐怖的毒品，吸食一次就会上瘾，甚至是燃烧的烟雾也会让人上瘾，所以，绝对不要因为好奇去尝试，海洛因戒毒成功率只有1%，不要拿性命开玩笑。

③ 可卡因　即苯甲基芽子碱（$C_{17}H_{21}NO_4$），又名古柯碱，是最强的天然中枢兴奋剂。可卡因一般呈白色晶体状，无臭，味苦而麻。可卡因药性猛、成瘾快。在非法毒品交易中又被称为"雪"。毒贩出售呈块状的可卡因，称"滚石"。吸毒者则把可卡因称作"自由垒"或"快乐客"。可卡因的原料为"古柯"。古柯为灌木，是美洲大陆的传统种植作物。

④ 大麻　全世界吸食范围最广的毒品是大麻。大麻，别名火麻，系一年生草本植物。大麻的叶、花、茎中含有多种大麻酚类衍生物。大麻酚（$C_{21}H_{26}O_2$）及它的衍生物都属麻醉药品，且毒性较强。世界上最大的大麻产地是哥伦比亚，其次是墨西哥和美国。由于种植和加工比较方便，价格便宜，故被称为穷人的毒品。它的毒性仅次于鸦片，可以口服，吸烟，也可以咀嚼。大麻被认为容易戒掉，事实上并非如此。

大麻酚 $C_{21}H_{26}O_2$

⑤ 咖啡因和安钠咖 咖啡因又称咖啡碱，系质轻、柔韧、有光泽的针状结晶，无臭、味苦，具有兴奋中枢神经系统、心脏和骨骼肌及舒张血管、松弛平滑肌和利尿等作用。安钠咖，又名苯甲酸钠咖啡因，为白色结晶性粉末。两者在医疗上用作中枢神经兴奋药，但滥用就会成为毒品。

⑥ 摇头丸 冰毒，即兴奋剂甲基苯丙胺，因其原料外观为纯白结晶体，晶莹剔透，故被称为"冰毒"。小剂量有短暂的兴奋抗疲劳作用，故其丸剂又有"大力丸"之称。又因苯丙胺（amphetamine）有音译名安非他明或安非他命之称，故甲基苯丙胺也有甲基安非他明之称。甲基苯丙胺药用为片剂，作为毒品用时多为粉末，也有液体与丸剂。

近年境外传入的"摇头丸"，其主要成分是MDA（3,4-亚甲二氧基安非他明）。服用摇头丸使人亢奋不已，摇头不止，并出现幻觉和性冲动。"摇头丸，摇断头"。口服滥用方式的危险之一是导致有害的"兴奋剂 - 安眠药"滥用循环。白天使用"冰"保持兴奋，否则他们难以度过；夜晚时必须用安眠药镇静他们高度兴奋的神经，否则亦难过；次日又开始这种恶性循环，如此反复，不能自拔。这种恶性循环极易导致中毒。

6.3.2.2 毒品危害与吸毒原因

（1）当前我国的吸毒现状严峻

目前世界上有超过2亿人吸食鸦片，5000万人使用可卡因。在我国，吸毒人数超百万（图6-3），更让人触目惊心的是，青少年竟占到72%。歌舞厅、酒吧、夜总会等娱乐场所公然吸食毒品的现象屡见不鲜，甚至成为毒品发展蔓延的策源地和温床。特别提醒：你可以吸烟，可以喝酒，可以有其他不良习惯，但是绝对不要沾上毒品！

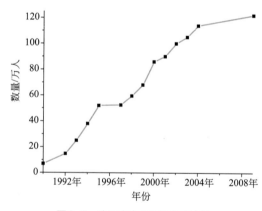

图6-3 我国官方公布的吸毒人数

（2）毒品的危害

① 毁灭自己　毒品严重损害身体健康，对消化系统、呼吸系统、心血管系统、免疫系统造成巨大影响，导致多种并发症的发生，如急慢性肝炎、各种皮肤病、性病及艾滋病等。毒品的生理依赖性与心理依赖性，使吸毒者成为毒品的奴隶，他们为此失去工作、生活的兴趣。

② 祸及家庭　"烟瘾一来人似狼，卖儿卖女不认娘。"一旦吸毒成瘾，就会人格丧失，道德沦落，为购买毒品倾家荡产、四处举债。妻离子散，家破人亡往往就是吸毒者的结局。

③ 危害社会　吸毒者会不择手段，诈骗、偷盗、卖淫、抢劫、杀人，伤天害理地去获取毒品，严重危害人民生命与社会治安。

（3）吸毒的主要原因

① 客观因素　社会风气，宣传教育，打击力度，毒品获得的难易等。

② 主观因素　一般来说有以下几种原因：a.好奇或寻求刺激。例如，海洛因吸毒者存在一些人格弱点，如敌意性、进攻性、叛逆性、不负责任、嬉戏性、冲动性。b.妄想摆脱苦恼或治病解痛，精神苦闷，思想空虚，想用毒品来麻醉自己。c.受骗上当。受他人引诱、胁迫、教唆。

6.4　纳米材料的毒性

纳米（nm）是长度的单位：1纳米 $=10^{-9}$ 米。纳米材料是指材料的特征尺寸小于100纳米（微粒尺寸、晶粒尺寸、晶界宽度、第二相分布、气孔尺寸、缺陷尺寸等），并且具有某些特殊性能的材料。纳米材料的主要类型有：纳米粉末、纳米涂层、纳米薄膜、纳米丝、纳米棒、纳米管和纳米固体等。与生物工程有关的微观物质结构的尺度见表6-3。

表6-3　与生物工程有关的微观物质结构的尺度

名称	尺度数量级	名称	尺度数量级
人体感觉细胞	50～100微米	细菌	1纳米
人卵细胞	100微米	病毒	数百纳米
大多数植物细胞	25～50微米	蛋白质分子	数十纳米
人体红细胞	27微米	DNA分子	20纳米，螺距3.4纳米
人体红细胞（最小）	5微米	分子、原子	纳米级或埃（Å）级

市场上越来越多的商品，比如化妆品、纺织品、涂料、抗菌材料等都含有纳米材料。但是，这些含有纳米材料的产品尤其是直接与人体接触的纳米生物产品（如在人体疾病检测和治疗方面的产品、化妆品、纺织品等）是否会导致特殊的生物效应，是否会对人体的健康造成危害，对生物体和环境是安全的吗？事实上，空气中天然形成的纳米颗粒早已存在，如光化学烟雾、森林大火、汽车尾气所产生的悬浮颗粒物中，均含有大量纳米尺度的颗粒物。

考虑到纳米材料会出现传统材料所不具备的特性，如量子尺寸效应、小尺寸效应、表面效应、介电限域效应，人们很容易想到：①纳米颗粒能够穿透人体表面的细胞，进入人体组织。它们也有可能能够进入人体中那些大颗粒材料所不能抵达的区域，例如沉积在鼻内的纳米粒子能够直接进入大脑。②纳米颗粒巨大的表面积能产生活性氧，从而增加有机体的氧化压力并损害有关组织。小于100纳米的超细颗粒物更容易在肺组织中沉积。此外，它们可能直接作用于心脏，会增加血黏度或血的凝固能力，导致心血管疾病。③具有自组装能力的纳米分子体系进入人体后，对生物分子的立体结构、进而对生命过程本身的化学反应和自组装过程是否发生干扰。

越来越多的研究表明，纳米颗粒对细胞、细菌、实验鼠、鱼乃至人等均具有毒性。国内外关于纳米颗粒致伤致死的报道也已经有很多，美军还专门研究纳米炸弹。除单纯考虑纳米颗粒本身的毒性外，还必须考虑其对工作场所中有毒有害物质的吸附和交互作用后毒性可能被放大[3]。

6.5　侵华日军遗弃的化学武器

在战争中以毒害作用杀伤人畜的有毒化学品叫毒剂。例如能散发诱人的苹果香味的神经性毒剂沙林，能使全身糜烂的毒剂芥子气，能使人窒息死亡的"光气"（$COCl_2$），现在还有被称为第二代化学武器的二元毒气弹，这是两种被分开的无毒化学品，引爆后两种无毒物质会立刻化合形成有毒气体。毒剂可分散成液滴、蒸气、气溶胶或粉尘等状态，使空气、地面、水源和物体染毒，经过皮肤、眼、鼻和口，引起人畜中毒。以毒剂的毒害作用杀伤人畜的武器叫化学武器。

将化学毒物用于战场，最早可追溯到古代战争。《三国演义》中关云长"刮骨疗毒"，就描述了毒箭在战争中的使用。公元前431年，斯巴达人把掺杂硫黄和沥青的木片，在雅典所占的普拉塔与戴莱两座城下燃烧，毒烟弥漫，使守军泪流满面。近代战争中，首先使用毒气的实例当属"八国联军"于1900年在中国天津的使用。最早大规模使用化学武器则始于第一次世界大战，共造成交战双方中毒伤亡130余万人。第一次世界大战后，使用化学武器最频繁、最广泛、持续时间最长的化学战，是侵华日军对中国军民使用毒剂，日本还组建"516"化学武器部队和"731"细菌部队。

目前，在中国境内共发现有6种侵华日军遗弃的化学毒剂（表6-4）。

表6-4　6种侵华日军遗弃的化学毒剂

名称	毒剂类型	日军代号	毒性及特点
芥子气	糜烂性	黄1号	呈液滴和气雾状，人通过呼吸道吸入或皮肤沾染后中毒，严重者会引起全身中毒甚至死亡
路易氏剂	糜烂性	黄2号	与芥子气相似，但刺激性强，毒害作用迅速
二苯氰胂	喷嚏性	红1号	刺激黏膜，引起连续不断的喷嚏、流泪和呕吐
苯氯乙酮	催泪性	绿1号	刺激眼睛、呼吸道，引起流泪、流鼻涕、结膜充血和咳嗽等，作用迅速
光气	窒息性	青1号	伤害人的肺部细胞，引起肺水肿，浓度高时，能够很快使人窒息而死
氢氰酸	全身中毒性	茶1号	速杀性毒剂，能够破坏血液的供氧能力，造成肌体组织缺氧。浓度高时，暴露1～3分钟即可致死亡

1945年8月，日军战败时为了掩盖其用毒的罪行，将大量化学武器掩埋、沉水。中国成了世界上最大的"化学武器丢弃场"。战后几十年来，这些遗弃在华的化学武器造成大量平民伤亡。几十年来，日本政府不仅不提供遗弃化学武器的资料，而且还经常狡辩已发现的化学武器是日本化学武器的证据不足。

日本遗弃化学武器都是非储藏型的，外表没有黄油保护，因而锈蚀相当严重，一部分已有泄漏。更为严重的是，随着时间的推移，毒剂弹的锈蚀将越来越严重。想知道日本遗弃化学武器的危害实例及怎样识别日本遗弃化学武器的详情请在百度、google（谷歌）等网站上搜索"日本遗弃在华化学武器处置备忘录、怎样识别日本遗弃化学武器、神通广大的活性炭"。公民在发现可疑炮弹后，应首先报告当地有关部门，不要擅自处理，更不要碰撞、打孔、用火烧，移动要小心，防止破裂泄漏，如万一身体染毒要及时洗消、救治。如闻到异常气味时，要立即停止吸气，离开现场，向上风、侧风方向转移。

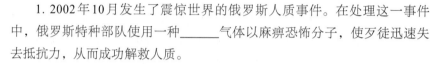
习题（选择题为单选题）

1. 2002年10月发生了震惊世界的俄罗斯人质事件。在处理这一事件中，俄罗斯特种部队使用一种_____气体以麻痹恐怖分子，使歹徒迅速失去抵抗力，从而成功解救人质。

2. 公元284～364年我国著名炼丹家葛洪用水银和硫在加热下制得辰砂，葛洪是世界上研究化学变化最早的名人之一，请问辰砂的成分是什么？这个反应是什么类型？

3. 请你谈谈对血燕事件的认识（提示：何谓血燕事件？以血燕事件为例批驳"感觉不到有害就是无害"的错误认识）。

4. 降低居室内放射性污染的方法是（　　）。

①勤开窗户换气　　　　　　②利用其他元素进行中和
③加热使放射物质分解　　　④不利用放射性超标材料

A.①④　　　　B.②③　　　　C.②④　　　　D.③④

5. 毒性最强的食品添加剂是（　　）。

A.亚铁氰化钾　　　　　　　B.亚硒酸钠

C.亚硝酸钠　　　　　　　　D. 2,3,7,8-二噁英

6. 1953～1956年的日本水俣病事件是因为排放含（　　）元素的大量废水造成的。

A.镉　　　　　B.汞　　　　　C.铜　　　　　D.铁

7. 威力最大的武器是（　　）。

A.基因武器　　B.核武器　　C.云爆弹　　　D.化学武器

8. 世界上现存最早的一部炼丹专著（公元2世纪，我国炼丹家魏伯阳）写道：金入于猛火，色不夺精光。这句话是指黄金的化学性质在强热条件下（　　）。

A.很稳定　　　B.很活泼　　C.易氧化和还原　D.毒性大

9. 纳米材料可能对人体有害，这是由于纳米材料有以下（　　）特性。

A.比表面积大（吸附性）　　B.化学反应活性高（活泼性）

C.粒径小（穿透性）　　　　D.以上都是

10. 被列强使用武力强行输入我国的毒品是（　　）。

A.鸦片　　　　B.吗啡　　　　C.海洛因　　　D.大麻

11. 镍氢电池取代镉镍电池最主要原因是镉镍电池的（　　）缺点。

A.镉有剧毒　　B.容量低　　C.记忆效应严重　D.便宜

12.关于食物的毒性，下列说法正确的是（　　　）。

A.吃了只要不立即死就是安全的

B.感觉不到有害即是无害

C.人的食品安全数据可以从大鼠实验数据直接推算出来

D.以上都错

13. 2,3,7,8- 二噁英不具备以下特点（　　　）。

A.致癌　　　　B.致畸　　　　C.上瘾　　　　D."毒物之王"

14.过量会引起甲状腺疾病的元素是（　　　）。

A.氟　　　　B.铁　　　　C.锌　　　　D.碘

15.犯罪分子所用的迷魂药（或强奸药）是（　　　）。

A.麻醉剂　　　　B.乙醇　　　　C.海洛因　　　　D.丙酮

参考文献

[1] 林海鹏，于云江，李琴，等.二噁英的毒性及其对人体健康影响的研究进展.环境科学与技术，2009，32（9）：93-96.

[2] 李莎莎，李翠枝.二噁英污染事件初步文献调查.畜牧与饲料科学，2011，32（4）：23-28.

[3] 李华文，张洪霞，李守斌，等.纳米材料对职业人群健康危害的探讨.实用预防医学，2012，19（3）：478-479.

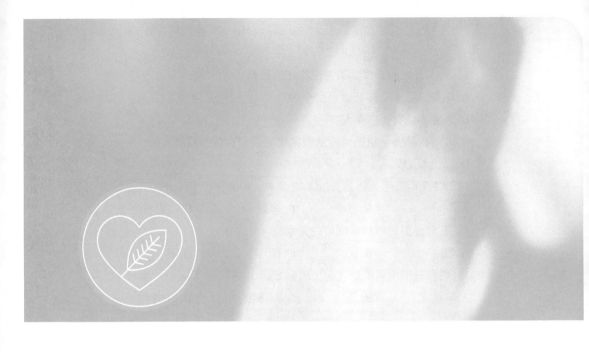

07

第7章
环境与健康

　　环境对人类健康和生存的影响极大，环境决定着人类的前途和命运。

　　环境科学中的环境是指围绕着人群的空间以及直接、间接影响人类生存和发展的各种天然的和经人工改造过的自然因素的总体。从环境的定义可以看出，环境是以人为中心的，坚持人类发展和环境协调的最终目的是使人类更好生存，而不是单纯为了保护环境。因此那种认为人污染了环境，由此憎恨人类，以人为负担的思想是错误的。人多力量大，人多保护环境的能力就强。

　　中国人应当坚持老祖宗天人合一的思想，降低物欲，勤俭节约，增强国家与民族意识，承担起全球责任。人类只有一个地球。人与自然和谐相处、可持续发展才是唯一的出路。保护环境是每个中国人义不容辞的责任和义务！

　　中国先民在生产中和同自然斗争中，逐渐积累了防治污染、保护自然的技术和知识，如中国大约在公元前5000年，在烧制陶瓷的柴窑中，已知热烟上升的道理而用烟囱排烟，在公元前2000多年就知用陶土管修建地下排水管道。

7.1　环境问题与绿色化学

7.1.1　环境问题和环境疾病

　　环境问题是指全球环境或区域环境中出现的不利于人类生存和发展的各种现象。如果按先后和发生机制进行分类，环境问题可分为两类：原生环境问题和次生环境问题（表7-1）。

表7-1　环境问题的分类

内容			
环境问题	原生环境问题	火山、地震、台风等	
	次生环境问题	环境破坏	植被破坏和水土流失，土壤侵蚀和沙漠化、盐渍化，地面沉降，物种灭绝
		环境污染与干扰	环境污染　水污染、大气污染、土壤污染等
			环境干扰　噪声、振动、电磁波干扰、热干扰等

　　环境疾病指由环境问题引起的某些人体疾患。环境疾病主要有：

（1）城市病

指现代化和城市化使人类疾病类型发生改变的现象。原因主要是大气和水质污染。近年来，高楼病又成为一种新病象。为了节约能源，现代很多大楼为了避免室外空气影响室内温度，尽量减少开启窗户，空气流通主要靠大厦中央通风系统。令室内空气污染物，包括微生物、化学物质等不能排出而累积于室内。这导致了大楼症候群的发生。其症状主要有眼睛或鼻咽发炎、虚弱不适、嗜睡、疲累、头疼、晕眩、恶心、注意力无法集中等。

（2）职业病

如粉尘引起硅沉着病；某些化工厂的一氧化碳、烟雾引发心绞痛；雷达、射频设备引起电磁辐射病（白内障、心律不齐、神经衰弱等）。

（3）地方病

指发生在某一特定地区，由环境中一些化学元素的减少或增加而引起的化学和生物效应。如低氟区的龋齿、高氟区的氟骨症、甲基汞所致的水俣病、镉污染引起的骨痛病、饮用水中砷含量超标或燃用高砷煤引起砷中毒和地方性铅中毒等。

7.1.2　环境中的主要污染物

环境中的典型污染物主要有镉、汞、砷等重金属和类重金属，有机溶剂，持久性有机物，环境激素，塑料，电池等。

7.1.2.1　砷污染和汞污染、锌污染

（1）砷污染

砷（As）的化合物多为白色粉末或结晶，均有毒。一般来说，有机砷的毒性比无机砷大。三价砷的毒性较五价砷的毒性高。砷中毒以慢性中毒多见，急性中毒主要是口服所致。砒霜类毒物主要有：①最常见的是砷华（As_2O_3）。别名砒霜，白砒，砒石，信石等。不纯的砒霜颜色为红色，称为红信石，是鹤顶红的原型。口服50毫克即可引起急性中毒症状，口服60～600毫克（一般200毫克）可引起死亡。儿童的最低致死量为1毫克/千克体重。法国人把砒霜称作"继承粉末"，因为有很多人用砒霜毒害有权有钱的亲人，以便获得继承家族地位和遗产的权利。我国唐朝宫女经常服用少量砒霜以"美容"，其实这是微量砷中毒的初期反应。由于少量的砷化合

物会使面部毛细血管破裂，导致少量血液弥漫，同时撑紧皮肤，从而面色红润、无皱纹。魏晋是个美男子井喷的时代和这也有关系。②在自然界中，砷主要是以硫化物的形式存在。例如，雄黄（As_4S_4，颜色为深黄）、雌黄（As_2S_3，颜色为浅黄）。雄黄常作为中药使用，具有清热解毒、镇静安神、息风止痛之功能，对精神分裂症有一定的抗复发作用。

人与砒霜类毒物的接触机会极多：①科研生产。冶炼和焙烧含砷杂质的矿石。含砷的肥料、农药（包括除草剂、杀菌剂、杀虫剂、抑制剂等）、木材防腐剂。砷在颜料、制药工业等行业中也被广泛应用。②日常生活。含砷农药，食品工业用原料或添加剂中砷含量过高，中药如雄黄等，饮水或者燃煤中的砷含量超标。饮水型砷中毒的井深多在 20 ～ 30 米的富砷含水层，这种类型主要集中在新疆、内蒙古、山西和台湾等病区。燃煤污染型主要见于贵州省。

砷已经入侵到了整个恒河河谷直至喜马拉雅山脉，相关地区共居住有 5 亿人。在孟加拉国，1/5 的人口死亡与砷中毒有关。在大多数受到砷污染的区域，很多人都是从 20 年前才开始饮用地下水的，当时世界银行、联合国儿童基金会、世界卫生组织等国际救援机构宣扬说地下水比受到污染的地表水安全可靠，在这些国际机构的帮助下，该区域挖掘了大量水井。但实际上，地下水含有大量的砷。

（2）汞污染

2013 年全球人为排放汞的总量约 5000 吨，而中国的排放量达到了 1600 多吨。燃煤是全球最大的汞的排放源，因此中国应该尽快对燃煤脱汞。2013 年，中国汞产量 1613 吨，汞消费量约 1000 吨，出口约 600 吨。中国的汞产量约占全世界产量的 80%，需求量占到全世界的 50%。

燃煤是全球最大的汞的人为排放源，而我国的汞中毒则主要来源于疫苗中的防腐剂硫酸汞。

汞对皮肤有一定的漂白作用，因此，具有漂白、祛斑作用的化妆品多含有汞。国家规定在化妆品中的汞含量不得超过 1 毫克/千克，但 2002 年，广西壮族自治区对祛斑类化妆品的汞含量进行专项抽查的结果表明，在 50 种祛斑类化妆品中，有 16 种汞含量严重超标，其中最低超标 480 倍，最高超标达 6.7 万倍。2003 年春节前，福建省工商局在商品质量监督抽查中发现，在 5 种汞超标的化妆品中，超标最高者达 2.6 万倍。2011 年 4 月 18 日，央视《消费主张》曝光采珂美白产品汞超标。采珂海洋生物美白祛斑霜的汞含量为9706.2毫克/千克。2012年5月13日，中央电视台《每周质量报告》曝光，一些美白祛斑的化妆品汞含量超标6万倍。

预防汞中毒可采取如下措施：

① 选用漂白、祛斑化妆品要慎之又慎。要选好的品牌，看清有无特殊化妆品批准文号。

② 购买荧光灯时，买弯不买直，买细不买粗，就是说，首选节能灯。若买直管型的，就买灯管细的。废弃时，千万不要摔破。还有，不要摔破水银温度计以及用温度计测量超出其量程的温度。

③ 补牙时，尽量避免使用银汞齐材料。医护人员应加强诊疗室通风换气，储汞瓶要严密封闭。

④ 疫苗不可打得过多。我国的汞中毒主要来源于疫苗中的防腐剂硫酸汞[1]。

（3）锌污染和过度补锌问题

① 过度补锌可能导致重金属中毒　锌矿物的特点是与铅共生，且常含有镉、锑、砷等重金属。

② 人体中可能存在锌超标的情况　锌在地壳中的含量为0.013%，远远小于铝含量的8.13%和铁含量的5.0%。但是锌在世界金属产量和消耗量中居第四位，仅排在铁、铝和铜之后。中国的锌消耗占到世界的大约40%，且锌的回收利用效率很差。中国经过几十年的经济高速发展，进入自然环境中的锌是十分惊人的。张田勘在《视而不见的粮食污染更可怕》（中国青年报，2011年3月11日）中 提到了锌的污染。很多日常化学品和食品都可能会被铁和锌污染（例如，自来水的管网材料普遍使用镀锌铁管，动物养殖时普遍加入锌营养剂）。

7.1.2.2　塑料污染及其减少措施

（1）塑料垃圾的危害

聚氯乙烯塑料中的氯乙烯单体、塑化剂和来自废旧塑料中的杂质对人体有明显危害。

塑料埋在地下200年也不会腐烂降解，农田中的塑料废弃物既会影响土壤透气性，阻碍水分流动和作物根系发育，还会缠绕农机。海洋漂浮的废弃塑料不但会缠住船只的螺旋桨，损坏船身和机器引起事故和停驶，而且每清除1吨海上垃圾要用去清除陆地垃圾10倍的花费。动物误食塑料制品后能引起胃部不适、行动异常、生育繁殖能力下降，甚至死亡。

1970～1987年间，人们调查了太平洋海域的543头白额鹱等大型海鸟，由于它们分不清塑料与海草，竟在其中458头海鸟胃中找到了塑料类物品。

塑料垃圾焚烧所产生的有害烟尘和有毒气体，会造成大气污染。

（2）减少塑料污染的措施

① 限制生产、销售、使用塑料　塑料购物袋是日常生活中的易耗品，特别是超薄塑料购物袋容易破损，大多被随意丢弃，成为"白色污染"的主要来源。我国从2008年6月1日起，在全国范围内禁止生产、销售、使用厚度小于0.025毫米的超薄塑料购物袋，同时实行塑料购物袋有偿使用制度。

② 以其他原料代替塑料　我国每年使用一次性快餐盒达130亿只、一次性饮料杯500亿只，居世界首位。在20世纪90年代初期，我国众多媒体曾不时出现"恢复纸包装，以纸代塑，势在必行"等舆论宣传，经过近20年的努力，目前已大见成效。然而，以纸代塑本身值得商榷，其原因主要有四点：a.我国的纸浆主要是来自回收纸张和基改树木，而且大量纸张和纸浆需进口。b.中餐的汤汤水水对餐具制品的防水、防油要求高，而这恰是纸制品的弱项。c.价格高，纸制餐具比塑料餐具价格高2～4倍。d.造纸业是国家六大污产业之一。

（3）使用可降解塑料

塑料的降解机制可分为光降解和生物降解两大类。光降解塑料是在塑料中添加光敏剂，在光照条件下，光敏剂能破坏塑料中大分子聚合链，而后在风雨作用下变成碎片和粉末。生物降解塑料主要是以廉价的天然淀粉作为主要原料或者填充剂，在自然条件下，微生物分解了塑料中的淀粉后，使塑料制品解体降解。目前世界上这种塑料的产量还很小。

传统上，降解塑料主要有聚羟基酸、聚羟基丁酸酯、聚乳酸等，大多数用于医药等特殊领域，价格较贵。如用聚乳酸生产的手术创口缝合线在愈合过程中会逐渐被人体细胞吸收，创口愈合后，不用拆除缝合线，减少病人痛苦。

7.1.2.3　电池污染与废旧电池的回收利用

电池污染包括电池生产中的污染和电池废弃后的污染。物理电池的代表——太阳能电池在生产中造成的污染很大，其废弃后难以回收，污染也大。化学电池中含有的主要污染物质包括重金属（主要有Cd、Hg、Pb、Mn、Ni、Zn等）以及酸、碱等电解质溶液。其中，Hg、Cd、Pb对环境和人体健康有较大危害。废干电池中的二价锰和锌会形成可溶于水的碳酸氢

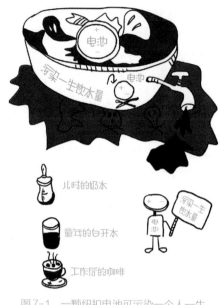

儿时的奶水

童年的白开水

工作后的咖啡

图7-1 一颗纽扣电池可污染一个人一生的饮水量

锰和碳酸氢锌，人喝了这种污染水，就会出现奇特的发疯症状，在日本还导致了人员死亡。含Hg、Cd、Pb的废电池主要为：a.含Hg电池，指氧化汞电池以及部分Hg含量较高的锌锰和碱锰干电池；b.含Cd电池，主要是Cd-Ni电池，部分在正极中添加Cd的MH-Ni蓄电池和铅酸蓄电池，计量用标准$CdSO_4$电池；c.含铅电池，主要是铅酸蓄电池。

汞的允许含量标准是0.001×10^{-6}，即使是一个完全符合标准的不超过250×10^{-6}的低汞电池，一旦被扔到1吨水中，也会使水的汞含量超过标准250000倍（图7-1）。一节普通1号干电池约含1.03克汞及其化合物，能使1米²的土地失去利用价值。

电池中也有大量Pb、Ni、Co等有价值的金属可回收利用。目前，铅酸蓄电池及其他有价值的大电池的回收率较高。我国处理废旧干电池的技术已经基本成熟，但我国至今没有废旧锌锰电池专业回收工厂。主要原因有：①回收率低，不足2%；②缺少政策支持；③人们环保意识不强，随意丢弃废旧电池。

7.1.2.4 持久性有机污染物和环境激素

（1）持久性有机污染物（POPs）

首批POPs都是含氯有机物，包括艾氏剂、氯丹、狄氏剂和异狄氏剂（互为立体异物）、滴滴涕（DDT）、七氯、六氯苯、灭蚁灵、毒杀芬、多氯联苯、二噁英和呋喃，有极高毒性，化学性质稳定，以致在环境中长期滞留。它们还有很强的生物蓄积和生物放大作用。比如在水生生物链中，DDT在水体中的浓度约为3×10^{-12}，而在食鱼鸟类的体内浓度则高达25×10^{-6}。通过食物链，DDT浓度被放大了百万倍以上。又如北极的因纽特人及海豹、北极熊等哺乳动物母体体内DDT浓度为水体中浓度的千万倍以上。

12种污染物中有9种杀虫剂，其中7种被POPs公约禁用，DDT则被严格控制使用。12种POPs中，我国依然生产和使用DDT、六氯苯、氯丹和灭蚁灵，此外还存在大量废弃或在用的含多氯联苯的设备。伴随燃烧和生产、生活过程排放的二噁英和呋喃以及六氯苯、多氯联苯则广泛存在。由于二噁英和呋喃的监测与分析设备价格昂贵，我国对二噁英类污染源及污染现状调查几乎是空白。

（2）环境激素

日本是一个十分重视环保的国家，工业污水全部达标后才排放，都市生活污水也全部经过处理，农药有严格的使用制度，垃圾分类处理，环境污染程度较轻。但是日本环境厅1997年对境内107条河流的调查表明，有74条河流含环境激素，占68%。相比而言，中国工业污水很少处理，生活污水处理尚未列入议程，垃圾处理比较原始，所以环境激素的污染程度可想而知。

防范环境激素的措施包括：①慎食含激素配方饲料饲养的牛（含牛奶）、鸡、猪、羊和鱼等。②不用塑料制品做餐具和茶具、奶瓶和奶品包装。尽量少用合成洗涤剂，尤其是洗餐具和水果时。居室内少用化学品，如杀虫剂、消毒剂、空气清新剂等。③即使有医生处方，使用激素时仍然要慎重。

7.1.3 生活垃圾焚烧的二次污染

（1）垃圾来源及组成

我国城市生活垃圾以居民家庭垃圾为主，其次是工商业垃圾，但这些来源呈下降趋势；建筑装潢、医疗、包装运输等垃圾量在增加。城市生活垃圾中的有机物质主要包括厨渣、纸张、果皮、塑料、毛骨、橡胶、皮革、纺纤、木杂碎等，这些物质含有一定的可燃成分，适用焚烧处理；无机物质主要由煤灰渣、玻璃、金属、陶瓷、砖瓦等组成，这些成分物性稳定，减容性差，不宜采用焚烧处理。

（2）主要二次污染源

垃圾焚烧处理过程中，具有烟气、渣灰、渗滤液、恶臭和噪声等二次污染。

① 烟气污染　烟气是主要二次污染源。烟气中的主要污染物有以下几类：a.酸性气体。主要是垃圾（如塑料、橡胶）中的氯、氟与燃烧的碳氢化合物反应形成的HCl与HF，垃圾中的硫、氮氧化形成的SO_x与NO_x。酸性气体对人体健康或生物生长有害，对金属设备有强腐蚀性。b.微量有机

化合物。垃圾焚烧过程中，由于存在大量的C、H、O和Cl元素，可能产生多环芳烃、多氯联苯、甲醛、二噁英（PCDDs）及呋喃（PCDFs）等有机化合物。c.未完全燃烧产物。主要是CO。d.烟尘。烟气中夹带的不可燃物质及燃烧产物，含有Pb、Ni、Cd、Hg、Cr等重金属。

② 渣灰污染　包括焚烧残渣和烟气中收集的飞灰。飞灰吸附有二噁英、呋喃类有机毒性物质和一些有害重金属元素。

③ 渗滤液污染　主要是高水分垃圾在储存仓内混合、整理过程中自然沥出的垃圾储坑污水。

④ 恶臭气体污染　厨余、草木等有机物发酵产生的异味，其主要成分为H_2S、NH_3等。同时，原始垃圾中含有很多细菌、病毒等有害微生物，这些微生物可能以气溶胶方式散发到空气中。

7.1.4　从源头消除污染的科学——绿色化学

绿色化学是利用化学原理从源头消除污染。绿色化学是指化学反应和过程以"原子经济性"为基本原则，即在获取新物质的化学反应中充分利用参与反应的每个原料原子，实现"零排放"，并采用无毒、无害的溶剂、助剂和催化剂。绿色化学化工的目标是寻找充分利用原材料和能源，且在各个环节都洁净和无污染的反应途径和工艺。绿色化学的主要内容见图7-2，有12条原则：

① 防止废物的生成比在其生成后再处理更好；

② 设计合成方法时应使生产过程中所采用的原料最大地进入产品之中；

③ 设计合成方法时，只要可能，不论原料、中间产物和最终产品，均应对人体健康和环境无毒、无害；

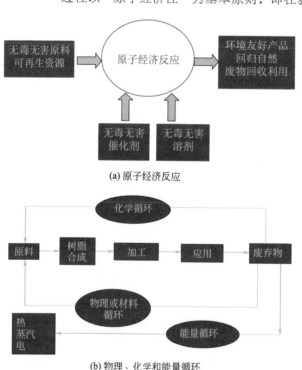

(a) 原子经济反应

(b) 物理、化学和能量循环

图7-2　绿色化学的主要内容

④ 化工产品设计时，必须使其具有高效的功能，同时也要减少其毒性；

⑤ 应尽可能避免使用溶剂、分离试剂等助剂，若不可避免，也要选用无害无毒的助剂或溶剂；

⑥ 合成方法必须考虑过程中能耗对成本与环境的影响，应设法降低能耗，最好采用在常温常压下的合成方法；

⑦ 在技术可行和经济合理的前提下，原料要采用可再生资源代替消耗性资源；

⑧ 在可能的条件下，尽量不用不必要的衍生物，如限制性基团、保护/去保护作用、临时调变物理/化学工艺；

⑨ 合成方法中采用高选择性的催化剂比使用化学计量助剂更优越；

⑩ 化工产品要设计成在其使用功能终结后，不会永存于环境中；

⑪ 对危险物质在生成前实行在线监测和控制；

⑫ 使化学意外事故的危险性降低到最小。

7.2 大气、水和土壤污染

7.2.1 大气污染

大气污染造成的危害包括雾霾（图7-3）、酸雨、臭氧层空洞（图7-4）、光化学烟雾等。防治雾霾主要是减煤和洗煤。防治酸雨主要是减少SO_2和NO_x的排放量，防治臭氧层空洞主要是停止氟利昂的生产，防治光化学烟雾主要在于解决汽车尾气问题。表7-2列出了一些常见的大气污染物的成分、危害和来源。

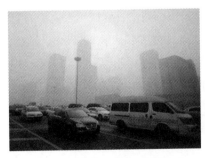

图7-3　雾霾天气中的城市

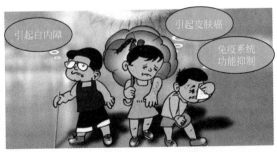

图7-4　臭氧层空洞的危害

表7-2　常见的大气污染物的成分、危害及其来源 ●

名称	主要成分	危害	来源
含硫化合物	SO_2、SO_3	腐蚀物品、损害植物、形成酸雨、诱发肺气肿和支气管炎	燃烧含硫的煤和石油
含氮化合物	NO、NO_2	使农作物减产、造成人体呼吸道疾病	汽车尾气、矿物燃料的燃烧、化工厂及金属冶炼厂的废气
CO	CO	阻碍人体血红蛋白供氧	汽车尾气、燃料不完全燃烧
碳氢化合物（HC）		参与光化学烟雾的形成，或形成气溶胶粒子；刺激人体器官，使植物坏死，使橡胶和塑料老化，降低织物强度	汽车尾气
含卤素化合物		本身有毒，如有机氯农药、多氯联苯、二噁英等，破坏大气中的臭氧层	与氯有关的工业，塑料垃圾的燃烧
大气颗粒	烟尘、粉尘、气溶胶、雾	降低能见度、遮挡阳光，影响气候；引起呼吸道疾病、致癌，引发光化学烟雾；雾霾	燃料不完全燃烧，采矿、冶金、建筑和化工等多种工业
放射性物质	铀、氡等	核雾霾；引起眼睛和呼吸道疾病、致癌	燃煤、某些高铀矿物的开采

7.2.2　水污染与废水处理

7.2.2.1　水中污染物的来源与分类

（1）水体污染物的来源

① 工业生产废水　有以下特点：a.排放量大，污染范围广，排放方式复杂；b.污染物种类多，一般有毒性和腐蚀性，浓度和pH值变化幅度很大；c.污染物排放后迁移变化规律差异大；d.恢复比较困难。

② 生活污水　有如下特点：a.含氮、磷、硫高；b.含有纤维素、淀粉、糖类、脂肪、蛋白质、尿素等，在厌氧性细菌作用下易产生恶臭物质；c.含有多种微生物，如细菌、病原菌；d.洗涤剂对人体也有一定危害。

③ 农业生产污水。

（2）水体中的主要污染物

水体中的污染物可分为八类：耗氧污染物（一些能较快被微生物降解

成 CO_2 和 H_2O 的有机物）；致病污染物（使人类、动物患病的微生物与细菌）；合成有机物；植物营养物（氮、磷、钾等营养物质，产生水体"富营养化"现象）；无机物及矿物质（酸碱盐、重金属等）；由土壤、岩石等冲刷下来的沉淀物；放射性物质；热污染。总的可以分为两大类：化学污染物和生物性污染物。

7.2.2.2 废水处理

（1）废水处理的基本方法

① 分离处理　通过各种力的作用使污染物从废水中得到分离，在分离过程中一般不改变污染物的化学本性。

② 转化处理　通过化学的或生物化学的作用改变污染物的化学本性，使其转化为无害的物质或可分离的物质。

③ 稀释处理　通过高浓度废水和低浓度废水或天然水体的混合来降低污染物的浓度，使其达到允许排放的浓度范围。

（2）废水处理系统

废水处理系统可分为：一级处理、二级处理和三级处理。一级处理主要解决悬浮固体、胶体、悬浮油类等污染物质的分离，处理方法有格栅、沉淀、过滤、混凝、浮选、中和、均衡等。二级处理主要解决可分解或氧化的呈胶状或溶解状的有机污染物的去除问题，多采用较为经济的生物化学处理法。三级处理主要用以处理难以分解的有机物和溶液中的无机物等污染物，处理方法一般有吸附、离子交换、电渗透析、反渗透、超滤、化学处理法等。

7.2.3　土壤污染

土壤污染具有隐蔽性和滞后性等特点，以前我国的重点治理目标集中在水、大气、固体废物污染上，政府、学界、公众对它的关注不够。土壤污染包括重金属污染、农药和有机物污染、放射性污染、病原菌污染、转基因污染等类型。目前引起注意的仅有重金属污染。

中国工程院院士罗锡文表示，全国 3 亿亩农地正受到重金属污染，占全国农田总数的 1/6，而广东省未受污染的耕地则只有 11%。2002 年农业部稻米及制品质量监督检验测试中心对全国市场稻米进行安全性抽检，结果显示镉超标率 10.3%。杂交稻、超级稻的镉超标的风险比普通水稻更为严重。

超级稻之所以镉污染超标更为严重，是因为它的根系发达，对于土壤中的镉具有明显的吸收趋势。

重金属污染的主要来源是化工和矿山，20世纪80年代中期以来，滥挖滥采使得云南、广西、湖南、四川、贵州等重金属主产区的土地被日渐污染。在经济发达地区，重金属则来自工厂，IT企业重金属污染居首。除了化工和开采领域，农业、养殖业近年也成了重金属污染源。

中国的氮肥利用效率只有30%，就是说，有70%渗入土壤或被雨水带走，进入河流、汇入海洋。

7.3 工作生活环境与健康

当室外大气污染不很严重时，室内空气污染远远高于室外，超出5～20倍。因此室内环境污染防治和室外近域的环境保护值得重视。室内指住宅、学校、办公室、公共建筑物以及各种公共场所，不包括工厂和车间。本节讨论的内容以住宅为主。室内和室外的区别为：

① 光照有显著差异。室外是天然的太阳光照，室内采光基本上有三种光源：a.太阳光，透过玻璃窗进入室内的阳光受玻璃吸收反射后，除去了紫外线；b.白炽灯，主要是黄光部分，只含有很弱的紫外线；c.荧光灯，含线光谱和连续光谱，有较强的紫外辐射。

② 室内陈设对象多，自生毒物种类多、数量大。

③ 室内的换气速度在通常情况下远远小于室外，其温度、湿度等也往往有较大差异。

人在一定环境中主观感受到的快慰称为环境舒适度。影响环境舒适度的主要因素有物理因素［微气候（阳光、空气、温度、湿度、风速等）加上物理干扰］、化学因素和生物学因素，当然也与一些个体因素，如肥胖程度、汗腺功能甚至脾气禀赋有关。

对住宅的基本卫生要求是：①微气候适宜（日照良好、光线充足；温度和湿度合适）；②空气清洁，疾病传播的机会小；③环境安静、整洁，生活方便，卫生设施齐全。按此标准，我国大多数室内环境都是不合格的。

7.3.1 微气候

7.3.1.1 阳光

（1）阳光的作用

① 杀菌作用　阳光中的紫外线可以杀死空气中的致病微生物。

② 维生素D合成　紫外线有"太阳维生素"的雅称，紫外线可促进人体合成维生素D。孕妇和婴幼儿晒太阳十分重要。

③ 红斑作用　红斑作用的功能是能使皮肤血液流畅，并通过刺激皮肤末梢的神经感受器，全面增进人体生理功能，加强机体的免疫反应能力。

④ 晒焦作用　即黑色素的沉积，可使大部分太阳辐射线，特别是其短波部分被皮肤表面吸收，阻止其透入深部组织。受照射的表层皮肤则由于吸收射线而温度升高，通过表面血管舒张及出汗，增加体表散热。

阳光对情绪确有益处，尤其是在冬天。在阳光明媚的日子里人们会更乐于帮助别人并遵守社会公共秩序。但夏季的暑热晴天例外。上午6～9时的阳光温暖柔和，是一天中最重要的晒太阳黄金时段。第二个时段则是上午9～10时与下午4～6时。

（2）主要光污染

光污染又称噪光。目前由于城市中高楼建筑大量使用玻璃幕墙而使市区内到处充斥着炫目的噪光。玻璃幕墙的光反射效应在光线强烈的夏季特别显著，它会使局部地区的气温升高。进入夜晚，汽车光灯和"亮化工程"又使人难以入眠。工厂车间里不合理的照明布置，会使人的视力下降。长期在强光条件下工作的人（如冶炼、熔烧、吹玻璃等），也会由于强光而使眼睛受到伤害。

人体在光污染中首当其冲的是直接接触光源的眼睛。其中以激光对眼睛的损伤最大，可累及眼结膜、虹膜和晶状体甚至损伤深层组织和神经系统。臭氧层被破坏造成地球紫外线增加，过量紫外线会破坏包括DNA在内的生物分子，增加罹患皮肤癌、白内障的概率。红外线是一种热辐射，对人体可造成高温伤害。较强的红外线可造成皮肤伤害，其情况与烫伤相似。

光污染的另外一种形式是视觉污染，指城市环境中杂乱的视觉环境，如杂乱的电线、电话线、垃圾废物、杂乱无序的货摊以及五颜六色的广告招贴。

7.3.1.2 空气

一个成年人每天呼吸在2万次左右，吸入空气量约1万米³，大约14千克，比食物（1千克）和饮水（2千克）的量大得多。人可以5天不饮水，一周多不吃饭，但没有空气，5分钟就会因为窒息而死亡。因此保证空气质量极其重要。清洁空气除了要符合一定的污染物允许标准（包括能见度、颗粒物、臭氧和其他毒物、恶臭和刺激性等有关规定）外，通常还要符合：

① 二氧化碳含量不得超过0.1%（体积分数，正常值为0.03%） 如果达到0.4%，就有昏迷、呕吐等病象；如果达到3.6%，则会出现如窒息、休克；如果达到10%，则会死亡。二氧化碳主要来自燃料的燃烧、人的呼吸以及动植物的新陈代谢。人每天呼吸的空气量约为10米³，其中21%是氧气。在人的呼出气中，二氧化碳占4%～5%，氧气占15%～16%。一间房子中，要使二氧化碳的浓度限制在0.1%以下，必须保证每人每小时有30米³的新鲜空气。也就是说，在空间为30米³的房子中仅有一人时，每小时也要换气一次。

② 适量负氧离子浓度 负氧离子，简单地说，就是捕获了一个电子的氧分子。通常室内负氧离子为每立方厘米30～500个，寿命为1分钟，但在人口密集且污染严重的地区，负氧离子已被各种污染物吸收殆尽，寿命仅数秒钟。也有人认为负氧离子对人体未必是有益无害的。据世界卫生组织的规定，负氧离子的浓度每立方厘米不低于1000～1500个，为清新空气。每立方厘米空气中有分子2.69×10^{19}个，1000～1500个负氧离子，所占比例为（3.71×10^{-17}）～（5.58×10^{-17}）。如此低的比例却有如此大的作用，还需要更多数据的证明。

7.3.1.3 温度、湿度、风速和大气压

热舒适环境是指人在心理上感到满意的热环境。其中温度、湿度和风速是3个主要参数，三者中又以环境温度占首要地位。通风换气是改善环境尤其是室内环境的最重要措施。

（1）温度

21℃左右的温度为舒适温度。人体耐受"冷"而不导致异常反应的下限温度为11℃左右，而耐受"热"的上限温度为29～32℃，因此在11～29℃范围（夏天21～32℃，冬天11～20℃）内，人们一般均有舒

适感。当气温过低时，机体为了保持体温，皮肤和毛细血管收缩，高级神经中枢活动性降低，肌肉活动的反应灵敏度明显劣化，尤其是用手指操作的工种。极冷和极热的气候会削弱人体的抵抗力。热天会使人容易染上疟疾之类的传染病。感冒和呼吸道感染在冬天很常见。老年人比年轻人对气候更为敏感，这是因为年纪大的人心血管系统、神经系统等衰弱。另外，体胖的人在热天觉得很不好过，但体瘦的人在冷天也觉得够呛。空调器和干燥器可以使人避免极冷极热和极湿气候的影响。

（2）湿度

人体对热和冷的耐受性与湿度关系很大，其原因为：①空气中的水分增加会抑制表皮汗水的蒸发而不利散热。②由于水蒸气的高导热性能（水蒸气的热导率比空气高近100倍）而加强热量的传导。所以湿度高时，高温将导致闷热，低温则比干空气中冷感强得多。如空气完全干燥，人可耐93℃的气温而没有显著病理影响。但若空气100%润湿，只要环境温度高于34℃，体温即开始升高并导致中暑病变。在潮湿的冷空气中，对"冷"的敏感显著加剧。例如干燥时，机体在-40℃仍可生活，但若浸在冰水中或冷湿的空气中，则20～30分钟后体温将显著降低，甚至僵化和休克。

24%～70%的相对湿度可认为是舒适湿度，此时机体体温易于维持，体感满意。夏季20%～70%、冬季24%～83%可认为是适宜湿度。

居室温暖潮湿的环境通常会滋生有害的细菌和病菌，阴雨季节更会滋生霉菌。过于潮湿的居室环境还容易使衣服发霉，使家具生锈、腐烂。居室防潮的措施有：①经常开窗通风，使空气流通，让阳光照进室内。②衣物经常要拿到室外晾晒。③石灰吸潮法。同时，居室里也不要经常泼洒水。④室内升温法。可以在容易返潮的室内烧上一盆木炭火或放上火炉，同时注意通风。

（3）风速

风速影响人体的散热速度。一套80米^{2}的住房在室内外温差为20℃时，开窗9分钟，就能把室内空气交换一遍。温差为15℃时，则需12分钟。交通要道换气时间应选在上午10时和下午3时左右，以避开污染高峰。

（4）大气压

气压下降会使窦发生毛病，产生窦炎和窦膨胀；气压升高对人关节有很大影响；气压降低还会使人焦躁不安。当气压高于或低于正常时，人们就感到困倦。

7.3.2 物理污染

主要指噪声、电磁辐射、静电、放射性污染等污染。

（1）噪声

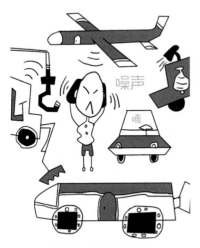

频率、高低不一，振动节律不齐，非常难听的声音叫噪声。音乐虽然好听，但若播放时间不宜，也属噪声。这是因为噪声是人们主观上不需要、使人不愉快的声音。噪声来源主要包括火车、汽车、飞机等产生的交通噪声（图7-5），工矿企业的工业噪声、建筑工地的施工噪声以及人为活动产生的各种社会噪声等。其中交通噪声是主要来源。歌舞厅动态噪声可高达100多分贝，不亚于喷气式飞机起降时的噪声，是生活中危害极大的一种噪声。家用电器的运转声，宠物的叫声、脚步声、争吵声、斥骂、喧哗声、打闹声、哭闹等，都属于社会生活噪声。在家电噪声中，为害最烈的要数收录音机和组

图7-5 交通噪声污染

合音响。人耳连续接触6小时以上，就有造成听力和视力损伤的危险。另外，闹钟、冰箱发出的低频噪声由于跟人的心跳频率接近，因而容易引起心血管病变，老年人尤其容易受到它的损害。

减轻噪声的危害，可采取如下措施：①不要制造各种噪声。②在进行居室装饰时，尽可能采用吸声隔音材料。地面布置地毯，既增强室内保温作用，又可减轻行走和小孩玩闹时的声响；在门窗装置上安排吸声效果较好的厚重窗帘式隔帷；在冰箱、洗衣机与地面接触的部位安装垫片，减轻工作时的机器震动；有条件的可安排两层玻璃窗，即做成隔音窗的形式；条件有限的，也要用密封条或橡胶海绵把窗户缝及门缝等处尽可能压紧；养护花草，花草可以消除室内的部分噪声。③需要注意的是在进行居室密封隔音时，不要忽视室内阳光和通风问题以及空气污染问题。

（2）电磁辐射

电磁辐射的来源为：①室外。高压线、变电站、电台、电视台、雷达站、电磁波发射塔等。②室内。油烟机、电饭锅、电烤箱、微波炉、荧光灯、移动电话、电脑、电视机、收音机、冰箱、空调、洗衣机、传真机、电热毯等。其中，微波炉对人体的危害最大，它在7米内都有很强的辐射。

另外，无线网络WiFi大规模应用时间不长，其长远影响不详，为了安全起见，建议晚上睡觉时关闭WiFi，让身体休息。

减轻家电电磁辐射和噪声的危害可采取以下措施：①减少使用。要避免长时间使用家用电器、手机等，少用电热毯取暖。暂停使用时，不让它们处于待机状态。手机充电器充电后长期不拔掉还会引起电击致死和火灾事故。连续长时间上机，不仅辐射超标，而且对眼睛不好，也容易导致前列腺炎、痔疮、肛瘘。最好0.5小时就活动一下，最长时间不要超过两小时。对于那些戴心脏起搏器的人，电磁辐射还会干扰起搏器的工作。心脏功能不好、心律不齐的人不要把手机挂在胸前。使用耳机等免提装置，手机开启的瞬间要远离身体，睡觉时不要将手机等通信工具放置在枕头下等。②分开摆放。不要将家用电器集于一室。③错开使用。避免各种家用电器同时使用。④远离卧室。不要将电器放在卧室内，尤其是辐射和噪声较大的电器。⑤及时排障。这是因为带病工作的电器的噪声比正常工作的声音要大得多。

（3）静电

电吹风、电风扇和洗衣机外壳都带有静电，俗称电麻。由漏电引起，严重者可产生电击。人体是一个导电溶液体系，36伏以下为安全，220伏的低压电可引起心室纤维性颤动，1000伏以上高压电可引起中枢麻痹、呼吸停止。克服办法是保证绝缘，接地良好。

（4）放射性污染

随着工业的发展，经常利用工业废渣做建筑材料，可能造成建材中含有一些放射性物质。因此，装修前最好先检测所用石材，如墙面、地砖和矿渣水泥的放射性是否超标。按放射性水平从低到高将天然石材分为A、B、C三类。A类可在任何场合中使用；B类不可用于居室的内饰面，可用于其他一切建筑物的内、外饰面；C类只可用于建筑物的外饰面。超过C类标准控制值的天然石材，只可用于海堤、桥墩及碑石等其他用途。燃煤也会释放少量放射性物质，要注意通风排气。另外，莫要长期佩戴金银首饰。常戴的首饰制品，最好进行含放射性物质测定。

氡是无色、无味、有天然放射性的一种惰性气体。氡气可能会引起肺癌。不过，也有人认为适量的氡照射可强化人的神经系统功能，使人精力充沛。以下情况应当进行氡浓度的检测：用作工作或居住的地下室、别墅、封闭性较强的建筑、使用矿渣水泥和灰渣砖以及含有放射性元素的天然石材的建筑。地下住所对人的危害主要来源于光线和通风不足以及氡子体等。一般的地下住所中所含的氡子体平均要比地面居室高出40倍左右。

7.3.3　室内环境与卫生居室的建立

7.3.3.1　化学性污染物、来源及危害

室内环境污染按照污染物的性质分为化学污染、物理污染、生物污染三大类。

（1）甲醛的危害及来源

甲醛（HCHO）是无色、有强烈气味的刺激性气体，略重于空气，易溶于水、醇和醚。甲醛通常以水溶液形式出现，其40%的水溶液称为福尔马林。

① 用途　a.防腐剂。甲醛能使蛋白质变性凝固，是一种极强的杀菌剂，在医院和科研部门用于标本的防腐保存，在啤酒中用于防腐和防沉。一些低劣的水性内墙涂料及白乳胶也有使用甲醛作防腐剂的，一些不法商人也用其来进行食品（如海产品、米粉等）的保鲜。b.化工原料。甲醛是制造合成树脂、涂料、塑料以及人造纤维的原料，是制造脲醛树脂、三聚氰胺树脂、聚缩醛树脂、戊四醇醛树脂和酚醛树脂的基本原料。

② 来源　a.室外。来自工业废气、汽车尾气、光化学烟雾等室外污染物的比例较少。b.室内。以建筑材料、装修物品及生活用品为主，同时也包括燃料及烟叶的不完全燃烧等一些次要因素。目前，人造板（包括胶合板、细木工板、复合地板、大芯板、中密度纤维板和刨花板等）主要使用脲醛树脂胶为胶黏剂。一些施工人员出于"找平"地面或防止潮湿地面、木龙骨对地板侵害的考虑，常在地板下铺满了整张的质次价低的细木工板（或较厚的胶合板）。游离甲醛在温、湿度较高的条件下释放量较大，而地板下正符合这样的条件。用甲醛做防腐剂的涂料以及作为房屋防热、御寒的绝缘材料脲醛树脂泡沫也是甲醛的一大来源。室内其他来源有黏结剂、化妆品、清洁剂、杀虫剂、消毒剂、防腐剂、印刷油墨、纸张、玩具、啤酒等。

作为基本原料的甲醛，大部分已转化为高分子网状结构的物质，是稳定的。但：a.树脂中残留游离甲醛；b.未形成网状结构的线性树脂；c.未完全固化的树脂在阳光、空气、水蒸气的作用下会缓慢持久地释放甲醛。室内空气中甲醛浓度的大小与温度、湿度、材料的装载度、空气流通量（图7-6）等因素有关。在高温、高湿、负压和高负载条件下会加剧散发的力度。

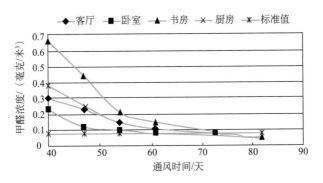

图7-6　通风对甲醛释放的影响[2]

③ 危害　儿童、孕妇和老年人对甲醛尤为敏感，危害也最大。甲醛首先刺激人的眼睛和呼吸系统。室内空气甲醛浓度与人体反应的大致关系为：室内空气甲醛浓度 $0.06 \sim 0.07$ 毫克/米^3，儿童轻微气喘；0.50 毫克/米^3，刺激眼睛、引起流泪；0.60 毫克/米^3，咽喉不适、疼痛；浓度更高时，可引起恶心、呕吐、咳嗽、胸闷、气喘，甚至肺水肿；达到 30 毫克/米^3，会立即致人死亡。目前我国甲醛浓度标准为 0.10 毫克/米^3。一般新装修的房子，其甲醛含量可达到 0.40 毫克/米^3，个别则有可能达到 1.50 毫克/米^3。

（2）苯系物和氯化溶剂的性质、来源与危害

苯（C_6H_6）与其同系物甲苯（$C_6H_5—CH_3$）、二甲苯[$C_6H_4(CH_3)_2$]均为有特殊芳香气味的液体，难溶于水，易溶于乙醇、乙醚、氯仿等有机溶剂。三者对人体的毒性大小为：苯＞甲苯＞二甲苯。

二甲苯广泛用于颜料、涂料等的溶剂和稀释剂，胶黏剂、油墨、橡胶、皮革、农药的溶剂，清洁剂和去油污剂，化学工业的原材料和中间物质以及织物和纸张的浸渍料。因此凡是用到这些材料的人造板、人造板家具、涂料、胶黏剂、塑料、橡胶、皮革、装饰品、染料等都会释放出二甲苯。甲苯大量用作溶剂和高辛烷值汽油添加剂。苯不能作为胶黏剂的溶剂使用。

超过10年工龄的油漆工大多有咳嗽、头疼、胸闷、容易疲劳、四肢无力、智商低下的症状，其预期寿命小于50岁。因此，进行室内装饰调漆和作业时，要戴防护口罩和防护眼镜；在涂料未干透之前，不要在室内长期停留。油漆工不宜在装修行业工作超过3年，平时多吃猪血、肥肉和多喝盐水。苯及苯系物挥发较快，注意通风一两个月左右，一般都可将苯的污染去除。我国苯浓度标准为 0.11 毫克/米^3。

氯化溶剂主要包括三氯甲烷、1,2-二氯乙烷、三氯乙烯、四氯化碳等。氯化溶剂除了严重危害健康，还会破坏大气臭氧层。

7.3.3.2 生物污染物

生物污染包括人和动物及昆虫脱落的毛皮屑、蟑螂等昆虫、尘螨、霉菌、细菌或病毒等。室内微生物污染程度与周围环境、居住密度和室内空气温度、湿度、灰尘含量及采光通风等因素有关。环境不洁、采光通风不良、居住拥挤、潮湿的室内微生物污染比较严重。防止微生物污染的方法是：及时打扫卫生，尽快运走垃圾；尽量不在室内饲养宠物；地毯定期清洗，衣服、被褥、毛毯和地毯等应经常在阳光下晾晒；定期清洗空调器滤层；保持室内干燥。

7.3.3.3 卫生居室的建立

室内空气污染浓度与室内空间的大小、污染源的多少和释放强度、室内封闭时间等有关。

（1）改善居住条件

人们买房或者建房时首先考虑的是居室位置及大小。地处大工厂、闹市附近地区，室内污染物种类多、浓度高。一般住宅区应位于工业污染源的上风侧，且与工厂有一定的距离，并占一定的人均面积和净高。在净高2.7米的条件下，每人应有$10 \sim 30$米^{2}居住面积。

（2）家装设计

"先装修、后治理"是错误的。这是因为目前还没有有效的快速治理办法。装修设计要按照安全、健康、环保、简捷、美观、舒适、节能的原则进行设计。简言之：简洁大方，防止过度装修，避免在室内打造过多家具，尤其是居室面积小的家庭。尽量利用自然光进行室内采光，保证通风量。

（3）注重室内装饰装修选材和施工监督

① 合理选材和科学施工

a.签订环保合同　包工包料的装修合同，应将环保要求明确规定，以免纠纷出现后空口无凭。

b.尽量选用无毒无污染、少毒少污染的装修装饰材料　检查材料释放有害气体的指标，或进行必要的检测。在无检测条件下，可通过闻、看、听粗略地辨别质量。进一步，可将小块材料放塑料袋里密闭24小时，打开后有刺激性气味的说明甲醛含量有可能超标。新房子可在装修前1 ～ 2个月事先购买好装修材料，先放在户外或阳台将污染物逸散。

　　c.监督施工，防止使用劣质胶或衬垫劣质材　除了特殊要求外，一般不要在地板下面铺装人造板。在含有甲醛的建材表面装饰不含甲醛的涂料，充分固化，形成抑制甲醛散发的稳定层。

　　② 注重室内家具的选购　在选购家具时应遵循简单、实用、自然的原则，挑选家具首选采用纯天然材料制作的家具。例如，自然典雅的实木家具，以藤、竹、柳等天然材质制作的家具，水草家具，粗麻家具等。有时也可选用不锈钢橱柜。在选购家具时，应选择对眼睛和鼻子刺激性小的产品。买时可拉开抽屉、打开柜门看和闻。选购家具时应选择漆膜干透的家具，人造板制成的家具未做全部封边处理的不要买。发现家具内在质量有明显问题的不要买。新装修的家庭购买家具后，最好不要马上入住，打开柜门、抽屉，使有机污染物尽快释放。有条件可将新买的家具空置一段时间再用，例如放在阳台、地下室或者空房间里。

　　淘"二手货"，别淘回健康隐患。接近或已超过最长使用年限的旧电子产品、旧电器，尤其是微波炉（电磁辐射较大）、消毒柜（可能会有臭氧泄漏），不能购买；二手家具，如果靠近时味道较重，甚至有刺激性味道，不能购买；贴身穿的二手内衣、鞋子，尤其是鞋子，一旦受到真菌污染，很难清除，也不能购买。所有的二手货购买后，在使用前最好都要进行清洁处理，有些二手货还需进行消毒或杀虫处理。

（4）注重室内环境检测和治理工作以及入住后的日常维护

　　在装修后的房间里，如果你能闻到明显的甲醛或是苯的气味时污染程度已十分严重。因此，最好使用仪器或者专门机构检测。治理室内空气污染的主要方法有通风换气、活性炭干粉吸附、负氧离子法、空气净化器法、臭氧氧化、光催化剂法、用甲醛清除剂等。其中化学治理方法存在有效性差和二次污染两大问题。

　　① 通风换气和合理采光　装修后，欲短时间内加速甲醛及VOC的逸散，可利用污染物在高温高湿环境下容易逸散之特性，于夏季或中午、下午污染物逸散加速时，利用开窗配合电风扇/抽风扇来降低污染物浓度。

　　早晨起床后和晚上睡觉前，更应开窗通风或用排气扇换气。定期清洗空调器的过滤网。睡觉时窗户不要紧闭。如果门窗紧闭，不出3小时室内二氧化碳量就会增加3倍，细菌等有害物质也会成倍增长。需要注意的是，做饭时，要尽量减少厨房和居室的空气对流，防止不洁空气进入居室。

应尽可能拆除纱窗，因为纱窗可挡光20%～30%。更不要用透明塑料布及纸张糊窗户，因为它们的透光率比玻璃低20%～40%。

② 化学清除法

a.吸附法（活性炭）　活性炭吸附是一种价廉、高效、清洁无污染、长效的去除污染物质的方法。活性炭是用木材、煤、果壳等含碳物质在高温缺氧条件下活化制成，它具有巨大的比表面积（500～1700米²/克），从而使其非常容易吸收很多有机物。活性炭已广泛应用于净化水质（水厂、饮水机）和过滤毒气（防毒面具、烟嘴）等方面。活性炭既可以吸附苯、甲苯、二甲苯、醛、乙醇、乙醚、煤油、汽油、苯乙烯、氯乙烯、氨等物质分子，也可以吸附空气中的水分子，故其作用有祛除有害气体、祛湿、防霉、防虫和除异味。活性炭使用3～6个月后会饱和失去活性，定期放在太阳下暴晒，会在一定程度上恢复活性，延长使用寿命。

b.其他化学清除法　ⅰ.光催化剂法。市面此类产品很多，但多数其实就是普通的钛白粉，效果不佳，另外就是必须有光线才行。ⅱ.空气催化剂法。有害气体在这种催化剂的作用下，遇到空气，会分解成水和二氧化碳等无害物质，此种催化剂使用范围广，不需要光线，但价格较贵。

③ 植物消除法　吊兰吸收一氧化碳、甲醛和过氧化氮；芦荟、虎尾兰吸收甲醛；米兰、腊梅吸收二氧化硫、一氧化碳；常青藤、铁树吸收苯；天南星能吸收苯和三氯乙烯。兰花、桂花、腊梅等植物的纤毛能截留并吸滞空气中的飘浮微粒及烟尘。茉莉、丁香、金银花、牵牛花等花卉分泌出来的杀菌素能够杀死空气中的某些细菌。

大多数植物白天进行光合作用，吸收二氧化碳，释放氧气；夜间进行呼吸作用，吸收氧气，释放二氧化碳。当光照强度不足时，植物主要进行的是呼吸作用，而不再是光合作用。如果室内花开过多，花儿的呼吸作用就会增加室内二氧化碳的浓度，特别是到了夜间，植物的呼吸作用更加旺盛。而有些植物则相反，如仙人掌就是白天释放二氧化碳，夜间则吸收二氧化碳，释放氧气，这样晚上居室内放有仙人掌，就可补充氧气，利于睡眠。

需要注意的是，有些花卉是不宜放在居室中的。a.带有某种异味或浓烈香味的花卉，如松柏类，它们会分泌出脂类物质，放出较浓的松香油味，久闻会导致食欲下降和恶心。牡丹的沉郁异味也会使人精神萎靡，乏力疲倦。夜来香、郁金香等，香味浓烈，长时间这类气味也让人难以忍受。而水仙和玫瑰之类的名花，虽然芳香袭人，但时间一长，特别是在睡眠时呼吸这些花香，也会令人难受。b.会使人产生过敏反应的花卉，如月季、丁香、五色梅、浮绣球、天竺葵等。c.带有毒素的花卉，如万年青、仙人掌、含羞草、一品红、夹竹桃、黄杜鹃等。

④ 搞好室内卫生　经常清洁家具和清扫地面垃圾。可采用湿式扫除，即用湿抹布擦地，或先洒水后用扫帚轻扫，可防止尘土飞扬。不让垃圾和污水在室内停留。

卫生间最好别放香水。大多数香水或多或少都含有一些有毒有害物质，有的不仅掩盖不了卫生间的臭味，反而还会加重粪尿的臭味。卫生间的臭味最好用草香或果香来掩盖，或者使用洗衣皂等掩盖粪臭和尿臭。

尽量不在室内吸烟。少养宠物，慎重选择使用家用电器，少积累收藏奇石怪物。

7.3.4　庭院美化与工作环境

所谓室外环境指居室外的近域如阳台及庭院、城市楼群间、农村宅基地等的环境，是室内环境的延伸，主要涉及庭院美化和职业环境的改善。

7.3.4.1　庭院美化

（1）绿化

绿化就是在空地、墙壁及楼顶等种植草木，其主要作用是改善温度和湿度、杀菌、净化空气。

① 改善温度和湿度　盛暑时绿地和树荫下的气温比柏油和石子路面低10℃；建筑物一般只能吸收10%的热量，而树木却能吸收50%的热量。冬天，由于树木、野草仍在进行生化放热反应以及阻挡冷空气，故林密处气温比旷野高3～5℃。绿化后相对湿度可提高10%。

② 灭菌　许多植物能分泌出杀菌素，如桉树可杀结核和肺炎菌素，松树能杀白喉、痢疾菌素。通常空气中各类细菌以公共场所最高，街道次之，公园的草坪上最少。例如杭州市的一次测量结果显示：长途汽车站最高，每立方米空气中含31551个，火车站18458个，百货公司15690个，西山路口（人多、车多，但树大荫浓）4310个，花港公园2069个。

③ 净化大气　许多植物有滞尘和吸毒功能，例如铺草坪的场地比裸露的场地近地层上空含尘量少2/3。这是一般植物尤其是阔叶植物的普遍功能，因为叶片的表面有很多褶皱、绒毛，还可分泌油脂和黏液，从而吸附大量粉尘。已知毛白杨、板栗、侧柏、核桃、云杉、榆树等滞尘效果很好。

有的植物可以有选择地吸收大气中的毒物或有特殊功能，例如银桦、桂树、柳树等可吸收某些有机溶剂，如苯、酮、醚、酰等；扁豆叶、西红柿叶、桧柏、刺槐、月季、臭椿、女贞等，可吸收二氧化硫；棉花植株、针叶松可吸收氟化氢；洋槐、水杉等可吸收光化学烟雾的成分，如臭氧、氮氧化合物；烟草叶、长青藤、冬青可吸收汞蒸气；紫云英可富集硒，每千克含硒量高达 1～10 毫克。美国内布拉斯加州有一山谷牧草丰茂，但牲畜死亡，原因是硒中毒，世称"恐怖魔谷"。

（2）景观

景观美是指环境中给人感官以肯定感觉的因素，如整洁、安宁、清香、和谐等，也就是在摆设、颜色、香感、音调诸方面都应体现美学要求，以方便、实用为基调。美的感受包括下述内容：

① 摆设　指室外建筑、室内陈设、个人服饰的得体，通常应按对称性、黄金分割原则进行安排。例如服饰选择得当，不但能增加人体的健美，还可以掩饰或弥补穿着者在体型、身材与肤色上的某些不足；反之选择不当，可能使原有的缺陷显得更突出，如体型矮胖的女子选择夏装时应注意腰部小（产生"瘦"的视觉）、裤腿长、料子挺。

② 颜色　环境色调要尽可能加大对比度，防止互补色。因为成互补色的两种光混合时呈灰白色而给人不明快的感觉，所以应忌紫与绿、蓝与黄、绿与橙搭配。通常在白色背景上可配各种色，黑色背景则不宜配别的色。

③ 香感　环境中的赋香物通常是花卉或各种植物。花草不仅是净化空气的"天然工厂"，还是大自然赋予人们的"保健医生"。已知丁香、檀香可杀灭结核菌、肺炎球菌；薄荷、柠檬的清香可防鼻窦炎和呼吸道感染，并使人感到凉爽、安适；天竺花、薰衣草的花香及迷蝶香可使人心跳加快、气喘患者镇静、消除疲劳和安眠、舒适。

④ 音调　物理学和心理学把节奏有调、和谐悦耳的声音称为乐声，而把杂乱无章、令人心烦的声音称为噪声。好的音调就是避免或降低噪声，听好听的乐声。

7.3.4.2　职业环境

（1）高温环境

① 高温环境的形成及影响　高温环境主要见于热带、沙漠地带以及一些高温作业、某些军事活动和火车、轮船的锅炉及发动机操作间。高温作业人员在工作时，倘若出现多汗、头晕、恶心、呕吐或突然晕倒，应疑为

中暑。中暑的现场救治程序为：a.将患者迅速搬离高温环境，移到通风良好的阴凉处；b.解开衣扣，给以食盐、清凉饮料或物理降温；c.尽快将患者送医疗单位进行诊治。

② 高温危害的预防　a.厂矿企业要做好防暑降温工作。采用各种措施隔绝热源，做好作业场所的自然通风或机械通风，降低生产环境气温。进行就业前及每年暑前健康体检。凡发现有心血管系统器质性疾病、持久性高血压、溃疡病、活动性肺结核、肺气肿、肝肾疾病、甲状腺功能亢进、中枢神经系统器质性疾病等及重病后恢复期、体弱者，均不宜从事高温作业。另外，保证高温作业工人夏季有充分的睡眠和休息时间。b.注意做好个人卫生防护工作。应使用适当的防护用品，如防热服装（头罩、面罩、衣裤和鞋袜等）以及特殊防护眼镜等。特殊情况下可穿冷却服，即在衣服的夹层内通气或水以达到全身冷却。饮用含盐饮料和补充营养。每人每天应饮水 3～5 升，盐 20 克，配以 0.2%～0.3% 的盐开水或汽水。营养膳食应是高热量，高蛋白，高维生素A、维生素B_1、维生素B_2和维生素C。平时多喝绿豆汤、豆浆、酸梅汤等。

（2）低温环境

通常对人的生活有不利影响的低温指 10℃ 以下。除冬季低温外，低温环境主要指高山、极地及水下和边卡、野外作战等环境。

① 低温环境的影响　a.对皮肤的影响。受冷后首先是裸露的皮肤温度下降，随着时间的延长、强度的加大，皮肤温度逐渐降低，皮肤开始出现潮红，继之出现冷、胀、麻、痛等症状以及皮肤感觉逐渐减弱，严重时可出现冻伤。b.全身性生理效应。受冷时间过长，体温开始下降，呼吸和心率加快、颤抖以及头部不适。体温降至 34℃，症状严重，产生健忘、呐吃；体温降至 30℃，全身剧痛，意识模糊；体温降至 27℃ 以下，全身反射消失，濒临死亡。

② 对低温的防护　a.饱食。饥饿更容易冻害。b.加衣。穿着足够量的防寒服装，并保持服装干燥。对保暖薄弱环节，如手、脚、头、耳，要加强保暖，尽量减少裸露皮肤的面积。c.加温。利用供暖和空调使局部环境升温。在衣服内加温，如通以热水、电池加热、化学加热等。d.活动。体力活动使人体产生的热量大幅度提高。e.习服。经长期有意识锻炼，可有限度地适应。f.其他。防止过度疲劳和过度饮酒。在没有特殊的防护下，不可在湿冷环境中睡眠。在冷环境中作业终了后，进行温水浴有助于迅速减少与消除寒冷的影响，低温作业车间应附设有服装烘干室和热水浴室。

（3）噪声环境

减少噪声的措施有：①控制噪声源。为保证正常的工作、学习和生活，工作间噪声应控制在55～70分贝；为保证休息和睡眠，环境噪声应控制在35～55分贝。②隔声屏障。在大办公室中设立消声墙彼此隔开声音干扰，形成噪声掩蔽。③安装消声器。

（4）其他职业环境

主要是防止化学毒物的局部浓集。主要有：①放射性矿物。铀、镭的粉尘及辐射可致肺癌、骨癌及血癌。防治办法主要有遥控及使用机器人代替。②烟道。打扫烟囱的工人多发皮肤癌、肺癌，因为吸收了烟灰、煤焦油中释出的多环芳烃等。应该戴高级致密口罩乃至防毒面具，穿全身密闭式工作服，或使通烟道自动化，进行充分的消烟除尘预治理。③建筑行业。石棉、水泥粉尘、沥青烟雾易致肺癌和肝癌及呼吸道疾患，应该密封操作。④化工。应采取加强通风、改进工艺流程、密封自动化、戴口罩手套等防护措施。

7.3.5 车内环境及其美化

汽车在促进经济繁荣、给人民生活带来方便的同时，也带来了能源和环保问题。

7.3.5.1 车外污染及其治理

汽车对环境的污染主要在于汽车尾气、噪声以及从生产、使用到废弃的全过程中对人和环境造成的危害。例如，汽车蓄电池用铅就占世界铅需求量的54.8%。汽车的大量使用还加剧酸雨、光化学烟雾、臭氧层破坏和交通堵塞（图7-7）等问题。

减少汽车污染的方法可以简称为"一边'割尾巴'、一边'换心脏'"，即"减少尾气"和"革新食谱"，如太阳能、液化气、核能、酒精、电能等。其中，发展低噪声、零排放或

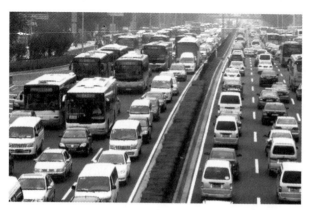

图7-7　车辆拥堵

超低排放、高能量利用率的电动汽车是有效途径之一。但电动汽车成本太高，短期内很难替代传统汽车。因此，应制订更合理的城市规划和交通政策，由火车、电车、公共汽车、自行车和人行道共同编织一个环保的交通网，使人们生活、上学、消费及工作地点更近，而不是无节制地通过汽车越走越远。

7.3.5.2　车内污染及其减污

据随机抽检结果显示，约有90%的汽车存在车内空气严重污染问题，尤其是新车。由于汽车体积小且密闭性非常高，而汽车单位体积内的装载量却远远大于居室，新车内的空气污染程度要比刚装修过的房子还要厉害很多。许多车子一旦关窗，车内气味即刺激难闻，头晕目眩。令人爱恋的私家车，俨然是一个"毒气室"（图7-8）！

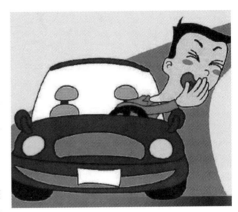

图7-8　新车"毒气室"

（1）车内主要污染物的来源

① 汽车尾气排放　即使关上车窗和换气系统，人们仍会受到汽车尾气的侵害。汽车废气含有几百种化学物质，主要成分为气体（一氧化碳、氮氧化物和碳氢化合物、醛类等）和颗粒物（炭黑、焦油和重金属等）两大类。

② 有害霉菌　汽车内50%以上的霉菌、70%以上的螨虫来自于空调过滤系统。散落在地毯上的食品碎屑、毛发，汽车尾箱内久置不用的杂物，座椅及地毯都是霉菌滋长的温床。

③ 汽车自身污染　新车出厂后，车内装饰产生高浓度有害气体，挥发时间长达6个月以上。期间，轻者使车主身体不适，重者酿成车祸。新车内刺眼、刺鼻的气味主要源自超标的甲醛或苯。甲醛主要来自于车椅座套、坐垫和车顶内衬，苯主要来自于胶黏剂。一些汽车美容企业给车内装饰材料加入阻燃剂、定型剂、防腐剂和胶黏剂等化学物质，导致狭小、封闭的汽车内部空间有害气体浓度严重超标。尤其是夏天高温时节，在烈日下封闭暴晒数小时后的车箱内，有害物质大量挥发，浓度成倍增长（图7-9）。

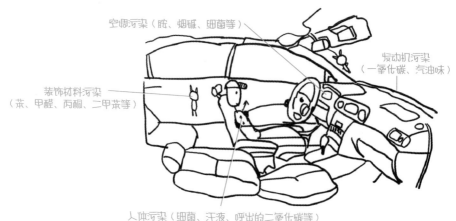

空调污染（脏、烟碱、细菌等）

发动机污染（一氧化碳、汽油味）

装饰材料污染（苯、甲醛、丙酮、二甲苯等）

人体污染（细菌、汗液、呼出的二氧化碳等）

图7-9 车内空气污染示意图

（2）减小车内污染的主要措施

减污的根本在于从源头上控制污染物。汽车生产厂家在原材料和零配件的采购、使用过程中，应执行严格的环保标准。此外，以下措施能够减少车内污染：

① 人在进入汽车后，就应尽快打开车窗或开启外循环通风设施，引进新鲜空气。不要在封闭状态下长时间行车，更不要在封闭的车内睡觉或长时间休息，尤其是在通风不畅的场地（例如车库）长时间待在密闭的汽车内很容易导致死亡。体弱者、妊娠期妇女、儿童和有过敏性体质的人应尽量避免在密封的条件下长时间驾驶和乘坐新车。

② 在开启空调制冷或取暖时，应使用车内外空气交流模式，尽量避免长时间使用车内自循环模式。

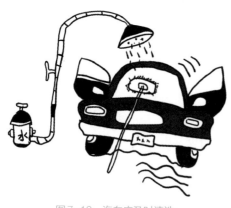

图7-10 汽车应及时清洗

③ 购买新车后，尽早让车内的有害气体挥发干净。千万不要用香水或空气清新剂掩盖车内的异味。这些方法只能掩盖乘车人的嗅觉感应，不能消除车内有毒物质，一些香料反而加重污染。

④ 若驾车时出现不良反应（如头晕、疲劳、注意力分散、呼吸急促、鼻塞、流泪等症），应及时进行车内空气质量检测，尽快找出和清除车内污染源。平时及时清洗汽车（图7-10）。

（3）车内消毒和净化方法

① 活性炭过滤细菌和粉尘　活性炭一般3个月后就会达到饱和状态，此后不但不能杀菌，反而容易成为细菌的繁衍体。活性炭必须定期在阳光下暴晒以恢复部分活性，另外使用半年后最好更换。

② 化学消毒　用一些消毒剂对汽车进行喷洒和擦拭来除去病菌。缺点是这些消毒液对人体有毒且对汽车的金属部件有腐蚀性。

③ 臭氧消毒　优点是操作方便、省时，对车内的细菌消除彻底。缺点是无法消灭空调蒸发器内的细菌，消毒后车内会残留异味，效果持续时间短。

④ 紫外线消毒　效果明显，无异味。但可能会加快仪表盘、真皮等内饰材料的老化。所以，一次照射时间不宜过长。

⑤ 负氧离子　虽然增加负氧离子可能让司机头脑清醒，但对于消除空气中原有的污染物质作用不大。

⑥ 纳米光催化法　纳米二氧化钛（TiO_2）具有光催化作用，能有效降解空气中的有害有机物，灭杀致病微生物（图7-11）。

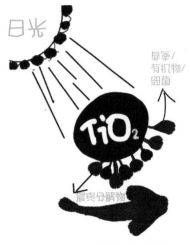

图7-11　TiO_2光催化杀菌示意

习题

1.列举中外历史上5个重大环境公害事件，什么是水俣病和痛痛病？

2.请在网络上查阅中国广泛的雾霾产生的原因。

3.请比较温室效应和地球变冷学说。

4.影响环境舒适度的因素主要有哪些？居室的污染物主要有哪些？怎样营建卫生居室？

5.为什么说装修后房子晾两三个月就可以放心入住的说法是错误的？装修完的房间气味不大或没有异味就安全吗？

6.在瑞典，$CaCO_3$粉末被喷洒到受酸雨影响的湖泊中，你能写出反应的化学方程式吗？

7. 20世纪60年代日本发现的"痛痛病"病人体内的含Cd量平均为5000毫克/千克，若Cd在全身的半衰期为$t_{1/2}$=13年，试计算体内含Cd量代谢衰减到正常人体内的平均值4毫克/千克时，需要多长时间？

8.美军在南斯拉夫使用的石墨炸弹爆炸时能在方圆几百米范围内撒下大量石墨纤维，造成输电线、电厂设备损坏。这是由于石墨（　　　）。

　　A.有放射性　　　　　　　　B.易燃、易爆

　　C.能导电　　　　　　　　　D.有剧毒

9.目前我国许多城市和地区定期公布的空气质量报告中，一般不涉及的是（　　　）。

　　A.二氧化硫　　　　　　　　B.二氧化碳

　　C.二氧化氮　　　　　　　　D.可吸入颗粒物

10.若从下列四个城市中选择一处新建一座硫酸厂，你认为厂址宜选在（　　）的郊区。

　　A.有丰富黄铁矿资源的城市　　B.风光秀丽的旅游城市

　　C.消耗硫酸甚多的工业城市　　D.人口稠密的文化、商业中心城市

11.甲醛易溶于水，常温下有强烈刺激性气味，当温度超过20℃时，挥发速度加快。根据甲醛的这些性质，下列做法错误的是（　　　）。

　　A.入住前房间内保持一定湿度并通风

　　B.装修尽可能选择在温度较高的季节

　　C.请环境监测部门检测室内甲醛含量低于国家标准后入住

　　D.紧闭门窗一段时间后入住

参考文献

[1] 秦俊法，李增禧.中国微量元素研究二十年.广东微量元素科学，2004，11（12）：1-20.

[2] 耿世彬，王瑞海.新装修住宅内甲醛浓度测试及其影响因素分析.建筑热能通风空调，2005（3）：96-99.